GUIDE

DE

LA SANTÉ

POUR L'ANNÉE 1877

PAR

FRANCIS FRANCK

AVEC LA COLLABORATION

DE

NOS SOMMITÉS MÉDICALES

ADMINISTRATION & DÉPÔT GÉNÉRAL

PARIS

6 BIS, RUE DU QUATRE-SEPTEMBRE

GUIDE

DE

LA SANTÉ

Pour l'année 1877

PAR

FRANCIS FRANCK

AVEC LA COLLABORATION DE NOS SOMMITÉS MÉDICALES

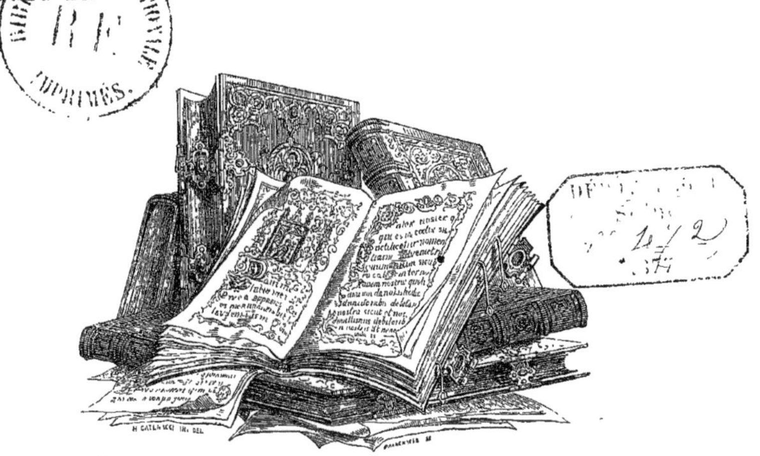

DEUXIÈME ÉDITION

PARIS

ADMINISTRATION : 6 *bis*, RUE DU QUATRE-SEPTEMBRE

PARIS. — TYPOGRAPHIE LAHURE
RUE DE FLEURUS, 9

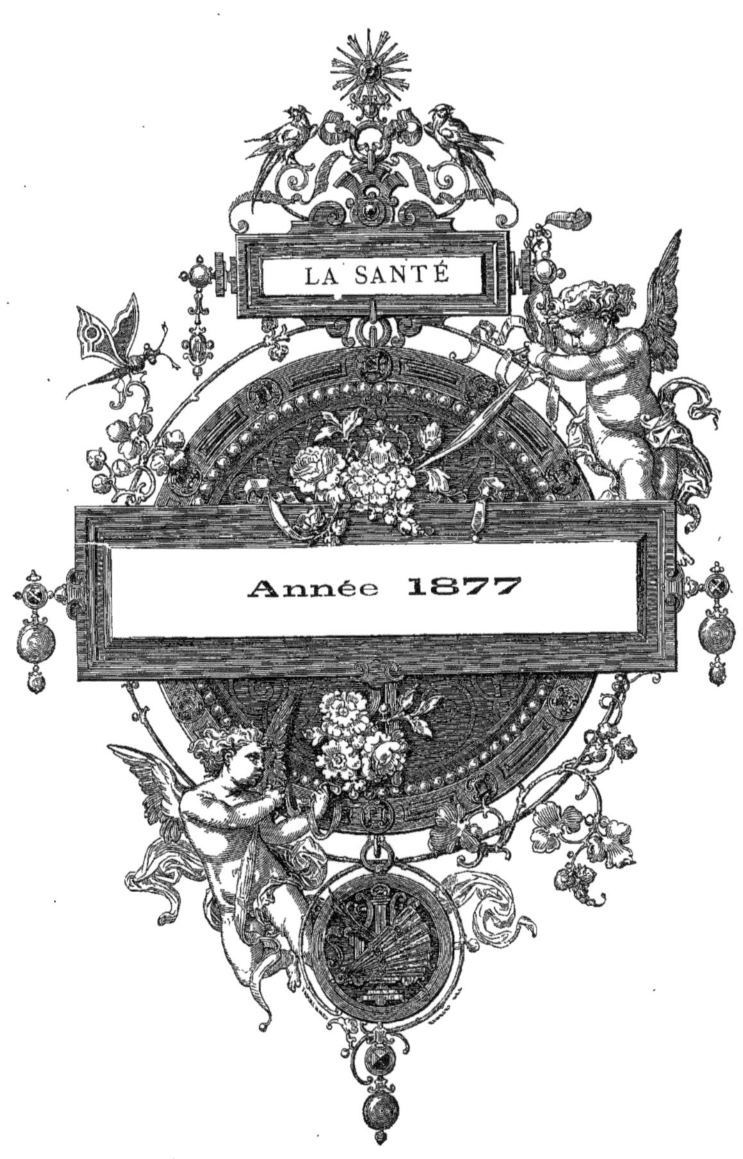
LA SANTÉ
Année 1877

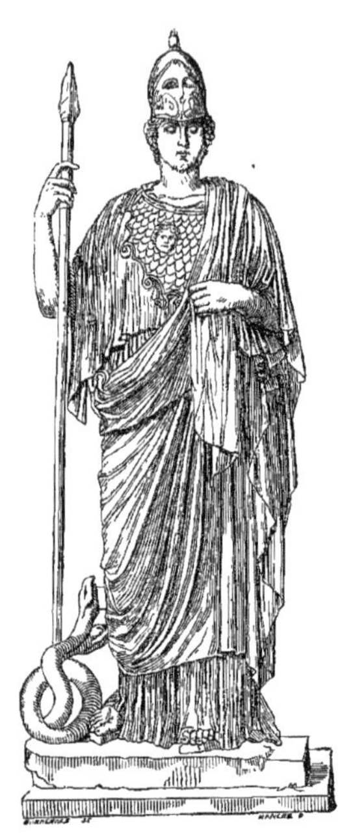

MINERVA MEDIA

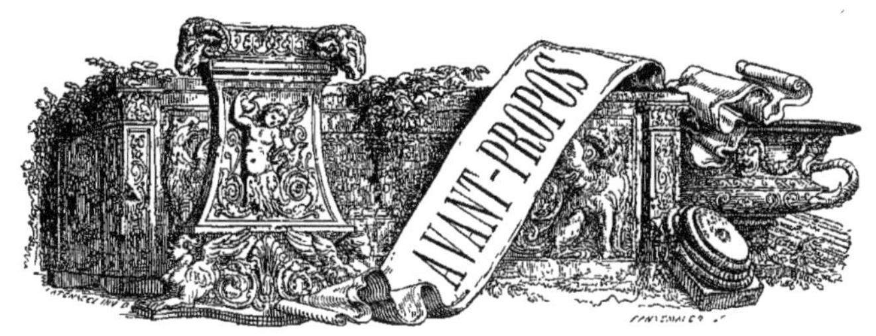

La médecine est une science essentiellement expérimentale.

Nous avons toujours admiré la méthode, à la fois naïve et sage, employée par les vieux habitants de la Perse pour garder le souvenir des maladies qu'ils avaient subies et des remèdes qui les en avaient délivrés. Ils exposaient leurs convalescents, avec l'histoire de leur mal et de leur retour à la santé, afin que chacun pût regarder, lire, comprendre et profiter, le cas échéant, d'une expérience une fois faite.

La science n'en est plus là aujourd'hui; mais combien il s'en faut que ses savants traités soient à la portée de tous!

D'un autre côté, la presse aux mille voix jette tous les jours dans le public le nom et la louange de découvertes ou d'applications nouvelles, de remèdes plus ou moins recommandés par les Académies ou par les célébrités de l'art, de sirops, de poudres, d'onguents, qui devraient, si ce que l'on en dit était exact, guérir tous les maux et ruiner ou à peu près l'empire de la mort.

On meurt quand même. Et ceux qui veulent n'arriver que le plus tard possible à ce terme fatal hésitent forcément entre la tentation d'essayer de tout, et la tentation plus funeste encore de n'essayer de rien.

Il nous a semblé que débrouiller ce chaos, laisser dans une ombre salutaire pour tous les procédés sans valeur, mettre au contraire en lumière les découvertes vraiment sérieuses et recommandables, serait une œuvre utile, philanthropique et, pourquoi ne pas le dire ? patriotique.

Nous nous sommes donc mis à la tâche. Avec un sentiment de défiance de nous-mêmes dont on nous saura gré, nous nous sommes entouré des renseignements les plus intelligents, les plus désintéressés et, par conséquent, les plus sûrs ; nous avons appelé à notre aide les sommités de la science, et, après un long et scrupuleux examen, nous apportons au public le résultat de nos recherches.

Nous avons voulu faire un livre sérieux, attrayant par sa forme littéraire, pratique, consulté souvent, lu dans les familles et gardé pour les mauvais jours comme un bon trésor.

Les approbations les plus flatteuses nous donnent l'espérance d'avoir réussi.

FRANCIS FRANCK.

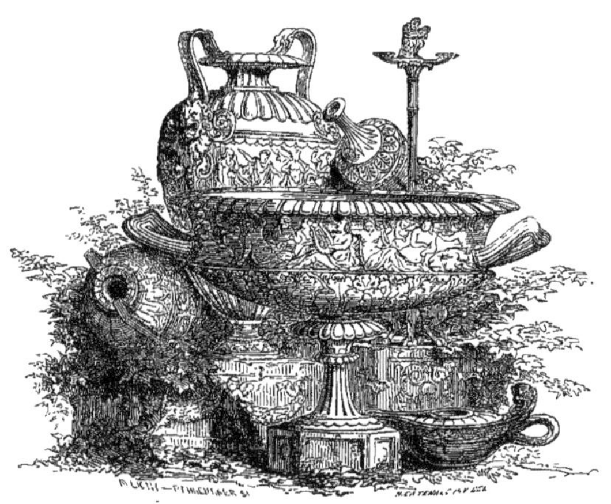

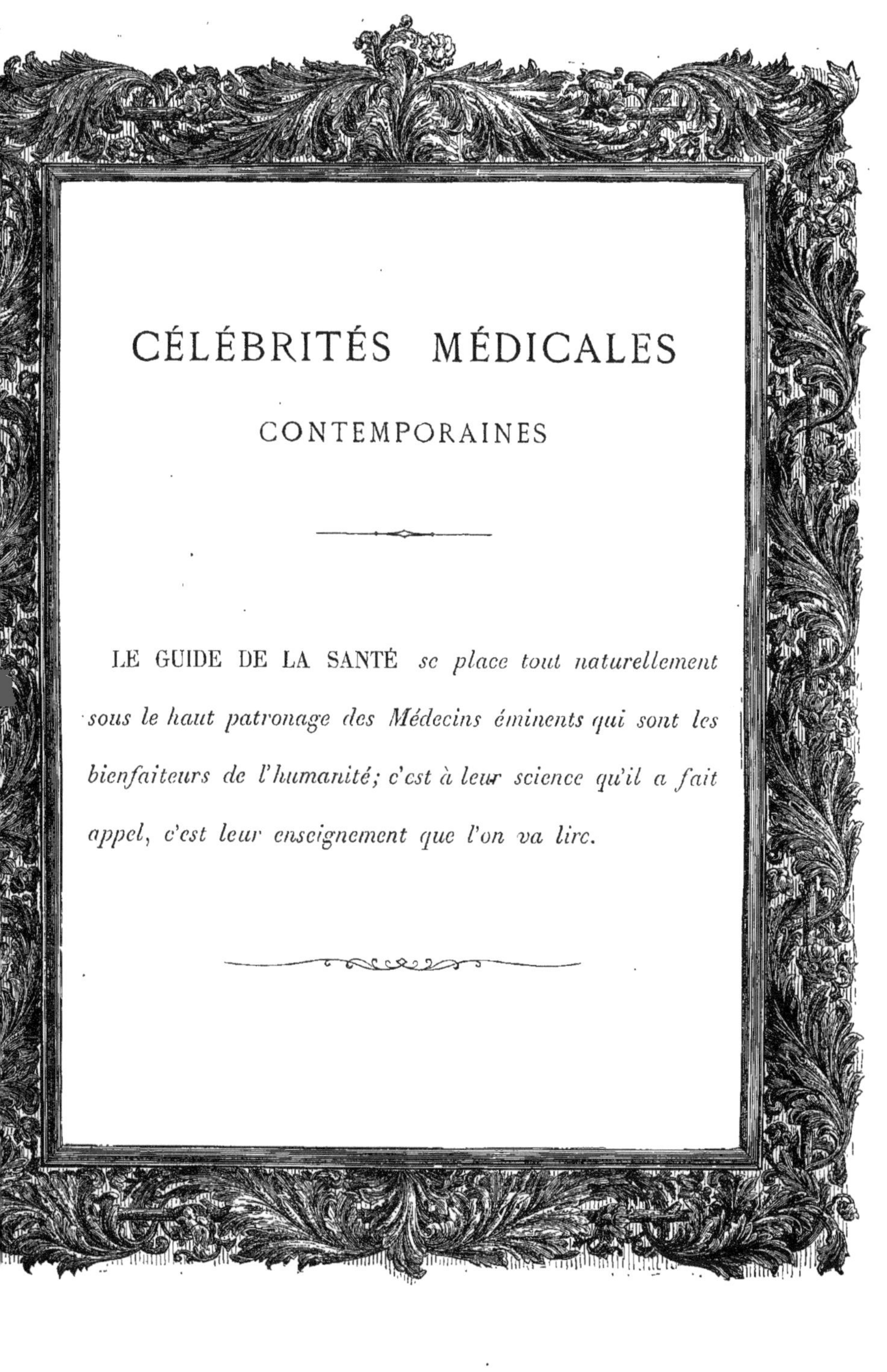

CÉLÉBRITÉS MÉDICALES

CONTEMPORAINES

LE GUIDE DE LA SANTÉ *se place tout naturellement sous le haut patronage des Médecins éminents qui sont les bienfaiteurs de l'humanité; c'est à leur science qu'il a fait appel, c'est leur enseignement que l'on va lire.*

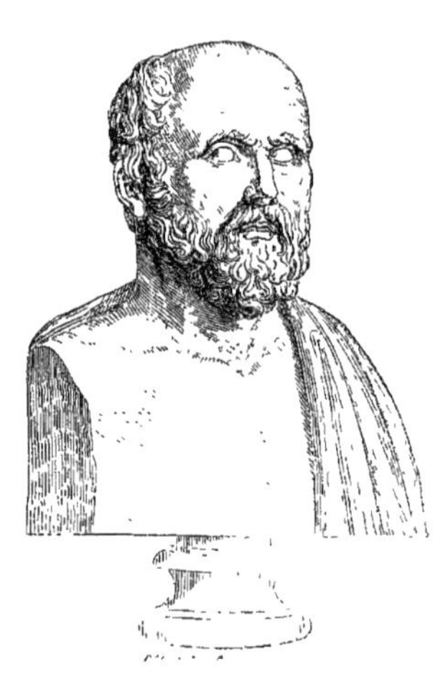

HIPPOCRATE

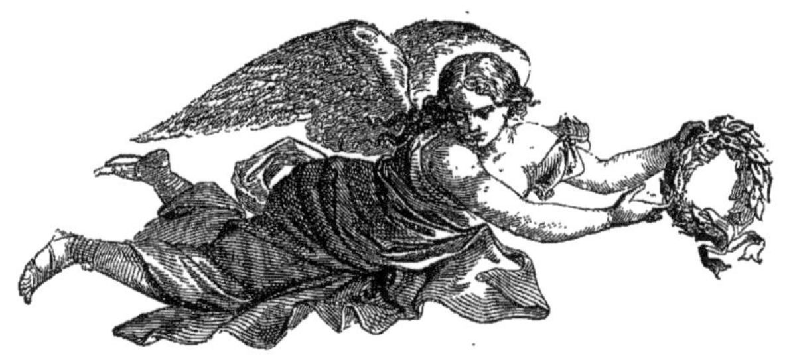

CÉLÉBRITÉS MÉDICALES

CONTEMPORAINES

AVANT de parler des contemporains, payons un juste tribut de regrets aux morts. Depuis une dizaine d'années, un grand nombre de médecins qui avaient illustré les chaires de la Faculté, sont descendus dans la tombe en laissant derrière eux un souvenir immortel. Velpeau, Nélaton, Jobert de Lamballe, Laugier, Joulin, Longet, Cruveilher père, Cullerier, Andral et Béhier ne seront jamais oubliés. Mais, parmi ces hommes illustres, trois noms surtout ont droit à notre mention : Trousseau, Vigla, et ce regretté Lorrain, qui mourut victime de son zèle, de sa charité! Trousseau, que nous avons connu et admiré, Vigla, dont l'amitié était considérée comme un honneur; Lorrain, qui, la veille même de sa mort, nous entretenait de ses travaux et de ses espérances. Que ces chers morts reçoivent le tribut de notre vénération. Que leurs noms planent sur ce travail pour servir de modèles à ceux dont nous allons parler à nos lecteurs.

Nous diviserons ce travail en deux parties :

I

MÉDECINS DE LA FACULTÉ ET DES HÔPITAUX

II

MÉDECINS DE CLIENTÈLE SPÉCIALE

I

La Faculté de Paris possède pour doyen *M. Vulpian.* Élève de Flourens et son continuateur, M. Vulpian est membre de l'Institut et de l'Académie de médecine. Homme d'étude et de science, très-aimé de ses confrères et des étudiants, il a conquis sa haute renommée par ses livres. Ses recherches sur le ramollissement cérébral restent célèbres.

M. Wurtz est le prédécesseur de M. Vulpian au décanat et le successeur d'Orfila à la chaire de chimie. Vif, adroit, remuant jusqu'à la pétulance, M. Wurtz est un des pères de la chimie moderne.

M. Tardieu est bien connu comme médecin des expertises criminelles. Doué d'une pénétration immense, il a été souvent l'auxiliaire habile de la justice. — Son *Manuel de pathologie interne* est généralement estimé.

M. Béclard pourrait être appelé le Démosthènes de la Faculté. Sa parole claire et riche est écoutée avec le plus grand respect. Ses *Éloges* lus à l'Académie de médecine sont les chefs-d'œuvre du genre. Indépendant, libéral et tolérant, M. Béclard est le type du *vir bonus dicendi peritus.* Il occupe à la Faculté la chaire de physiologie. Puisque nous venons de prononcer ce mot, parlons tout de suite du roi de la physiologie, *Claude Bernard.* Ce grand savant est une des gloires de la France. Élève et successeur de Magendie, il a écrit de magistrales études sur le *Système nerveux grand sympathique*, et ses travaux sur le *Curare* ont été accueillis comme une révélation. Nous citerons de lui ces paroles qui peignent parfaitement son esprit lucide, impartial et extrêmement analytique :

« Pour l'expérimentateur, il ne saurait y avoir ni spiritualisme, ni matérialisme. Ces mots appartiennent à une philosophie naturelle qui a vieilli ; ils tomberont en désuétude par les progrès mêmes de la science.

Nous ne connaîtrons jamais ni l'esprit ni la matière, et, d'un côté comme de l'autre, cette étude ne conduit qu'à des négations scientifiques. Il n'y a pour nous que des phénomènes à étudier, les conditions de leurs manifestations à connaître, et les lois de ces manifestations à déterminer! »

M. Piorry est toujours vivant, mais malgré ses beaux cheveux noirs il n'est plus jeune. Né le 31 décembre 1794, il fut reçu docteur le 16 juin 1816. Professeur estimé, savant de premier ordre et praticien plein d'originalité, il reste le modèle le plus parfait de tous ceux qui veulent arriver en ne devant leur fortune qu'à leur travail. Ses livres sur le *Plessimétrisme*, sa *Médecine du bon sens* restent des ouvrages classiques.

Poëte à ses heures, homme d'esprit, M. Piorry semble déjà immortel. Voici quelques lignes dans lesquelles cet homme éminent a résumé sa doctrine de l'organopathie :

« Écrivez dans vos livres ce que vous voudrez. Pour nous, nous ne cesserons d'être organicien et de chercher par tous les moyens, dans les organes, la raison des symptômes et les moyens de combattre les maladies. L'hypothèse du vitalisme abstrait n'a jamais fait faire un pas à la science; l'organicisme la fait avancer tous les jours. Le vitalisme a toujours été et sera toujours ennemi du progrès; l'organicisme est et sera à jamais la base, la condition *sine qua non* de toute médecine rationnelle, de toute thérapeutique calculable et de tout progrès. »

Le nom d'un vénérable appelle un autre vénérable. *M. Bouillaud* est né en 1796 et il est docteur depuis 1823. Le *Traité des maladies du cœur* est un monument impérissable. Nous empruntons à M. Labarthe l'histoire suivante qui montrera que le grand savant est aussi un homme de beaucoup d'esprit :

Guizot, qui occupait alors le Ministère des affaires étrangères, avait réuni dans une splendide soirée bon nombre de représentants de toutes nuances, parmi lesquels se trouvaient MM. Thiers et Bouillaud.

M. Thiers causait de la *fièvre jaune* qui sévissait alors à Marseille, dont il était le mandataire à la Chambre. Apercevant le docteur, il le pria de lui expliquer ce que c'était que le terrible fléau. Bouillaud décrivit en quelques mots à son collègue cette horrible maladie.

Mais ses explications ne satisfirent nullement M. Thiers qui, se récriant :

— Mais j'ai étudié cette maladie, monsieur, et je n'ai rien vu de tout ce que vous venez de me dire.

Bouillaud, fort étonné de cette réponse, rappela alors un détail historique à son collègue qui venait de publier les premiers volumes de l'*Histoire du Consulat et de l'Empire*.

— Vous, Monsieur Thiers, qui connaissez si bien l'histoire et qui l'écrivez encore mieux, vous souvenez-vous de ce fait :

« On raconte qu'Annibal, prisonnier chez Prusias, ayant entendu parler d'un nommé Fabius, qui faisait des *leçons admirables* sur l'art de la guerre et la tactique militaire, ce conquérant voulut connaître ce Fabius ; l'histoire ajoute qu'Annibal ayant entendu le rhéteur, ne put s'empêcher de s'écrier : « *Multos vidi delirare homines, sed nunquam magis quam Fabium* ! »

M. Thiers comprit, et en homme d'esprit tendit en souriant la main au spirituel et mordant docteur.

C'est de ce jour que date l'amitié de ces deux hommes, — nés la même année, — amitié qui n'a pas cessé depuis.

M. Bouchardat est agrégé de la Faculté depuis 1832. Son traité de matière médicale a vu plusieurs éditions; hygiéniste très-remarquable, M. Bouchardat s'est opposé de toute son autorité aux accumulations des malades et des blessés. Vingt éditions du formulaire magistral prouvent que ce petit livre est d'une utilité indispensable.

MM. Depaul et *Pajot* sont les grands professeurs d'accouchement de la Faculté. Ces deux hommes de mérite ont chacun leur caractère bien différent. On sait aussi que leur clientèle est immense. M. Depaul n'est-il pas allé porter son forceps jusqu'au Brésil?

M. Broca abandonnera-t-il la chirurgie pour se livrer définitivement à l'ánthropologie ? Nous ne voulons pas le croire. Quand on est l'auteur du *Traité des Tumeurs*, quand on a été appelé par Malgaigne la plus grande espérance de la chirurgie française, on ne quitte jamais sa clinique.

M. Richet a la réputation d'être aussi habile que Velpeau, mais d'avoir aussi quelques-uns des défauts du grand maître. Il est riche et s'est fait une position splendide.

M. Péan est peut-être le seul qui sache pratiquer l'ovariotomie avec succès. Son caractère est, paraît-il, brusque et âpre. Il s'est livré quelquefois à des sarcasmes sanglants contre quelques-uns de ses confrères. Plein d'audace et de promptitude, son coup d'œil est infaillible. Dernièrement il a fait à un malade l'ablation de la rate. L'individu vit encore et se porte bien. M. Péan, voilà un beau titre de gloire.

Mettons sur la même ligne, *MM. Verneuil et Labbé*, les deux opérateurs de la Pitié. M. Labbé a pratiqué la gastrotomie sur le fameux homme à la fourchette; à son tour, M. Verneuil a ouvert l'estomac d'un pauvre diable et a introduit une canule dans cet organe. Les deux opérés se portent bien; voilà des preuves vivantes d'habileté.

L'impopularité aussi crüelle qu'injuste qui avait assailli *M. Dolbeau* s'est apaisée maintenant, et le célèbre opérateur voit un grand nombre d'auditeurs se presser à ses cours. Une petite histoire des commencements de M. Dolbeau :

Il était depuis trois mois dans le service et travaillait assidûment, lorsqu'un jour, Velpeau, ayant à opérer une malade de la cataracte, ordonna, suivant sa coutume, une saignée. La visite faite, un externe se prépara à pratiquer l'opération; mais la femme étant très-grasse et les veines du pli du bras peu apparentes, il fit ce qu'on appelle une *saignée blanche*. Passant alors la lancette à un de ses confrères, celui-ci ne fut pas plus heureux, et ainsi des trois suivants, qui, désespérés et honteux de leur échec, y renoncèrent.

Le lendemain, Velpeau, arrivé au lit de cette femme, demanda à voir le sang résultant de la saignée.

« Monsieur, répond un externe, il nous a été absolument impossible de la saigner; le sang n'a jamais paru.

— Vous êtes tous des maladroits, dit le chef avec humeur; vous recommencerez aujourd'hui, et vous tâcherez de réussir cette fois. »

Velpeau parti, les externes essayent de nouveau, mais en vain : pas plus que la veille, le sang ne sortait! Ils allaient se retirer, lorsque le jeune Dolbeau, qui était présent, demanda à pratiquer lui-même cette fameuse saignée.

Aussitôt les externes lui passèrent la lancette, se promettant bien de rire du jeune *roupiou* qui, assurément, ne réussirait pas mieux qu'eux.

Cependant Dolbeau examine le bras de la malade, et s'aperçoit que ses collègues n'ont ouvert que de petites veines superficielles; en cherchant attentivement, il finit par découvrir une veine profonde, enfonce la lancette, pratique une large ouverture, qui donne aussitôt issue à un superbe jet de sang!

Vous voyez d'ici l'étonnement des externes et la satisfaction du jeune homme.

Le lendemain, comme la veille, Velpeau demande la saignée: on la lui porte.

— Qui l'a pratiquée?

— C'est moi, monsieur, répond M. Dolbeau.

— Très-bien, mon ami, très-bien! — Et vous, messieurs les externes, vous devriez rougir de la leçon que vous donne là un débutant.

— Ah! monsieur, soupira la malade, ils m'ont saignée à sept sans succès; mais le huitième a réussi!

M. Chauffard est impopulaire, mais il est tellement ennuyeux, tellement fade et languissant comme professeur, que nous n'avons pas le courage de réhabiliter ici une personnalité aussi surfaite.

M. Maisonneuve a été appelé le père coupe-toujours. Ce surnom est immérité. L'habile opérateur de l'Hôtel-Dieu a utilisé les découvertes de Flourens, sur la reconstitution des os par le périoste, et, un beau jour, il a présenté à l'Académie un homme qui possédait trois tibias à lui : deux dans ses jambes et un dans sa poche. M. Maisonneuve avait reconstitué un tibia nouveau à la place d'un fracturé qu'il avait enlevé.

Si nous voulons écouter M. Louis Veuillot, *M. Ch. Robin* ne serait qu'un affreux coquin, indigne d'une corde pour être pendu. Et cependant M. Robin est l'un des hommes qui font le plus d'honneur à la science française. Professeur d'histologie et professeur aussi aimé qu'estimé, M. Ch. Robin est le collaborateur d'un autre homme éminent que nous devons nommer ici, *M. Littré.*

M. Gosselin est le chirurgien de la Charité. Ses principaux livres sont : le *Compendium de chirurgie pratique*, le *Traité des hernies* et le *Traité des hémorrhoïdes.*

M. Charcot possède le masque du premier consul. On voudrait lui voir l'habit brodé, le grand sabre et le chapeau à plumes. Homme d'un profond savoir et d'une immense bienveillance, sa charité, son dévouement sont universellement admirés.

M. Houël est le rédacteur, nous dirions même l'auteur de presque tous les livres de Nélaton. Conservateur du musée Dupuytren, dont il a fait le catalogue; savant érudit et praticien consciencieux, M. Houël est entré dans la grande célébrité.

M. Jaccoud est l'auteur du meilleur *Traité de pathologie interne.*

Un détail, dit M. Labarthe, que je regretterais d'omettre, et qui montrera le bon cœur et la délicatesse de sentiments de M. Jaccoud : Le jeune docteur venu à Paris avec sa mère, vécut avec elle jusqu'en 1858, année de sa mort, la soutint constamment entourée de soins et de respect, et, dans les derniers temps, alors que la maladie qui devait l'emporter la retenait dans le lit, M. Jaccoud ne la quitta ni jour ni nuit, et se priva souvent du nécessaire pour suffire à ses besoins et exécuter les prescriptions du médecin.

M. Sappey représente le type du professeur austère. Il a vécu toute sa vie avec les morts dont il a dépecé les muscles et étudié les organes flétris. Son visage est empreint d'une calme et mélancolique douceur. Ses livres sont peut-être un peu trop chargés de détails, mais ils représentent le dernier mot de la science anatomique.

M. Roger a pris sa retraite il y a deux ans. Ses nombreux élèves lui ont offert à cette occasion une superbe médaille d'or, que l'excellent médecin avait certes bien méritée, par toute une vie consacrée à la science et à l'abnégation.

M. Lefort a mérité l'honneur de devenir un jour l'adversaire opiniâtre et victorieux du fougueux évêque d'Orléans. Tout le monde n'a pas oublié les curieuses lettres envoyées au journal « le Temps » lors de la discussion de la loi sur l'enseignement supérieur.

M. Gavarret sera un jour doyen de la Faculté.

M. Germain Sée a une grande notoriété. Il représente, paraît-il, l'École sceptique en matière de médecine. Nous avons une grande peine à le croire, car M. Germain Sée possède une des plus belles clientèles de la capitale.

MM. Hardy et *Axenfeld* professent la Pathologie interne. M. Hardy est bien connu par ses projets de réformes dans les Études médicales.

M. Gubler est l'émule de M. Bouchardat, en tout ce qui concerne la matière médicale.

Nous complétons cette première partie par le tableau de Messieurs les professeurs et agrégés de la Faculté de Paris, et la liste des chirurgiens et médecins des hôpitaux, et par divers autres renseignements.

FACULTÉ DE PARIS.

Doyen : M. Vulpian.

PROFESSEURS.

Anatomie : M. Sappey.
Histologie : M. Robin.

Physiologie : M. Béclard.

Chimie : M. Wurtz.

Histoire naturelle : M. Baillon.

Physique médicale : M. Gavarret.

Pharmacologie : M. Regnault.

Pathologie interne : MM. Hardy et Axenfeld.

Pathologie externe : MM. Dolbeau et Trélat.

Opérations et appareils : M. Lefort.

Thérapeutique et matière médicale : M. Gubler.

Anatomie pathologique : M. Charcot.

Accouchements : M. Pajot.

Hygiène : M. Bouchardat.

Médecine légale : M. Tardieu.

Pathologie et thérapeutiques générales : M. Chauffard.

Pathologie comparée : M. Vulpian.

Clinique médicale : MM. Germain Sée et Lassègue.

Clinique chirurgicale : MM. Gosselin, Richet, Broca, Verneuil.

Clinique d'accouchements : M. Depaul.

Agrégés en exercice : MM. Benj. Anger, G. Bergeron, Blum, Bocquillon, Bouchard, Bouchardat fils, Brouardel, Charpentier, Damaschino, Delens, De Seynes, Duguet, Duval, Fernet, Gariel, Gautier, Guéniot, Hayem, Lancereaux, Lannelongue, Lécorché, Le Dentu, Nicaise, Ollivier, Polaillon, Rigal, Marc Sée, Terrier.

Agrégés stagiaires : MM. Berger, Chantreuil, Dieulafoy, Grancher, Legroux, Lépine, Liouville, Marchand, Ch. Monod, Pozzi.

Agrégés libres : MM. Bailly, Ball, Barth, Baudrimont, Blachez, Bouchut, Bouvier, Briquet, Brongniart, Bucquoy, Burguières, Bussy, Cazenave, Chassaignac, Cornil, Cruveilhier, Delpech, Desplats, Després, Devergie, Duchaussoy, Duplay, Empis, Fano, Favre, Fournier, Gérardin, Giraldès, Grimaux, Guéneau de Mussy, Guyon, Hérard, Houël, Isambert, Jaccoud, Labbé (Léon), Laboulbène, Larrey, Leconte, Lutz, Maissiat, Mialhe, Monod, Naquet, Nonat, Orfila, Panas, Parrot, C. Paul, Périer, Person, Peter, Potain, Proust, Raynaud, Roger, Rufz, Segond, Tarnier, Tillaux, Voillemier.

Chef des travaux anatomiques et directeur des musées : M. Marc Sée.

Prosecteurs : MM. Berger, Humbert, Richelot.

Aides d'anatomie : MM. Pozzi, Peyrot, Reclus, Bouilly et Campenon.

LABORATOIRES DE LA FACULTE

LABORATOIRE DE CHIMIE.

Chef des travaux : M. Wilm.
Préparateurs : MM. Salet et Lebel.

LABORATOIRE DE PHYSIQUE.

Préparateur : M. Gariel.

LABORATOIRE DE PHYSIOLOGIE.

Préparateur : M. Laborde.

LABORATOIRE DE PATHOLOGIE COMPARÉE ET EXPÉRIMENTALE.

Préparateur : M. Bochefontaine.

LABORATOIRE D'HISTOLOGIE.

Directeur : M. Mathias-Duval.
Directeur-Adjoint : M. Cadiat.

LABORATOIRE D'ANATOMIE PATHOLOGIQUE.

Préparateur : M. Hayem.

Préparateur à l'harmacologie : M. Hardy.

Aide de Botanique et d'Histoire naturelle : M. Mussat.

Chef du matériel de l'École pratique : M. Gautier.

Contrôleur : M. De la Martinière.

MUSÉE ORFILA (ANATOMIE COMPARÉE).

Ouvert à l'étude tous les jours, de 11 à 3 heures (excepté le dimanche).

Conservateur : M. le docteur Maissiat.

Modeleur d'anatomie : M. Jules Talrich.

MUSÉE DUPUYTREN (ANATOMIE PATHOLOGIQUE).

Ouvert à l'étude les lundis, mercredis et vendredis, de 11 à 3 heures.

Conservateur : M. le docteur Houël.

Modeleur d'anatomie : M. Jules Talrich.

BIBLIOTHÈQUE DE LA FACULTÉ.

Ouverte tous les jours (les dimanches exceptés), de 11 à 4 heures ; et le soir, de 7 à 10 heures.

Bibliothécaire : M. Raige-Delorme.

Bibliothécaires-adjoints : MM. Ollivier et Hahn.

ÉCOLE DE PHARMACIE, RUE DE L'ARBALÈTE, 13.

Directeur : M. Chatin.

Directeur honoraire : M. Bussy.

Professeurs : MM. Berthelot, Riche (Chimie).

A. Chevallier et Baudrimont (Pharmacie).

Milne Edwards fils et Planchon (Histoire naturelle).

Chatin (Botanique).

Buignet (Physique).

Bouis (Toxicologie).

Agrégés en exercice : MM. Marchand, Leroux, Bourgouin, Jungfleisch, G. Bouchardat, Chatin fils.

Agrégés libres : MM. Boudet, Gobley, Henry, Figuier, Lutz, Grassi, Ducom.

Chefs des travaux chimiques et pharmaceutiques : M. Personne.

Préparateurs : MM. Bourbouze, Patrouillard, Lextrait, Prunier, Sergent, Cantenot, Galippe, Beauregard.

Secrétaire agent comptable de l'École : M. Chapelle.

CONSEIL D'HYGIÈNE PUBLIQUE ET DE SALUBRITE DU DÉPARTEMENT DE LA SEINE.

Séances tous les quinze jours, le vendredi, à la Préfecture de Police.

Composition du bureau :

Président,	MM. le Préfet de Police.
Vice-Président,	N....
Secrétaire attaché au conseil,	Lasnier.

Membres :

Alphand.
Baube.
Belgrand.
Bouchardat.
Boudet.
Boussingault.
Buignet.
Bussy.
Chatin.
A. Chevalier.
Delpech.
de Bullemont.
Devergie.
Gobley.
Huzard.
Larrey.
Lamy.
Lasnier.
Lélut.
Meugy.
Ollivier.
Paliard.
Péligot.
Poggiale.
Rozat de Mandre.
de Souich.
Tardieu.
Troost.
Trélat.
Vernois.
Wurtz.

COMMISSION DES LOGEMENTS INSALUBRES.

Président,	MM. le Préfet de la Seine.
1er Vice-Président,	Chauveau-Lagarde.
2e Vice-Président,	Alphand.
Secrétaire général,	De Metz.

COMITÉ CONSULTATIF D'HYGIÈNE PUBLIQUE DE LA FRANCE.

Président.

M. A. Tardieu, professeur à la faculté de médecine.

Membres de droit.

MM. Meurant, directeur des affaires commerciales au Ministère des affaires étrangères.

Legouest, inspecteur du service de santé militaire.

Roux (Jules), inspecteur du service de santé de la marine.

Amé, directeur général des douanes.

De Nervaux, directeur de l'assistance publique.

Ozenne, conseiller d'État, secrétaire général du Ministère de l'Agriculture et du Commerce.

Dumoustier de Frédilly, directeur du Commerce intérieur.

H. Bouley, inspecteur général des écoles vétérinaires.

Membres nommés par le ministre.

Bussy, directeur honoraire de l'école de pharmacie.

Wurtz, doyen de la Faculté de médecine.

Lhéritier, docteur en médecine.

de Boureuille, conseiller d'État, secrétaire général du ministre des travaux publics.

Vaudremer, ancien chef de bureau du service sanitaire.

François, inspecteur général des mines.

Isabelle, architecte, inspecteur des écoles des Arts-et-Métiers et des établissements thermaux et sanitaires de l'État.

Ville (Georges), professeur au Muséum d'histoire naturelle.

Fauvel, inspecteur général des services sanitaires.

Bergeron, membre de l'Académie de médecine.

Gavarret, professeur à la Faculté de médecine.

Latour (Am.), docteur en médecine, secrétaire du comité.

Fonctionnaire autorisé à assister aux délibérations du Comité, avec voix délibérative.

Gérard (Paul), Sous-Directeur du Commerce intérieur, ayant spécialement sous ses ordres le bureau de la police sanitaire et industrielle.

CONSEIL DE SANTÉ DES ARMEES.

Président,	MM. Legonest.
Membres,	Gerrier. Marmy. Baizeau. Jeannel.
Secrétaire,	Peruy, médecin principal de 1re classe
Statistique médicale de l'armée,	Rapporteur, médecin-major de 2e classe.

MÉDECINS INSPECTEURS DE L'ARMÉE.

MM. Legouest.	Baizeau.
Gerrie.	Gueury.
Didiot.	Brault.
Marmy.	

PHARMACIEN INSPECTEUR.

M. Jeannel.

ASSOCIATION GÉNÉRALE.

DE PRÉVOYANCE ET DE SECOURS MUTUELS DES MÉDECINS DE FRANCE.

Président,	MM. Tardieu.
Vice-Présidents.	Bouillaud. Cazeneuve. Larrey. Mabit.
Secrétaire général,	A. Latour.
Trésorier,	Brun.

INSTITUT DE FRANCE.

QUAI CONTI

(Académie des Sciences).

LES SÉANCES ONT LIEU TOUS LES LUNDIS DE 3 A 5 HEURES.

Secrétaires perpétuels : MM. Dumas et Bertrand.

10e *Section.* — ANATOMIE ET ZOOLOGIE. — MM. Edwards, de Quatrefages, Blanchard, Ch. Robin, Lacaze-Duthiers, Gervais.

11e *Section.* — MÉDECINE ET CHIRURGIE. — MM. Andral, Claude Bernard, baron Cloquet, Bouillaud, Sédillot, Gosselin.

ACADÉMIE DE MÉDECINE,

rue des Saints-Pères, 39.

Séance tous les mardis, de 3 à 5 heures.

Président : M. Chatin.

Secrétaire perpétuel : M. Béclard.

Secrétaire annuel : M. H. Roger. — *Trésorier :* M. Gobley.

Bibliothécaire : M. Briau. — *Bibliothécaire adjoint :* M. Dureau. — *Chef des bureaux :* M. Bordet.

Vaccinations publiques et gratuites, tous les mardis et samedis, à midi précis.

On peut adresser (franc de port) des demandes pour du vaccin, soit au Président, soit au Secrétaire perpétuel, soit au Chef des bureaux.

MEMBRES TITULAIRES.

1re *Section.* — ANATOMIE ET PHYSIOLOGIE. (10 membres.) MM. Baillarger, Béclard, Bernard (Claude), Bouvier, Marey, Arm. Moreau, Piorry, Sappey, Vulpian, N...

2e *Section.* — PATHOLOGIE MÉDICALE. (13 membres.) MM. Andral, Bernutz, Bouillaud, Chauffard, Guérin (Jules), Hérald, Hirtz, Kergaradec, Roger, Sée, Villemin, Woillez, N...

3e *Section.* — PATHOLOGIE CHIRURGICALE (10 membres) : MM. Chassaignac, J. Cloquet, Demarquay, Dolbeau, Gosselin, Larrey, Maurice, Perrin, Ricord, Trélat, Verneuil.

4e *Section.* — THÉRAPEUTIQUE ET HISTOIRE NATURELLE MÉDICALE (10 membres) : MM. Chatin, Davaine, Gubler, Guéneau de Massy, Hardy, Jolly, Marotte, Moutard-Martin, Pidoux, N...

5e *Section.* — MÉDECINE OPÉRATOIRE (7 membres) : MM. Broca, Giraldès, Guérin (Alphonse), Hervez de Chegoin, Legouest, Richet, Voillemier.

6e *Section.* — ANATOMIE PATHOLOGIQUE (7 membres) : MM. Barth, Béhier, Bourdon, Charcot, Empis, Laboulbène, Robin.

7e *Section.* — ACCOUCHEMENTS (7 membres) : MM. Barthez, Blot, Depaul, Devilliers, Hervieux; Jaquemier, Tarnier.

8e *Section.* — HYGIÈNE PUBLIQUE, MÉDECINE LÉGALE ET POLICE (10 membres) : MM. Bergeron, Chevalier, Delpech, Duvergie, Fauvel, Hillairet, Leint, Th. Roussel, Tardieu, Vernois.

9e *Section.* — MÉDECINE VÉTÉRINAIRE (6 membres) : MM. Bouley, Colin, Goubaux, Huzard, Magne, Reynal.

10e *Section.* — PHYSIQUE ET CHIMIE MÉDICALES (10 membres) : MM. Berthelot, Briquet, Bussy, Caventou, Dumas, H. Gaultier de Claubry, Gavarret, Regnault, Wurtz, Giraud-Teulon.

11e *Section.* — PHARMACIE (10 membres) : MM. Bouchardat, Boudet, Boutron-Charlard, Buignet, E. Caventou, Gobley, Lefort, Miahle, Poggiale, Personne.

Académiciens libres (10 membres) : MM. Chevreul, Conneau, Milne Edwards, Littré, Peisse, A. Latour, Pasteur, Le Roy de Méricourt, Dechambre, N...

ADMINISTRATION GÉNÉRALE

DE L'ASSISTANCE PUBLIQUE A PARIS

Directeur : M. de Nervaux.

CONSEIL DE SURVEILLANCE

MM. le Préfet de la Seine, *président.*
Le Préfet de Police.
Bellaigne.
Bouchardat.
Chardon-Lagache.
Davillier (Henry), *vice-président.*
Delacour.
Diéterle.
Frémyn.

MM. A. Guérin.
Laborie.
Moissenet.
Nast.
Péan de Saint-Gilles.
Saglio.
Teissonnière.
Thivier.
Trélat.
Vayssié.
Wurtz.

2

Administration : avenue Victoria, 3. Bureaux ouverts tous les jours, de 10 à 4 heures. — *Secrétariat général* : Personnel de l'Administration et du service de santé, établissement de service général, marchés et adjudications, domaine et contentieux, enfants trouvés, abandonnés, orphelins, direction des nourrices : M. Bailly, secrétaire général; MM. Mourlan, Demay, Marescot et Brueyre, chefs de bureau. — Division des Hôpitaux et hospices et des secours à domicile : Chef de division, M. Havet; chefs de bureau, MM. Maury, Vinçard et d'Échery. — Division de la comptabilité : Chef de division, M. Dutocq; chefs de bureau, MM. Baudeau et Daubié.

BUREAU CENTRAL D'ADMISSION.

Ouvert tous les jours de 11 à 4 heures.

BUREAU CENTRAL DES HÔPITAUX.

Médecins en exercice : MM. Beaumetz, Fernet, Lécorché, Damaschino, Martineau, Hayem, Ferrand, Audhoui, Rigal, Duguet, Gerin-Roze, d'Heilly, Lépine, Grancher, Liouville. — Chirurgiens en exercice : MM. Le Dentu, Périer, Anger (Th.), Terrier, Delens, Nicaise, Lucas-Championnière, Gillette.

HÔTEL-DIEU,

parvis Notre-Dame, 1.

Directeur : M. Prieur. — Médecins : MM. Béhier, Gueneau de Mussy, Fauvel, Tardieu, Moissenet, Frémy, Hérard, Oulmont. — Chirurgiens : MM. Richet, Cusco, A. Guérin. — Pharmacien : M. Hébert.

HÔPITAL DE LA PITIÉ,

rue Lacépède, 1.

Directeur : M. Bourdereau. — Médecins : MM. Gallard, Vulpian, Lasègue, Desnos, Gombault, N... — Chirurgiens : MM. Verneuil, Labbé (Léon). — Pharmacien : M. Personne.

HÔPITAL DE LA CHARITÉ,

rue Jacob, 47.

Directeur : M. Joret aîné. — Médecins : MM. Bourdon, G. Sée, Bernutz, Empis, Woillez. — Chirurgiens : MM. Gosselin, Trélat. — Pharmacien : M. Fordos.

HÔPITAL SAINT-ANTOINE,

rue du Faubourg-Saint-Antoine, 184.

Directeur : M. Guy. — Médecins : MM. Mesnet, Dumont-Pallier, Peter, Proust, C. Paul, Brouardel, Molland. — Chirurgiens : MM. Duplay, Benj. Anger. — Pharmacien : M. Lextreit.

HÔPITAL NECKER,

rue de Sèvres, 151.

Directeur : M. Lacaux. — Médecins : MM. Delpech, Potain, Laboulbène, Chauffard. — Chirurgiens : MM. Désormeaux, F. Guyon. — Pharmacien : M. Méhu.

HÔPITAL COCHIN,

rue du Faubourg-Saint-Jacques, 45.

Directeur : M. Paquette. — Médecin : M. Bucquoy. — Chirurgiens : MM. Desprès et Polaillon.

HÔPITAL BEAUJON,

rue du Faubourg-Saint-Honoré, 208.

Directeur : M. Joly. — Médecins : MM. Gubler, Moutard-Martin, Matice, Axenfeld. — Chirurgiens : MM. Dolbeau, Le Fort. — Pharmacien : M. Adam.

HÔPITAL DE LARIBOISIÈRE,

rue Ambroise-Paré, 2.

Directeur : M. Talle. — Médecins : MM. Jaccoud, Millard, Guyot, Siredey, M. Raynaud, Isambert. — Chirurgiens : MM. Panas et Tillaux. Pharmacien : M. Ducom.

HÔPITAL SAINT-LOUIS,

rue Bichat, 40 *et* 42.

Directeur : M. Fairmaire. — Médecins : MM. Hardy, Hillairet, Lailler, Guibout, Vidal, E. Besnier. — Chirurgiens : MM. Péan et Cruveilhier. — Pharmacien : M. Lutz.

HÔPITAL DU MIDI,

rue des Capucins, 1.

Directeur : M. Ventujol. — Médecins : MM. Simonet, T. Mauriac. Chirurgien : N... — Pharmacien : M. Prunier.

HÔPITAL DE LOURCINE,

rue de Lourcine, 111.

Directeur : M. Bourriot. — Médecins : MM Fournier, Lancereaux. — Chirurgien : N... — Pharmacien : M. Portes.

HÔPITAL DES ENFANTS,

rue de Sèvres, 149.

Directeur : M. Mailfaire. — Médecins : MM. Bouchut, Labric, Archambault, Simon, Blachez. — Chirurgien : M. Saint-Germain. — Pharmacien : M. Bourgoin.

HÔPITAL SAINTE-EUGÉNIE,

rue de Charenton, 89.

Directeur : M. Toussart. — Médecins : MM. Bergeron, Triboulet, Cadet de Gassicourt. — Chirurgien : M. Marc Sée. — Pharmacien : M. Baudrimont.

MAISON D'ACCOUCHEMENT,

boulevard de Port-Royal, 123.

Directeur : M. Francière. — Médecin : M. Hervieux. — Chirurgien en chef : M. Tarnier; chirurgien-adjoint : M. Polaillon. — Sage-femme en chef : Mme Callé. — Pharmacien : N...

HÔPITAL DES CLINIQUES,

place de l'École-de-Médecine, 21.

Directeur : M. Braux. — Chirurgiens : MM. Broca et Depaul. — Pharmacien : M. Byasson.

Sage-femme en chef : Mme De Soyre.

MAISON MUNICIPALE DE SANTÉ,

Faubourg Saint-Denis, 200.

Directeur : M. Salard. — Médecins : MM. Féréol, E. Labbé. — Chirurgien : N... — Pharmacien : M. Joulie.

HOSPICE DE LA VIEILLESSE (HOMMES),

à Bicêtre, commune de Gentilly, rue du Kremlin, 1.

Directeur : M. Morisot. — Médecin : M. Descroizilles. — Service des aliénés : MM. Berthier, Legrand du Saulle, Jules Falret. — Chirurgien : M. Lannelongue. — Pharmacien : M. Vialla.

HOSPICE DE LA VIEILLESSE (FEMMES),

boulevard de l'Hôpital, 47.

Directeur : M. Grujon Le Bas. — Médecins : MM. Charcot, Luys. — Service des aliénées : MM. Trélat, Moreau (de Tours), Delasiauve, Aug. Voisin. — Chirurgien : M. Meunier. - Pharmacien : M. Patrouillard.

HOSPICE DES INCURABLES (HOMMES ET FEMMES),

à Ivry.

Directeur : M. Phelip. — Médecin : M. Ollivier.

HOSPICE DES ENFANTS ASSISTÉS,

rue d'Enfer, 74.

Directeur : M. Lafabrègue. — Médecin : M. Parrot. — Chirurgien : M. Guéniot.

MAISON DE RETRAITE DES MÉNAGES,

à Issy, rue du Vivier, 13.

Directeur : M. Leblanc. — Médecin : M. Ch. Bernard.

HOSPICE DEVILLAS,

à Issy, Grande-Rue, 48.

Directeur : M. Leblanc. — Médecin : M. Ch. Bernard.

HOSPICE DE LA ROCHEFOUCAULD,

route d'Orléans, 15.

Directeur : M. Bouilly. — Médecin : M. Ball.

INSTITUTION SAINTE-PÉRINE,

à Auteuil, *boulevard de Sainte-Périne.*

Directeur : M. Chaillaux. — Médecin : M. Cornil.

MAISON CHARDON-LAGACHE,

à Auteuil.

Directeur : M. Chaillaux. — Médecin : M. Cornil.

HOSPICE DE LA RECONNAISSANCE,

à Garches (Seine-et-Oise).

Directeur : M. Amette. — Médecin : M. Cazenave.

BUREAU DE LA DIRECTION DES NOURRICES,

rue des Tournelles, 35.

Directeur provisoire : M. Millon. — Médecin : M. Bouchard.

HOSPICE SAINT-MICHEL,

à Saint-Mandé.

Directeur : M. Manière. — Médecin : M. Saulpic.

PHARMACIE CENTRALE,

quai de la Tournelle, 47.

Directeur : M. Regnauld. — M. Dublanc, économe. — M. Berthet, chargé de la surveillance des laboratoires.

AMPHITHÉATRE D'ANATOMIE DES HÔPITAUX,

rue Fer-à-Moulin, 17.

Directeur des travaux anatomiques : M. Tillaux, chirurgien de l'hôpital Lariboisière.

Professeurs : MM. Marchand, Terrillon.

Comptable : M. Allard.

ASILE SAINTE-ANNE, HÔPITAL CLINIQUE D'ALIÉNÉS,

rue Ferrus, 2.

Directeur : M. Leblond. — Médecins ordinaires : MM. Lucas et Dagonnet. — Bureau d'examen : MM. Magnan et Bouchereau.

ASILE D'ALIÉNÉS DE VILLE-ÉVRARD,

Neuilly-sur-Marne (*Seine-et-Oise*).

Médecin-Directeur : M. Dragon. — M. Fabre, médecin-adjoint.

ASILE D'ALIÉNÉS DE VAUCLUSE

(*Seine-et-Oise*).

Médecin-Directeur : M. Billod. — M. Drouet, médecin-adjoint.

MAISON D'ALIÉNÉS A CHARENTON.

Directeur : M. Delagneau. — Médecins : MM. Saintyves ✻, et Cromas. — Chirurgiens : M. Decorse. — Pharmacien : M. Gillet.

INSTITUTION DES SOURDS-MUETS,

rue Saint-Jacques, 256.

Directeur : M. Martin Etcheverry. — Médecin et chirurgien en chef : M. Ladreit de la Charrière. — Médecin-adjoint : M. Ed. Fournié.

INSTITUTION DES JEUNES AVEUGLES,

boulevard des Invalides, 56.

Directeur : M. Romand. — Médecin : M. Claisse.

HOSPICE DES QUINZE-VINGTS,

rue de Charenton, 40.

Directeur : M. Derrien. — Chirurgien : M. Lacroze. — Médecin : M. Fieuzal. — Médecin-adjoint : M. Celières.

INFIRMERIE MARIE-THÉRÈSE,

rue d'Enfer, 116.

Médecin : M. Bossu. — Chirurgien : M. Hervez de Chégoin.

ASILE DE CONVALESCENCE POUR LES HOMMES, A VINCENNES.

Directeur : M. Lemoine. — Médecins : MM. Brémond, Duménil.

ASILE DE CONVALESCENCE POUR LES FEMMES, AU VÉSINET.

Directeur : M. Millard. — Médecin : M. Chairon.

HÔTEL DES INVALIDES.

MM. Quesney, médecin principal de 1re classe.
Maige, médecin-major de 1re classe.
Bernard, pharmacien en chef.

HÔPITAL DU VAL-DE-GRACE.

MM. Perrin, médecin en chef.
Colin, médecin principal de 1re classe.
Gaujot. . . . . }
Paulet. . . . . } médecins principaux de 2e classe.
Villemin. . . . }
Vallin . . . . . }
Poncet. . . . . } médecins-majors de 1re classe.
Pingaud . . . . }
Chauvel . . . . }
Lereboullet . . } médecins-majors de 2e classe.
Laveran . . . . }
Lacassagne . . }
Coulier, pharmacien en chef.
Fleury, pharmacien-major de 2e classe.

HÔPITAL MILITAIRE DU GROS-CAILLOU.

MM. Champenois, médecin en chef.
Dufour, médecin principal de 1re classe.
Dauvé . . . . . } médecins principaux de 2e classe.
Bertrand. . . . }
Libermann. . . }
Papillon. . . . } Médecins-majors de 1re classe.
Doin. . . . . . }
Roussin, pharmacien principal de 1re classe en chef.
Lafont. . . . . } pharmaciens-majors.
Bouillon. . . . }

HÔPITAL MILITAIRE SAINT-MARTIN.

MM. Laéronique, médecin en chef.
Molard, médecin principal de 1re classe.
Thierry de Mangras, médecin principal de 2e classe.
Müller. . . . . }
Lagarde . . . . } médecins-majors de 1re classe.
Mourlon. . . . }
Latour, pharmacien principal de 2e classe.
Courant, pharmacien-major.

HÔPITAL MILITAIRE DE VINCENNES.

MM. Ferraton, médecin principal de 1re classe, en chef.
Lecomte, médecin principal de 3e classe.
MM. Reeb (I). . . . }
Morand . . . . } médecins principaux de 2e classe.
Reeb (C). . . . }
Durant, médecin-major de 1re classe.
Cauvet, pharmacien-major de 1re classe, en chef.
Junilhon, pharmacien-major de 1re classe.

MAISON DE LA LÉGION D'HONNEUR,

à Saint-Denis.

MM. Foissac, médecin en chef.
Le Roy des Barres fils, chirurgien résidant.
Feltz, chirurgien adjoint.
Sichel, médecin oculiste.

MAISON DES DAMES DIACONESSES, HÔPITAL PROTESTANT,

rue de Reuilly, 93.

MM. Boutin, Ch. Monod et Morin, médecins.
Léon Labbé, chirurgien.
Moricand, maladies des yeux.

HÔPITAL ROTHSCHILD,

rue Picpus, 76.

Médecin : M. Leven; médecin adjoint : M. A. Weill. — Chirurgien : M. Gosselin.

HÔPITAL ANGLAIS GALIGNANI,

boulevard Bineau, *à Neuilly.*

Médecin : M. Marc-Carthy. — Chirurgien : M. Markhelm.

ASILE DE LA PROVIDENCE,

chaussée des Martyrs, 13.

Agent comptable : M. Danatis. — Médecin : M. Piogey.

MAISON D'ASILE DES GARÇONS DE CAISSE DE LA VILLE DE PARIS (FONDATION DONAUD),

rue Saint-Georges, 26.

MM. Charrier et F. Guyon, médecins.

BUREAU DE BIENFAISANCE

SECOURS MÉDICAL. — SECOURS A DOMICILE.

1er arrondissement. — Bureau à la mairie, place Saint-Germain-l'Auxerrois. — Secrétaire trésorier : M. Lauta.

Corlieu. — Barbet. — Duroziez. — Faliu. — Fontès. — Girard.

2e arrondissement. — Bureau à la mairie, rue de la Banque. Secrétaire trésorier : M. Rataillaud.

Barnier. — Delarue. — Martellière. — Renaud. — Radon. — Villaret.

3e arrondissement, — Bureau à la mairie, square du Temple. Secrétaire trésorier : M. Saulnier.

Dupouy. — Escoffier. — Guérard. — Lhuillier. — Petit. — Rochette.

4e arrondissement. — Bureau à la mairie, rue François-Miron. Secrétaire trésorier : M. Roussel.

Ballet. — Bergeron. — Commenge. — D'Échérac. — Désarnault. — Fraignault. — Girault. — Langronne. — Mauduit. Moret. — Péan. — Rech. — Tissier.

5e arrondissement. — Bureau à la mairie, place du Panthéon. Secrétaire trésorier : M. Mazurkiewiez.

Crimotel. — Deleschamp. — Domerc. — Fabre. — Fievet. — Galtier-Boissière. — Gauneau. — Lejeune. — Martin de Gimard. — Monthus. — Porcher. — Salone.

6e arrondissement. — Bureau à la mairie, place Saint-Sulpice. Secrétaire trésorier : M. Genest.

Cailletet. — Calvo. — Delbet. — Duval. — Gaye. — Hauregard. — Machelard. — Monceaux. — Moreau. — Venet.

7e arrondissement. — Bureau, rue de Grenelle-Saint-Germain.
Secrétaire trésorier : M. Altairac.

Bader. — Cotin. — Durand. — Fodéré. — Hallé. — Loiseau. — Mène. — Passant. — Roux. — Sarret. — Watelet.

8e arrondissement. — Bureau à la mairie, rue d'Anjou-Saint-Honoré.
Secrétaire trésorier : M. Delahet.

Beauvais. — Dal Piaz. — Mezières. — Picard. — Pierreson. — Siry.

9e arrondissement. — Bureau à la mairie, rue Drouot.
Secrétaire trésorier : M. Guichard.

Besnier. — Blondet. — Coizeau. — Dufour. — Lanquetin. — Lepine. — Piberet.

10e arrondissement.— Bureau à la mairie, faubourg Saint-Martin.
Secrétaire trésorier : M. Guery.

Ballue. — Beaugrand. — Boivin. — Buot de l'Épine. — Gasselin. — Hemey. — Landrin. — Leblond. — Lemoine. — Lempereur. — Masson. — Pignol.

11e arrondissement. — Bureau à la mairie, place Voltaire.
Secrétaire trésorier : M. Grandry.

Celières. — Delineau. — Humbert. — Kérédan. — Molterre. — Maür. Miquel. — Miot. — Perrin. — Piegu. — Puel. — Rivals. — Trapenard.

12e arrondissement. — Bureau, rue de Bercy, 21.
Secrétaire trésorier : M. Bietry.

Gilbert. — Goin. — Jourjon. — Lemaguet. — Louis. — Morisson (R.) — Naulin. — Raynaud. — Rota. — Vignal.

13e arrondissement. — Bureau, pavillon de gauche de l'ancienne barrière Fontainebleau.
Secrétaire trésorier : M. Dubreuil.

Amanieu. — Arnould. — Boulland. — Devillez. — Izard. — Lafont. Lecoconnier.—Martin. — Ortet.— Fruvos.— Sénéchal.— Volland.

14e arrondissement. — Bureau, à la mairie, rue de Montyon.
Secrétaire trésorier : M. de Courcelles.

Benard. — Jolyet. — Lowenhard. — Pelissard. — Pellarin (Auguste) — Pellarin. — Postel. — Reau-Saint-Paul. — Roubeaud.

15e arrondissement. — Bureau, rue de l'Église.
Secrétaire trésorier : M. Thunot.

Cintrat. — Collin. — De Grusse. — Hue. — Leboucq. — Mignot-Denton. — Pellieux. — Reguier. — Salès.

16e arrondissement. — Bureau, place de la mairie, en face la mairie.
Secrétaire trésorier : M. Grossart.

Conan. — Deschamps. — Malbéné. — Thorel.

17e arrondissement. — Bureau, rue Truffaut.
Secrétaire trésorier : M. Hochet de la Terise.

Andrey. — Arnaud. — Baldou. — Gasne. — Lebeau. Maugin. — Tostain.

18e arrondissement. — Bureau, à l'ancienne mairie de Montmartre.
Secrétaire trésorier : M. d'Arlhac.

André. — Andrieu. — Bach. — Daupley. — Gaube. — Pan. — Mallet. — Monscourt. — Regnauld. — Rube. — Savreux. — Vizeril.

19e arrondissement. — Bureau, à l'ancienne mairie de la Villette.
Secrétaire trésorier : M. Moujon.

Boucher. — Bourguet. — Charvot. — Courtais. — Ducat. — Garnier. — Jiéplu. — Jounia. — Latino. — Robiquet. — Savornin père. — Savornin fils.

20e arrondissement. — Bureau, à l'ancienne mairie de Belleville.
Secrétaire trésorier : M. Leclercq.

Albert. — Benoit. — Bilbaut. — Biscarrat. — Braunberger. — Cabon. Cathala. — Chaillery. — Gauthier. — Lebédet. — Lessoac. — Miguet. — Taquet.

II

Nous ne pouvons point énumérer ici les médecins de clientèle ordinaire. Chaque famille possède son médecin, et nous ne pouvons donner des conseils même généraux sur le choix à faire en cette matière. On se décide ordinairement par relations ou par références.

Nous allons donc aborder ici la série des spécialistes.

Ricord est trop connu pour que nous fassions sa monographie, pour que nous énumérions ses travaux. Rappelons seulement qu'en 1870, lorsque les armées allemandes s'approchaient de Paris, les ambulances de la Presse furent organisées et que Ricord en accepta la direction. Ce qu'il déploya de zèle et de dévouement dans cette mission, l'histoire impartiale l'a dit déjà. A Champigny et à l'ambulance de la rue Oudinot, le célèbre praticien fut l'objet de l'admiration universelle. Il reçut du Gouvernement la plaque de grand officier de la Légion d'honneur. Il eut, de plus, le privilége d'attacher sur la poitrine du frère Philippe, de sainte et patriotique mémoire, la croix de chevalier de notre Ordre national. Ricord a bien mérité de la patrie pendant cette rude époque du siége de Paris. La reconnaissance de tous est attachée à son nom.

Auprès de M. Ricord, nous devons citer M. Mallez, le grand spécialiste des voies urinaires.

M. Mallez possède un genre de talent tout particulier. Il joint la science la plus délicate, la plus profonde à une expérience consommée. Mais ce qui le fait surtout aimer des nombreux étudiants qui suivent les leçons de sa clinique de la rue Christine, c'est l'originalité de ses procédés, l'imprévu de ses inventions, l'attrait de son enseignement toujours à la hauteur des dernières innovations. A l'heure où nous écrivons ces lignes,

M. Mallez est un des médecins les plus justement appréciés de Paris. Son immense clientèle l'empêche peut-être de consacrer aux travaux scientifiques le temps qu'il donne aux malades, et cependant ses moindres publications ont toujours été accueillies avec faveur par le public et les connaisseurs les plus exigeants. Quand M. Mallez, dont les services ont déjà été reconnus officiellement, se présentera aux élections de l'Académie de médecine, son triomphe sera complet. Le monde médical attend ce succès non-seulement avec confiance, mais avec une véritable sympathie.

MM. Calvo exercent auprès de M. Ricord et sous ses auspices. Ils sont ses dignes continuateurs.

M. Fournier répond à toutes les exigences d'une nombreuse clientèle. Professeur à la Faculté, il donne à son enseignement tout spécial un caractère de haute gravité qui fait de lui le Trousseau de ces *maladies redoutables*, triste punition des faiblesses humaines !

M. Mauriac est jeune encore et déjà célèbre. Il devrait réunir en volume les leçons éparses en brochures que se disputent les spécialités.

Les maladies des enfants possèdent deux médecins très-connus, M. Roger et M. Bouchut, tous deux agrégés de la Faculté de médecine. M. Bouchut est surtout célèbre par son *ophthalmoscope*. Nous nous étonnons vivement que M. Bouchut ne soit pas encore membre de l'Académie de médecine.

Les autres praticiens qui s'occupent surtout des maladies de l'enfance sont MM. Barthez, dont les soins sont demandés même à l'étranger, Beclère, Blacher, Delineau, Paulier et de Saint-Germain.

Les maladies des oreilles deviennent maintenant l'une des branches les plus importantes de la thérapeutique. Un des agrégés les plus estimés de la Faculté de Paris, s'occupe spécialement de ces affections. C'est M. le docteur Duplay. Auprès de lui, comme auriculistes, nous citerons MM. Léon Adam, Carnot, Deleau, Garrigou-Desarènes, dont les cours de la rue de l'École-de-Médecine sont très-suivis; Gellé, Loewemberg, Loubrieu, Menière et Miot.

Les yeux demandent de grands soins. Nous avons, dans la thérapeutique générale, consacré une longue étude aux diverses affections de la vision. Parmi tous les oculistes, nous citerons le docteur de Wecker. Les deux volumes sur les maladies des yeux dont le docteur de Wecker est l'auteur ont été l'objet des plus flatteuses approbations. La clinique que ce praticien dirige, rue du Cherche-Midi, est un véritable hôpital par le nombre des malades et l'importance scientifique, autant que pratique des leçons qui y sont professées.

Auprès de M. de Wecker, citons M. Desmarres dont la célébrité est universelle, MM. Galezowski, Charles Abadie, Bacchi, Badal, Boucheron, Bourrousse de Lafforce, Camusset, Daumas, Drouot, Fano, l'agrégé de la Faculté; Gillet de Grandmont, Loudolt, Lanne, Malterre, Menu, Milton, Piermet de Forceville et Sichel, dont maintes cures ont eu un grand retentissement.

Le célèbre M. Bouillaud est toujours le grand spécialiste des maladies de cœur.

Les personnes qui sont atteintes d'affections rhumatismales consulteront MM. Bremond fils, Dupuy, Galtier-Boissière et Henry de Navenne.

La goutte possède aussi un spécialiste, M. le docteur Quarante.

Les maladies de poitrine sont traitées par M. le docteur Damaschino, l'auteur d'un savant *Traité sur la tuberculose*, le jeune professeur agrégé de la Faculté de médecine qui a obtenu la médaille d'or de l'Académie. MM. de Portefaix, Pietra-Santa, dont la clinique est renommée et dont le caractère est si généralement estimé, Thevenel, Darin et Fournet s'occupent aussi des mêmes affections. M. le docteur Cabrol est souvent aussi appelé en consultation, par ses confrères, dans les cas les plus graves que présentent ces maladies. Sa longue expérienee lui assure une autorité incontestée.

M. le docteur Fauvel est la providence de tous ceux qui sont livrés à l'art du chant et de la parole. Chanteurs de l'Opéra, orateurs, avocats, professeurs et acteurs vont lui demander des consultations. Le laryngoscope est une invention qui vaut à son auteur les plus justes marques de la confiance publique. Le *Traité des maladies du larynx* est le dernier mot de la science en cette matière. La laryngoscopie est pratiquée encore par MM. Deleschamps, Fournié et Mandl, le professeur du Conservatoire de déclamation.

Les accoucheurs sont nombreux à Paris. A côté de MM. les professeurs Depaul et Pajot, les maîtres de cet art difficile, citons d'abord le fameux docteur Campbell, puis MM. Blot, l'agrégé de la Faculté, Ferdut, de la Grandière, Jacquemier, Gérin-Rose, Migon, Scoglia, Tarnier et Verrier, l'auteur d'un petit manuel sur la matière, fort populaire parmi les étudiants.

Les maladies mentales et les maladies nerveuses sont l'objet des soins assidus de MM. Poggioli, Paquelin, Micheu, Legrand du Saulle, Lacroze, Gachet, Erambert, Crimotel, Delasiauve, Trélat, Brière de Boismont, Berthier, Belhomme. Blanche et Baillarger.

Nous avons dit déjà que M. Péan est, par excellence, l'homme spécial des maladies des femmes. Citons quelques autres médecins qui partagent avec lui ce privilége. Ce sont MM. Azambuga, Barbette-Gaulin, Beclère, Balvin, Berrut, Bonnet, Campardon père et fils, Chansit, Combes, Cramoisy, Demouy, Garcin, Rousset.

Terminons la liste de ces spécialistes par l'indication de quelques médecins qui soignent surtout les maladies de la peau. Ce sont d'abord M. le docteur Devergie, le professeur de la Faculté; puis MM. Desnos, Chauset, Bouvier, Calvo, Mahon de Molènes, Rochard.

M. le docteur Jules Guérin est le plus estimé de nos orthopédistes.

APPENDICE

PROFESSEURS DE PROTHÈSE DENTAIRE

MM. Bousson, Dalain, Magitot, Moreau-Marmont, sont docteurs en même temps que dentistes.

A côté d'eux, parmi les plus estimés, nous citerons MM. Astruc, Contamine, Didier, Evans, le fameux opérateur de la rue de la Paix; Gaillard, Henoque, Goldenstein, Louis Ernest, Talbot et M. Pierre, dont l'eau dentrifice est très-recommandée.

Les étrangers tiennent ici une large place. MM. Adler, Neecht, Préterre, Stevens sont, du reste, parfaitement dignes de la faveur du public.

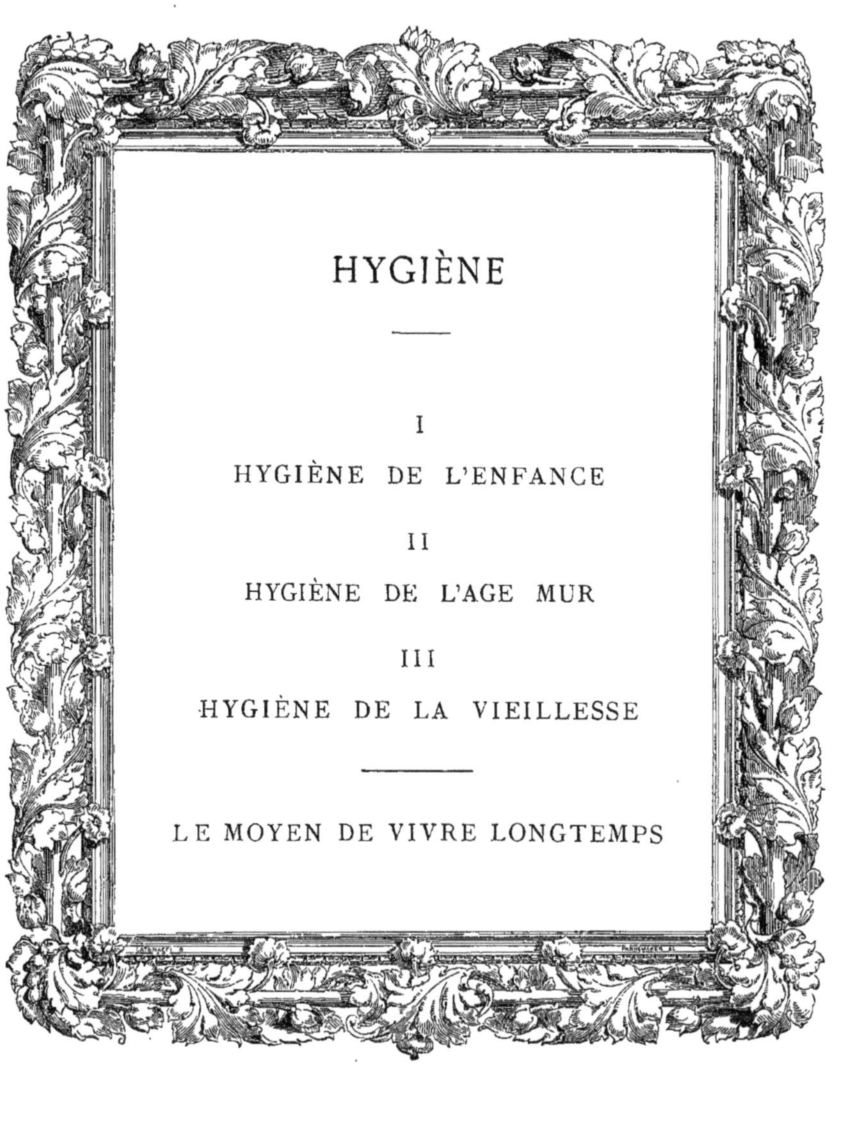

HYGIÈNE

I

HYGIÈNE DE L'ENFANCE

II

HYGIÈNE DE L'AGE MUR

III

HYGIÈNE DE LA VIEILLESSE

LE MOYEN DE VIVRE LONGTEMPS

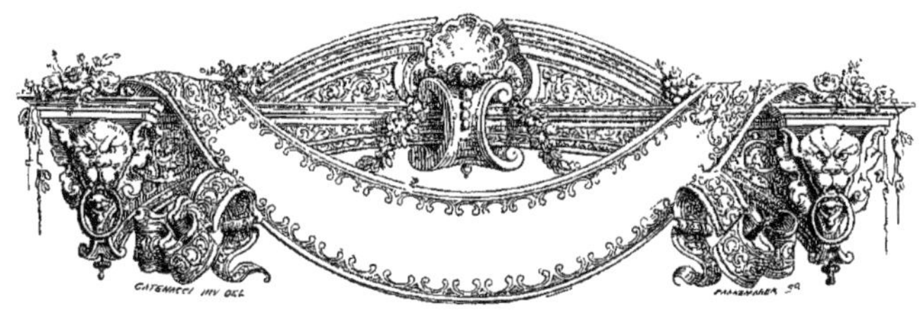

HYGIÈNE

La médecine ne peut être connue que des médecins. De longues études sont nécessaires pour parvenir à acquérir toutes les connaissances si variées dont le praticien aura besoin à chaque instant de sa carrière. De plus, toutes ces sciences se relient entre elles dans une merveilleuse unité. La chimie, la physiologie, l'histologie sont les auxiliaires les plus sûrs de la thérapeutique, et quand on songe que la science s'enrichit chaque jour de nouveaux progrès, de nouvelles découvertes et de nouvelles méthodes, on comprend que l'art délicat de guérir les maladies devienne de plus en plus difficile et de plus en plus compliqué. Les études médicales ne peuvent donc point se vulgariser et faire partie de ces notions générales, indispensables dans toute instruction soignée.

Il n'en est pas de même de l'hygiène.

L'hygiène est l'art de conserver la santé, de prévenir la maladie. Tout le monde doit se préoccuper de ces graves questions. Tout le monde doit s'intéresser à ces moyens faciles d'entretenir le bon état du corps et le jeu normal de ses diverses fonctions. L'hygiène, si elle était sévèrement pratiquée, rendrait la médecine à peu près inutile. Un Ministre de l'instruction publique, dont tout le personnel universitaire a gardé un excellent souvenir, M. Jules Simon, a tenté d'introduire dans les lycées un cours d'hygiène élémentaire. Cette entreprise, d'une utilité incontestable, fut cependant négligée. Espérons cependant qu'on reviendra à l'idée de M. Jules Simon.

Nous n'avons point la prétention ici de donner sur l'hygiène tous les renseignements épars dans les livres. Nous voulons seulement faire connaître au public ce qu'il est indispensable de savoir. Nous voulons aussi grouper dans un ordre facile à saisir toutes les notions, tous les conseils les plus généraux.

Nous diviserons donc notre sujet en plusieurs parties :

1° *Hygiène de l'enfance et de l'adolescence ;*

2° *Hygiène de l'âge mûr pour l'homme et la femme ;*

3° *Hygiène de la vieillesse.*

Dans chacun de ces chapitres nous ferons rentrer toute la série des considérations subsidiaires qui tiennent une si grande place dans l'existence ; par exemple, nous dirons quelques mots, dans la dernière partie, des diverses professions considérées au point de vue de la santé et de l'affaiblissement.

I

HYGIÈNE DE L'ENFANCE

La mère doit être le premier médecin de son enfant. Elle doit le nourrir elle-même. Nous n'hésitons pas à dire que la mère a l'obligation de se livrer elle-même à l'allaitement du petit être que Dieu lui envoie. C'est là le complément et la récompense de la maternité. Cependant, si la mère est trop faible ou trop nerveuse, il faut, mais dans ce cas seulement, faire appel aux soins d'une nourrice. Nous ne pouvons mieux faire ici que de citer les paroles de M. Donné, qui nous semblent concluantes à cet égard : Si on ne devait accorder la faculté de nourrir qu'aux mères douées d'une force et d'une santé aussi robustes que celles que l'on cherche dans les nourrices étrangères, il faudrait à peu près renoncer à voir les femmes du monde allaiter jamais leurs enfants, car il est très-rare de rencontrer ces conditions dans les femmes habitant les grandes villes, et surtout parmi celles de quelques classes de la société ; mais il y a tant de compensations à leur infériorité sous ce rapport, qu'il est bon de mettre une certaine mesure dans les exigences et de ne pas pousser la sévérité à l'excès. Rien n'est plus commun, en effet, que de voir, à Paris même, des femmes d'une force moyenne dont la santé n'est pas toujours à l'abri d'une foule de ces petits inconvénients qui semblent inhérents à une certaine position sociale, posséder néanmoins les qualités essentielles comme nourrices et allaiter avec le plus grand succès, sans éprouver aucune détérioration dans leur propre santé. Il serait assurément fâcheux, et pour la mère et pour l'enfant, de contrarier le penchant que ces femmes éprouvent à nourrir, et de priver l'enfant de sa nourrice naturelle; ce serait tomber, par excès de précautions, dans un autre ordre d'inconvénients, ou du moins se priver d'avantages réels et précieux. On doit également s'éloigner, en pareille matière, d'un esprit de système exclusif, favorable ou défavorable à l'allaitement maternel; mais on peut dire que la présomption doit d'abord être en faveur de la mère.

Maintenant si, nous supposons que la mère se trouve dans des conditions spéciales de santé, si elle ne peut réellement pas allaiter son enfant, il faudra recourir aux soins d'une nourrice. La sollicitude de la mère ne doit point cependant s'arrêter. Bien au contraire, les devoirs de la maternité deviennent plus austères et plus sérieux. Elle doit veiller sur son enfant et surveiller la nourrice. Mais, avant tout, il faut appliquer les plus délicats scrupules au choix de cette nourrice.

Un homme que nous avons connu et aimé, le docteur de Grand-Boulogne, a fait un petit livre qui devrait être le manuel de toutes les mères. Nous extrayons de cet ouvrage les observations suivantes qui se rapportent parfaitement à notre sujet :

La nourrice que l'on va donner à l'enfant doit réunir, autant que possible, les conditions suivantes :

Agée de vingt à trente ans ;

Accouchée peu de temps avant la mère ;

Plutôt grasse que maigre ;

Des seins dont le mamelon se raidit lorsqu'on y pose le bout du doigt ;

Les dents bonnes ;

L'haleine douce ;

La peau nette de toute éruption ;

Son lait doit être d'un blanc très-légèrement azuré, inodore et d'une saveur sucrée, comme du lait de vache un peu atténué d'eau et légèrement édulcoré ; une goutte sur l'ongle doit facilement s'en détacher et à la moindre inclinaison ; si la main est soudainement secouée, cette goutte doit se détacher de l'ongle sans y laisser le moindre trait blanchâtre ; il ne doit pas être trop crémeux, et ne contenir qu'une proportion convenable de caséum. On apprécie cela en en laissant cailler une petite quantité ; dans tous les cas, il est toujours bon, pour le choix d'une nourrice et l'examen de son lait, de consulter un médecin ou une sage-femme expérimentée.

Il faut de plus que la nourrice aime les enfants, et qu'elle sache les soigner. Elle doit être au courant de toutes les petites minuties qui concernent la toilette et la propreté de son nourrisson. Ainsi la mère de famille avant de l'arrêter, doit, après l'examen du médecin, se faire examinateur à son tour, et procéder à un interrogatoire qui lui donnera la mesure de l'intelligence et de l'expérience de celle à qui elle va confier son enfant.

Si elle ne doit pas demeurer sous le même toit, il faut connaître la maison qu'elle habite, son exposition, ses conditions de salubrité, mille choses enfin qui contribuent chacune dans une certaine proportion à la santé et au développement de l'enfant. Il ne faut être avare ni de recommandations, ni de conseils ; il faut surtout s'assurer souvent qu'ils sont scrupuleusement suivis.

La chambre où demeure habituellement la nourrice, celle où repose l'enfant, doit être modérément chaude, et maintenue dans un état parfait de propreté. Il ne doit pas y avoir d'odeur bonne ou mauvaise. Convenablement spacieuse, elle doit être à l'abri des courants d'air ou vents coulis.

La nourrice évitera de s'exposer imprudemment au froid, et son sein particulièrement sera toujours bien couvert ; si elle y éprouve une sensation de froid, elle le réchauffera avant de le présenter à l'enfant, car celui-ci, sans cette précaution, pourrait contracter un rhume de cerveau ou de poitrine.

Elle fera tous les jours un exercice modéré, prendra l'air, se promènera, et, dans la maison, elle pourra se livrer à de petits travaux.

Son régime sera substantiel et ses aliments de bonne qualité. Elle mangera à des heures réglées, selon son appétit, mais sans excès.

Les soupes à la paysanne, les viandes bouillies et rôties, les légumes verts et frais, quelquefois des viandes salées, pour l'exciter à boire et pour donner au lait des qualités un peu stimulantes, tel doit être le fond de son régime.

Elle doit s'abstenir des acides, de l'ail, des oignons, des navets, des haricots secs et des épices.

Nous ajouterons qu'il est indispensable de prévenir et de soigner la constipation chez les nourrices, car il ne faut pas faire usage dans ce cas des purgatifs ordinaires, fournis par la médecine. Ces médicaments peuvent avoir une très-funeste influence sur le lait. On aura donc recours de préférence à un régime rafraîchissant.

Un autre inconvénient grave, est le cours du ventre ; pour combattre efficacement la diarrhée accidentelle, l'eau de riz, les confitures de gelées de coings suffisent le plus souvent. Si cette affection persistait, nous n'hésiterons pas à dire qu'il faut empêcher la nourrice de donner le sein à l'enfant, qui est alors allaité quelque temps au biberon. On nous communique la formule suivante qui est excellente pour cet allaitement transitoire :

Amandes douces pilées n° 2. Écrasez en versant peu à peu l'eau bouillante.	120 gr.
Lait de vache.	180 gr.
Sucre en poudre.	une cuiller à café.

Le caractère de la nourrice doit être très-sérieusement observé et scrupuleusement étudié. Si elle est sujette à l'emportement ou à la colère, son lait devient aigre et perd ses propriétés reconstituantes. L'enfant peut se ressentir longtemps de ces désordres. Les meilleures nourrices sont celles dont le tempérament est doux, même indolent. Ces robustes natures, dont la force est tempérée par une certaine mollesse, et qui n'ont ni grandes passions, ni violents désirs, sont excellentes pour l'allaitement d'un enfant.

Celle qui nourrit a besoin d'une bonne nourriture, et de beaucoup de sommeil. Il faut donc veiller à ce qu'elle ne se fatigue pas trop, éviter, comme cela se pratique trop souvent, de l'employer aux soins du ménage. Tout son temps doit être consacré à l'enfant ; si le bébé la réveille constamment pendant la nuit, il faut confier sa garde à une autre personne, car le sommeil est tellement indispensable à la nourrice, que son lait deviendrait mauvais et nuisible si elle ne pouvait dormir sept heures pleines par jour.

Nous devons donner ici quelques conseils sur la manière de tenir et d'habiller les petits enfants. La première condition de la santé de ces chers petits êtres, est la propreté. On peut même dire en règle générale, que la propreté résume la plus grande partie des prescriptions de l'hygiène.

La malpropreté est cependant trop commune. Quand il s'agit des objets qui lui servent journellement, l'homme se livre aux soins les plus scrupuleux d'un minutieux entretien. Quand il s'agit de lui-même, il néglige trop facilement ces mêmes soins indispensables. Qu'il me soit permis, dit à ce sujet Hufeland, de signaler une inconséquence qui n'est pas, d'ailleurs, la seule de ce genre dont on se rende coupable. Le dernier des hommes a l'intime conviction que l'entretien de la peau est nécessaire à la santé des animaux. Le palefrenier néglige tout pour étriller, bouchonner et laver son cheval ; et, si l'animal tombe malade, à l'instant même il suppose qu'on a bien pu négliger les soins de la propreté. Mais cette idée ne lui vient jamais à l'esprit quand il s'agit de sa propre personne ou de son enfant. Si celui-ci est d'une constitution faible et maladive, s'il maigrit et tombe dans le marasme, effets qui résultent tous de la malpropreté, on pensera plutôt à un ensorcellement ou à quelque autre absurdité semblable qu'à la véritable cause, qui est le défaut absolu d'entretien de la peau. Puisque nous sommes si clairvoyants pour les animaux, pourquoi ne le sommes-nous pas autant lorsqu'il s'agit de nous-mêmes? (C.-F. HUFELAND, *l'Art de prolonger la vie de l'homme.*)

Les enfants ont besoin surtout de ces mille soins de propreté qu'une nourrice intelligente ne négligera jamais de leur donner. Toutes les parties du corps ne doivent pas, du reste, être traitées de la même manière. La tête doit être lavée à l'eau savonneuse afin d'enlever la matière grasse qui reste adhérente au moment de la naissance. De plus, la peau s'irrite souvent par l'amas de la matière sébacée qui existe à la surface des téguments. Il faut laver la peau avec un peu d'eau tiède légèrement dégourdie par quelques gouttes de vin.

Les ablutions et les bains sont nécessaires à l'enfant. Les Anglais suivent, dans ces pratiques, le système pédagogique de Locke et soumettent les enfants aux immersions froides. Il y a bien dans cette habitude quelque chose de cruel et d'inhumain, mais la race anglo-saxonne doit à cet amour de l'eau froide une forte constitution, une énergie virile qu'on recherche vainement ailleurs. Nous ne conseillerons pas cependant aux mères de faire usage de l'eau froide. Cette pratique était bonne à Sparte et elle avait pour résultat de tuer tous ceux qu'épargnait le Taygète. Les bains froids, dit M. Fonssagrives, un guide que nous aimons à suivre, et même les ablutions froides, dans les premiers jours de la vie, seraient meurtriers. Les enfants ont besoin d'être *couvés* quelque temps encore, et nous ne voyons pas que les petits des oiseaux, qui dégagent plus de chaleur, soient abandonnés par leurs mères; au contraire, elles les gardent sous leurs ailes et prolongent, par attrait peut-être, mais aussi par instinct de ce qui leur est bon, l'incubation qu'elles leur donnaient quand ils étaient encore dans l'œuf. Hippocrate disait que la nature, « étant ignorante et n'ayant pas été à l'école, fait ce qu'il faut faire. » Cela est vrai surtout de la nature interrogée dans les mœurs des animaux. L'homme, éloigné de l'instinct par les mille complexités de sa vie, telle qu'il l'a faite, a besoin de se tourner vers les enseignements de l'instinct. Les animaux sont des hygiénistes fort distingués, et les professeurs d'hygiène peuvent, sans déroger, aller à leurs conférences. Ils ont été instruits à bonne école et par un maître expérimenté. Donc de l'eau chaude aux tout petits enfants, mais beaucoup d'eau chaude.

Nous ne saurions proscrire avec assez de force l'usage du maillot. Il est contraire à la nature de paralyser le petit être et d'imposer à ses membres une immobilité complète.

Il suffira d'envelopper l'enfant dans des langes bien propres, et de le revêtir d'un petit vêtement en laine que l'on fera tenir au moyen d'épingles ou de cordons. La tête sera recouverte d'un petit bonnet. Il faudra prendre soin de le changer suivant la dimension, le volume de la tête. Toute compression serait nuisible; il faut que le bonnet couvre mais ne serre jamais.

Quelques nourrices ont l'habitude de présenter le sein à l'enfant toutes les fois qu'il pousse des cris. Cette habitude est déplorable. On occasionne alors des vomissements, on charge et on trouble la digestion. Il faut autant que possible régler les repas des bébés et leur présenter le sein à peu près huit fois par jour, le jour étant de vingt-quatre heures, c'est-à-dire laisser écouler un délai de trois heures entre chaque repas. Du reste, il existe un moyen bien simple de savoir si le nourrisson désire le sein. On touche ses lèvres avec le bout du petit doigt, si l'enfant a faim il saisit le doigt qu'on lui présente et le suce comme pour teter.

On ne saurait trop faire deux recommandations à la nourrice :

1° Ne pas donner le sein aussitôt après ses repas. Il faut que sa propre digestion s'opère avec calme;

2° Ne pas être à jeun le matin quand l'enfant va prendre son premier repas.

Il arrive souvent que les mères de familles sont inquiètes d'un phénomène assez commun cependant : Le lait de la nourrice diminue. Dans ce cas, il faut d'abord savoir si la femme qui nourrit n'est point en état de grossesse. Il est alors superflu d'avoir recours aux consultations d'un médecin. On prendra le plus tôt possible une autre nourrice. Si cet état de grossesse n'existe pas, on peut recourir à la prescription suivante :

Lait de vache mélangé avec une infusion de fenouil. — Une tasse quatre fois par jour.

L'enfant doit coucher dans son berceau. Sous aucun prétexte il ne faut tolérer que la nourrice le fasse coucher avec elle. Outre le danger possible d'un étouffement, la grande chaleur incommoderait le nouveau-né.

Faut-il bercer les enfants ? Rosen interdit formellement cette coutume parce que le mouvement régulier et cadencé du berceau occasionne la congestion cérébrale et les troubles digestifs. Cette opinion est trop rigoureuse. Ce que nous pouvons dire c'est qu'il faut user de ce balancement avec discrétion et seulement pour provoquer le sommeil. Rosen s'est étendu beaucoup sur les divers moyens d'éviter les cris des petits enfants. Ces cris peuvent, en effet, avoir les plus fâcheux résultats. Les poumons et le cerveau se congestionnent et les violents efforts que fait le petit être, occasionnent sur les intestins la pression énergique des parois de l'abdomen. De là des hernies ; de là surtout la hernie ombilicale qui n'a pas d'autres causes. Voici les principaux conseils que donne le grand savant à ce sujet :

L'art de tranquilliser un enfant consiste d'abord à éviter les occasions des cris, à le distraire par la vue de quelque objet brillant ou sonore, de sorte qu'il oublie ce qui l'a fait crier.

Si les cris expriment la douleur, et sont occasionnés par une maladie quelconque, la nourrice est obligée d'en avertir, afin qu'on y porte remède.

Si l'enfant a faim ou soif, il faut lui présenter le sein.

S'il a trop teté, il n'aura de repos qu'après avoir vomi.

Il faut voir si la couchette n'est pas froide ;

S'il est dans une position incommode ;

S'il est mal emmaillotté ou trop serré dans ses langes;

S'il est mouillé par l'urine ou souillé par les excréments.

Un enfant crie aussi quand il entend parler près de son berceau une personne à laquelle il n'est pas accoutumé. Dans ce cas, cette personne doit se taire ou s'éloigner

S'il crie parce qu'on a laissé passer le temps de l'arranger ou de le coucher, il faut être à l'avenir plus attentif, car cet oubli le chagrine et l'irrite.

Nous ajouterons en dernier lieu qu'une autre cause peut encore exciter les cris de l'enfant. Pendant l'allaitement le sang menstruel ne se présente pas ordinairement chez la nourrice. Il peut cependant arriver que ce phénomène se produise. Dans ce cas, la femme devient plus irritable et son lait est moins nourrissant et s'aigrit bien vite. La mère doit donc veiller avec soin, questionner, et, si, par hasard, elle s'aperçoit d'un semblable état de choses, il faut se hâter de changer de nourrice ou, si l'enfant est assez fort, il faut prendre le biberon.

Ceci nous amène à étudier deux problèmes. Est-il nuisible de changer de nourrice? A cette question il est impossible de faire une réponse absolue. Tout dépend de la nourrice que l'on quitte et de celle que l'on prend. Nous devons dire cependant qu'un seul changement est ordinairement avantageux, quand la transition est bien amenée et bien choisie. L'important est de procurer au nourrisson un lait du même âge que celui qu'il quitte.

Il faut, autant que possible, se garder d'envoyer les enfants au loin. Rien ne remplace le sein de la mère. Mais il est une autre chose que rien ne saurait même suppléer, c'est l'œil de la mère. Les enfants nourris loin de la famille sont exposés aux plus grands dangers. Nous empruntons à l'éminent M. Brochard les lignes suivantes que nous recommandons à toute l'attention de nos lecteurs :

Il est impossible de se faire une idée de l'immoralité qu'atteint cette industrie des nourrissons dans certaines communes d'Eure-et-Loir. Ces enfants sont, aux yeux de tous, tellement voués à une mort plus ou moins prochaine, que la voiture qui les conduit au domicile de leurs nourrices s'appelle, dans les campagnes, le *Purgatoire*. Cela veut dire qu'en sortant de cette voiture ils vont dans le ciel. A l'époque où je faisais des recherches statistiques à ce sujet, un maire de l'arrondissement m'écrivait que le nombre des nourrissons annuellement placés dans sa commune était en moyenne de 80. D'un autre côté, les registres de l'état civil m'apprenaiant que, la même année, il était mort dans cette commune 80 *Parisiens*. Un confrère, qui exerçait la médecine aux environs, m'a raconté bien souvent qu'il connaissait des femmes qui avaient toujours eu des nourrissons, qui en avaient toujours et qui n'en rendaient jamais : tous mouraient. Aussi, le maire de l'une de ces communes se servait-il un jour devant moi de cette expression caractéristique : « Le cimetière de ma commune est *pavé de petits Parisiens.* »

Il faut donc éviter d'envoyer l'enfant au loin. Si l'on ne peut absolument pas le garder chez soi, on préférera toujours la banlieue de la ville que l'on habite à cette ville elle-même. Jamais on ne l'enverra à la campagne.

C'est surtout pour éviter cet exil des nouveau-nés que l'on pratique l'allaitement artificiel. Bien entendu, bien compris, et surtout bien réglé, ce mode de nourrir les enfants peut rendre de grands services. Voici la meilleure manière de procéder. Nous sommes reconnaissants à M. le docteur Richard de nous livrer les indications suivantes :

Dans les premiers jours de la naissance, pour remplacer le lait séreux qui est légèrement purgatif, on fait prendre à l'enfant une cuillerée à café toutes les heures de la potion suivante :

Sirop de chicorée composé. Huile d'amandes douces. .	de chaque 30 gram.
Eau de fleurs d'oranger.	4 id.

Mêlez.

On cesse de donner cette potion à l'enfant dès qu'il a rendu son méconium (excrément vert et très-gluant). Après cette évacuation, on lui fait prendre habituellement le lait d'une vache bien nourrie, toujours la même s'il est possible. Ce lait devra être coupé avec un tiers d'eau, dans chaque litre de laquelle on aura fait infuser deux grammes de semence de fenouil (l'*anethum fœniculum*) dont la semence tonifie l'estomac, prévient les flatuosités, les coliques et les diarrhées des enfants. Cette boisson sucrée sera mise dans un biberon à tube d'étain; c'est le plus simple, le moins cher et le plus convenable. Cet appareil oblige l'enfant à la succion, chose très-importante pour déterminer la sécrétion des glandes salivaires. La salive arrivant dans la bouche se mêle à la boisson et contribue puissamment à une bonne digestion. Ce biberon est aussi le plus commode pour faire chauffer le liquide au bain-marie, à un degré convenable.

Trois semaines plus tard, l'enfant a besoin d'une nourriture plus substantielle; alors il convient de lui donner d'abord tous les soirs, puis matin et soir, une bouillie faite, non avec de la farine, mais bien avec de la mie de pain séchée et réduite en poudre. On la délaye et on la fait cuire dans du lait sucré. Si l'enfant est faible ou un peu malade, le lait doit être remplacé par un léger bouillon fait avec un jeune poulet maigre. Plus tard, l'alimentation doit être plus nourrissante; alors on ajoute à la bouillie sucrée un peu de jaune d'œuf. Ce régime pourra être continué pendant huit à dix mois. A partir de ce moment, on fera prendre à l'enfant une alimentation qui se rapprochera de plus en plus de celle des adultes.

Lorsque l'enfant est pris de diarrhée, ce qui résulte d'une surabondance de nourriture, il faut, bien entendu, lui diminuer la quantité d'aliments, et lui appliquer sur la région de l'estomac une emplâtre de thériaque. Cet emplâtre sera maintenu seulement au moyen d'une bande de linge et non avec de l'onguent de diachyllum, comme on a coutume de le faire. En effet, chez les enfants, cette toile emplastique détermine promptement un érysipèle qui peut avoir les suites les plus graves.

Il est un autre mode d'allaitement artificiel qui était connu de la plus haute antiquité. Nous voulons parler de l'allaitement par un animal.

Cette pratique est encore très-suivie en Allemagne et en Suisse, et quelquefois encore en France. Elle a un immense avantage sur le biberon. En effet l'enfant prend le lait à une température normale et il suce le pis de l'animal comme il ferait du sein de sa nourrice. Ajoutons qu'il est un cas où cet allaitement est indispensable : il arrive souvent, en effet, qu'un enfant soit atteint d'une maladie contagieuse. Il risque alors de communiquer son affection à la nourrice. On donne une chèvre au bébé et on fait suivre à l'animal un véritable régime. L'enfant profite ainsi directement du traitement auquel est soumis l'animal qui le nourrit.

Il nous reste à dire quelques mots du sevrage. — Nous commençons par affirmer qu'il n'existe pas ici de règle absolue, quant à l'époque à laquelle on doit sevrer l'enfant. Certaines natures réclament pendant longtemps les soins de l'allaitement, soit naturel, soit artificiel. Chez certaines autres, le développement des organes se fait rapidement, et l'on voit la santé s'établir, la force se constituer de jour en jour. Ce qu'il y a de certain, c'est que l'on ne doit pas sevrer avant un an et qu'ordinairement on ne sèvre pas après quinze mois. Cette époque variera surtout suivant le goût que manifestera l'enfant pour les autres aliments.

La dentition offre ici à la mère un guide assez sûr. Les dents paraissent ordinairement à partir du sixième ou du septième mois. Elles percent par groupes. M. Trousseau, notre vénéré maître, recommande de profiter, pour le sevrage, d'une époque où tout un groupe est sorti. De cette manière, le nourrisson reste en repos pendant un certain temps. On dit aussi que les enfants blonds et enclins naturellement au rachitisme doivent être sevrés de bonne heure. Les enfants bruns peuvent attendre plus longtemps. M. Fonssagrives relève cette opinion et ajoute qu'un allaitement prolongé peut produire des gourmes et des scrofules. Il arrive quelquefois que l'on essaye le sevrage et que l'on s'aperçoit de désordres survenus dans la santé de l'enfant. Après quelques semaines, le sujet dépérit et la diarrhée se produit et persiste. Dans ce cas, point d'hésitation: on recommence à donner le sein. Puis on choisira un moment opportun pour opérer alors un second et définitif sevrage. Cette opération doit être graduée. On fait pour cela pendant quelque temps succéder peu à peu au lait de la mère, l'allaitement artificiel, le lait des animaux, puis quelques soupes, surtout la panade. Enfin on habitue l'enfant aux aliments plus solides. — On doit supprimer d'abord l'allaitement de la nuit.

La chimie a combiné certaines substances et fabriqué certains produits qui peuvent rendre les plus grands services pendant cette délicate opération du sevrage. Parmi ces inventions nous ne voulons en citer qu'une seule, parce qu'elle a été patronnée par nos praticiens les plus justement considérés. Nous voulons parler de la farine lactée de Henry Nestlé. Cette préparation facilite et assure le sevrage. Elle est très-appréciée du reste par les enfants qui mangent avec appétit ce délicieux aliment.

Nous ne devrions pas empiéter sur les matières que nous traiterons dans les chapitres suivants, et cependant nous croyons rendre un vrai service à toutes les mères en ajoutant quelques mots sur une affection terrible qui épargne si peu l'enfance. Nous voulons parler du croup. Nous extrayons les indications suivantes du livre de l'excellent et regretté docteur de Grand-Boulogne, que la science a perdu trop tôt et que nous n'aurons plus la bonne fortune de citer dans la suite de notre ouvrage.

Le croup est ordinairement décrit comme appartenant à la classe des affections catarrhales, mais l'apparition des fausses membranes étant une condition essentielle de cette terrible maladie, il me semble plus rationnel d'en parler après la diphthérie et les angines malignes.

Le croup appartient presque exclusivement aux maladies de l'enfance, on le rencontre rarement chez les adultes, plus rarement encore dans l'âge mûr et jamais chez les vieillards.

C'est une inflammation du larynx, essentiellement caractérisée par la production d'une fausse membrane, qui oblitère les voies de la respiration et fait mourir les enfants par asphyxie.

Il est souvent sporadique, c'est-à-dire qu'il peut ne frapper qu'un seul individu, mais il est plus souvent encore épidémique.

Sa marche est insidieuse. Il débute ordinairement par un rhume, un léger catarrhe avec un peu d'enrouement et une fièvre modérée ; bientôt la fièvre, le catarrhe et l'enrouement font des progrès. On peut déjà voir sur les amygdales quelques taches diphthéritiques, mais ce symptôme n'est pas constant. Plus tard, la déglutition devient sèche et râpeuse. Enfin, l'émission des sons devient à peu près impossible, l'enfant parle à voix basse, et dans les efforts de toux il fait entendre un bruit rauque et déchiré assez semblable au cri d'un coq et parfois à l'aboiement d'un chien qui serait enroué. Cette toux est rarement accompagnée d'expectoration ; celle-ci quand elle existe, se compose d'un mucus filant, assez épais et contenant des bulles d'air.

Enfin une gêne excessive de la respiration se manifeste.

A chaque effort d'inspiration, la base de la poitrine s'abaisse fortement, et l'enfant, dans une angoisse inexplicable, porte les mains à son cou, comme pour se débarrasser d'un lien qui l'étrangle ; de moment en moment, la dyspnée, difficulté de respirer, augmente, sa face est anxieuse, les regards expriment l'effroi, et, dans son agitation, il se jette dans les bras des personnes présentes comme pour y chercher un refuge.

Dans la dernière période de l'asphyxie apparaît un phénomène remarquable, la sensibilité de la peau s'éteint ; dès ce moment toute médication est inutile, il faut procéder à l'ouverture de la trachée.

On comprend combien il est utile d'attaquer ce mal terrible à son début.

On a préconisé surtout les vomitifs ; les plus recommandés sont le zinc, l'ipéca et l'émétique ; celui-ci, par la constance et l'énergie de son action, doit être préféré. On peut cependant débuter par l'ipéca. Il existe, en effet, certaines angines, comme l'angine striduleuse, le faux croup, qui débute par une toux rauque et ne donne jamais naissance à la production des fausses membranes. Ici l'ipéca est suffisant ; car, il est de règle de se tenir sur ses gardes et d'agir aussitôt que la toux rauque se fait entendre; on débute par l'ipéca, de 50 à 60 centigrammes de cette poudre dans un quart de verre d'eau tiède sucrée, à prendre par cuillerées de cinq minutes en cinq minutes, jusqu'à ce que l'on ait obtenu au moins trois vomissements. Si l'angine n'est pas croupale, elle rétrocède aussitôt. Si la maladie fait des progrès, sans attendre les symptômes si graves que nous avons décrits, on donne l'émétique à haute dose dans la potion suivante :

Potion gommeuse.	100 grammes;
Sirop diacode	10 grammes;
Émétique.	50 centigrammes;

une demi-cuillerée à bouche toutes les demi-heures.

Contre les fausses membranes on recommande le brome. M. Ozanam, qui le premier a expérimenté cette substance, l'a considérée comme douée de propriétés spéciales antidiphthériques.

Il administre aux petits malades l'eau bromurée récemment préparée, et composée de cinq à dix gouttes de brome dans 150 grammes d'eau distillée; une demi-cuillerée d'heure en heure.

Il faut tenir cette potion à l'abri de la lumière, qui favorise sa décomposition.

Le bromure de potassium aux mêmes doses est également efficace.

Les vésicatoires au cou, les sangsues, les cataplasmes employés par quelques médecins sont sans effet, ils compliquent le traitement et fatiguent le malade; tout cela doit être rejeté.

La maladie arrivant à la période d'asphyxie n'est plus accessible qu'à la chirurgie. Il faut pratiquer la trachéotomie.

Si l'on peut se procurer de la glace, et on le peut presque toujours, il faut l'employer comme pour l'angine diphthérique, son action n'est pas moins efficace contre le croup : depuis treize ans, je n'emploie pas d'autre médication, et le succès ne s'est jamais démenti.

Je le dis une fois pour toutes, et j'en fais un précepte général dans toutes les angines, de quelque nature qu'elles soient, bénignes ou malignes, aussi bien que dans le croup, on est assuré de faire immédiatement avorter la maladie en soumettant le sujet qui en est atteint à l'usage de la glace.

Le faux croup n'a pas la même gravité que le croup véritable. Il peut cependant amener quelques graves complications. Nous recommandons l'usage de la glace et de l'ipéca.

La potion suivante pourra rendre de grands services :

Eau de menthe distillée.	100 grammes;
Sirop de gomme.	16 grammes;
Essence de valériane	1 goutte;
Éther	1 goutte;
Laudanum de Sydenham. . . .	1 goutte;

prendre une cuillerée toutes les deux heures.

Il faut apporter la plus grande attention aux observations qui précèdent, en temps d'épidémie de croup ou d'angine. On fera bien de posséder toujours et d'avoir à sa portée les moyens de faire vomir. On examinera souvent la gorge de l'enfant, et si l'on aperçoit quelques points blancs, on n'hésitera jamais à faire vomir, même avant d'appeler le médecin. On doit répéter l'opération souvent, et à petites doses. Il importe, en effet, de ne pas faire changer le vomitif en purgation. La diarrhée ne serait ici d'aucun effet. Ce qu'il faut obtenir, ce sont les secousses répétées qui, dans les vomissements, détachent les fausses membranes qui obstruent la gorge du petit enfant.

Avant de nous occuper de l'hygiène des adolescents et des hommes, nous voudrions parler un peu de cet âge intermédiaire pendant lequel on prend la détermination d'envoyer l'enfant au collége. Nous savons bien que l'habitude est prise en France d'éloigner les enfants de la famille et de les confier aux établissements divers d'instruction et d'éducation. Ces mœurs sont déplorables. La transition est ordinairement brusque. Le petit être passe subitement des douceurs du logis paternel à l'austérité du collége. L'internat le saisit et l'opprime. L'internat, détestable régime qui est, suivant l'éloquente parole de M. de La Prade, un mélange du cloître, de la caserne et de la prison. Dans l'internat, la règle est une et inflexible, et les enfants ont, au contraire, besoin des soins les plus divers selon leur constitution, selon le régime auquel on les a habitués.

Au point de vue moral, l'internat peut avoir encore les plus mauvais résultats. Les mauvaises habitudes, la paresse, sont les moindres. L'enfant a besoin de faire tous les jours un certain exercice. Ce besoin est l'élément essentiel d'une bonne éducation; or les cours étroites et humides de nos lycées et colléges ne se prêtent pas aux ébats des enfants. Nos petits collégiens passent presque tout le temps de leurs récréations à bavarder entre eux. Ces précoces philosophes privent leurs corps de tout exercice et de tout mouvement. Les conversations que tiennent ces raisonneurs de douze ans sont souvent d'une hardiesse terrible, et on ne peut guère s'étonner de voir ensuite la véritable jeunesse se blaser si vite sur toutes choses. Les jeunes gens ont perdu dès le collége leur naïveté, leur curiosité. Ils savent tout et ils se sont consumés dans l'inertie la plus complète.

Nous conseillerons donc aux familles de ne recourir à l'internat que dans le cas où il leur serait impossible de faire autrement. Le meilleur parti à prendre est de garder l'enfant chez soi en lui faisant suivre, comme externe, les cours d'un lycée. De cette manière, la famille conserve toute son influence et tous ses droits. L'enfant garde les bons soins de l'éducation maternelle et conserve ces habitudes de piété et de bon ton qui se perdent si vite dans les colléges.

Les Allemands et même les Anglais ont cependant introduit dans leurs mœurs un système qui comble admirablement les exigences de l'instruction et celles de l'éducation au double point de vue de l'hygiène et de la morale. Le système a reçu le nom de système tutorial.

Un certain nombre de professeurs prennent chez eux quelques enfants, en fort petit nombre, et leur donnent tous les soins qu'ils trouveraient dans leur propre famille. L'intérieur des professeurs devient alors la maison de l'enfant, qui vit sous les yeux de son maître et se développe suivant toutes les règles de la bonne hygiène

Ce système pourrait facilement s'établir en France et devenir la règle générale de notre instruction. Supprimer les grands internats, les grandes casernes et favoriser la création de petites pensions, qui ne recevraient que quelques élèves, voilà selon nous la seule solution.

Depuis longtemps, les hommes les plus sérieux, les publicistes les plus écoutés, se sont occupés de cette grave question. Le régime tutorial est préconisé par tout le monde, et cependant nous ne voyons pas qu'il s'établisse d'une manière sérieuse en France. Cela tient sans doute à une cause assez grave. Le prix de la pension dans les internats est relativement très-peu élevé. Ces vastes établissements vendent la soupe, le bœuf, les haricots et l'abondance à un très-réel bon marché. Au contraire, un professeur qui reçoit chez lui quelques élèves est obligé de les loger convenablement et de les nourrir avec soin. Il ne peut pas leur présenter des aliments malsains et les faire coucher dans une chambre humide. Il doit donc réclamer un prix de pension beaucoup plus élevé que celui de l'internat. De plus, ce professeur est obligé de conduire lui-même les enfants aux cours du lycée ou du collége, de les ramener chez lui, de les surveiller, de leur donner les conseils et les répétitions dont ils ont besoin. Tous ces soins doivent se payer aussi. Il est bien juste que cet homme, qui consacre la plus grande partie de son temps à l'instruction et à l'éducation des enfants qu'on lui confie, reçoive une rémunération qui soit en rapport avec les services qu'il rend. Nous comprenons donc que le régime tutorial soit une source de dépenses assez considérables pour les familles, et, dans tous les cas, bien plus sérieuses que celles de l'internat. Mais si l'internat coûte peu, il ne donne rien de bon. Nous pouvons dire sans craindre de nous tromper qu'une grande partie de cette mollesse, de cette faiblesse que l'on remarque dans la plupart des hommes de notre époque, vient de la mauvaise éducation qu'ils ont reçue pendant leur séjour au lycée.

Nous savons cependant que le Ministère de l'instruction publique s'est occupé avec un zèle dont on ne saurait trop le louer de répandre partout la pratique de la gymnastique. Des efforts les plus louables ont été faits en ce sens. Les élèves des lycées prennent deux leçons de gymnastique par semaine et sont assujettis de plus à l'exercice militaire du fusil. Nous reconnaissons que ces mesures sont excellentes, mais encore insuffisantes. Ce qu'il faudrait, ce serait le grand air et surtout le bon air. Car nos enfants étouffent dans les cours restreintes de ces lycées Louis-le-Grand, Saint-Louis, Henri IV et autres. Il faudrait transporter tout ce petit monde hors de l'atmosphère viciée et brumeuse de nos villes. Il faudrait organiser ces grandes promenades qui occasionnent de salutaires fatigues, à la suite desquelles le corps se repose avec délices pour trouver ensuite une force nouvelle. Notre système universitaire est pitoyable à ce sujet. Les enfants apprennent peut-être à faire un rétablissement sur un trapèze ou sur une barre de fer, à sauter sur un tremplin et à franchir le « passe-rivière », mais tous ces exercices de la gymnastique technique sont peu importants et ne sont qu'une plaisanterie au point de vue de la conservation de la santé.

Les Jésuites et les Dominicains ont mieux compris, selon nous, l'éducation. Nous proscrivons l'internat, mais nous devons dire que celui de ces religieux est autrement intelligent que celui de l'Université. Les établissements des Pères sont immenses; les cours de récréation sont vastes et se prêtent à tous les jeux des élèves. Enfin chaque collége possède sa maison de campagne, et dès que les beaux jours arrivent, tout le peuple des élèves et des maîtres s'en va plusieurs fois par semaine se distraire et se reposer sur l'herbe et à l'ombre des grands arbres.

II

HYGIÈNE DE L'AGE MUR

Nous entrerons tout de suite au cœur de notre sujet en disant que le meilleur moyen de conserver la santé, c'est de se livrer à un travail fixe et régulier. Le travail entretient la force, l'oisiveté la consume. Nous n'avons point ici à donner des conseils sur le choix d'une profession. L'hygiène doit se borner à quelques prescriptions qui peuvent s'appliquer aux diverses carrières.

M. Bouchardat, qui s'est occupé beaucoup de cette question, a résumé de la manière suivante les notions les plus générales de l'hygiène du travail :

Quand l'homme travaille plus qu'il ne peut, dit notre savant collègue, la circulation est trop accélérée, et cette accélération peut se traduire par des accidents divers du côté du cœur et des vaisseaux.

L'effort musculaire ne se produit pas sans une exagération dans les fonctions d'une partie du système nerveux, qui peut lui-même subir soit de la dépression, soit d'autres modifications par suite de cette activité.

Sous l'influence d'un exercice ou d'un travail actif et énergique, il se produit dans l'économie vivante beaucoup de chaleur; cette production n'a pas lieu sans une notable dépense des éléments de calorification.

Aussi, outre l'inconvénient de cette chaleur accablante, de ces sueurs exagérées qui suivent un exercice violent et soutenu, les réserves les plus faciles à détruire sont épuisées dans un temps très-court.

Si à cette fatigue excessive succède brusquement un état de repos trop grand, on est dans les conditions d'imminence de refroidissements non suivis de réaction et des maladies qui en sont la conséquence. En effet, le corps, baigné de sueur, est-il soumis à un courant d'air, il se refroidit jusque dans la profondeur des organes. L'immobilité dans laquelle il est plongé, la dépense antérieure en un temps très-court des matériaux de la calorification les mieux appropriés, tout s'oppose à une réaction suffisante, et c'est dans de telles conditions que nous voyons survenir la plupart des maladies inflammatoires, telles que rhumatisme articulaire aigu, pneumonies, bronchites, etc.

Pendant la prostration qui suit une fatigue excessive, les miasmes et les effluves des marais exercent plus facilement leur funeste influence.

Toutes ces raisons rendent très-bien compte des maladies aiguës qui se développent si souvent dans un corps de troupes, chez les hommes et même chez les chevaux, après des marches trop rapides et successives.

Il est une autre cause toute spéciale de maladie, sur laquelle je dois insister : chez les animaux surmenés jusqu'aux dernières limites, il survient, dans certaines conditions qui n'ont point encore été précisées, une altération profonde du sang, qui paraît être une des causes qui favorisent le développement de certaines fièvres graves.

Les fatigues excessives réitérées, surtout lorsqu'elles sont accompagnées d'un froid continu, d'une alimentation insuffisante, sont également une des causes prédisposantes les plus puissantes du scorbut.

(Bouchardat. — *Le travail, son influence sur la santé.*)

Les hommes qui travaillent dans les ateliers, sont sujets souvent à des maladies spéciales, qui dépendent d'une foule de mauvaises conditions. La durée de la vie humaine est ainsi plus ou moins grande, suivant les divers métiers. Voici les résultats d'une intéressante statistique, faite par Caster et Neuville de Francfort :

Les Agriculteurs vivent en moyenne, 61 ans et 6 mois.

1° Jardiniers, bouchers.	56 ans	10 mois
2° Boulangers.	51 ans	6 mois
3° Charpentiers.	49 ans	2 mois
4° Maçons.	48 ans	8 mois
5° Cordonniers.	47 ans	3 mois
6° Tailleurs.	45 ans	4 mois
7° Tailleurs de pierre, lithographes, typographes.	40 ans	

Nous avons emprunté au docteur A. Hannöver de Copenhague une statistique prise dans les hôpitaux civils. Prenons mille malades artisans et mille malades non artisans. Puis voyons le chiffre d'une même maladie dans ces deux classes. On remarquera que les affections cérébrales sont relativement rares.

	Artisans.	Non artisans.
Fièvres diverses.	312 sur 1000	299 sur 1000
Fièvres cérébrales.	6	14
Angines.	30	13
Bronchites.	60	76
Fluxions de poitrine. . . .	69	96
Apoplexie.	8	14
Rhumatisme.	104	47
Maladies mentales. . . .	36	46
Maladies du cœur.	21	20
Phthisie.	94	60

Les maladies qui sont occasionnées par le passage d'une température brusque à une autre sont au contraire très-fréquentes. Cette observation nous conduirait à examiner la question des ateliers insalubres ; nous nous bornerons à dire qu'il y a un véritable devoir pour les patrons à fournir à leurs travailleurs toutes les conditions désirables de salubrité.

Les haines, les envies, les jalousies sociales, sont, hélas! fort développées et trouvent tous les jours de nouveaux aliments. Il faut donc que les patrons ne donnent pas eux-mêmes des armes contre eux. Ils doivent avoir le plus grand soin de ces humbles ouvriers, dont le dur et patient labeur leur procure les richesses. Ils veilleront donc à ce que les locaux destinés au travail soient convenablement aérés, parfaitement propres et chauffés suffisamment en hiver. Il arrive souvent en été que la chaleur est trop extrême pour que le travail soit possible sans une véritable gêne. Il faudra alors, outre les stores, combiner divers moyens de rendre la température plus supportable. Nous conseillons d'arroser légèrement l'atelier plusieurs fois par jour, avec une eau légèrement vinaigrée.

Pendant les fortes chaleurs des mois de juillet et d'août, la soif est souvent intolérable. Dans les manufactures et dans les ateliers, on boit alors de l'eau pure avec avidité. Cette habitude est très-mauvaise. Elle engendre des fièvres, des nausées, des douleurs d'entrailles, et toujours un état général d'affaiblissement. Il faut donc empêcher les ouvriers de boire de l'eau pure pendant la saison chaude. Pour arriver à ce résultat, nous conseillons aux chefs des grands établissements d'industrie de mettre à la disposition de leurs employés une certaine quantité de café noir. Un peu de café, mélangé à l'eau fraîche, constitue un excellent breuvage, qui a de plus l'avantage d'être fortifiant et légèrement excitant. Ces deux qualités le feront donc admettre de préférence à tout autre. L'usage du coco est sans doute préférable à celui de l'eau pure, mais nous lui préférons de beaucoup le café.

Mais il faut le dire, malheureusement, ce n'est pas l'eau qui est la boisson préférée des travailleurs, un grand nombre d'ouvriers sont voués au goût des boissons fermentées, et dépensent toute leur paye à se procurer des liqueurs alcooliques. Cette détestable manie a les effets les plus pernicieux. Nous empruntons à un excellent recueil, *la Santé universelle* les détails qui suivent sur l'abus des boissons alcooliques:

Les liqueurs alcooliques ont des effets plus prononcés que les liqueurs qui n'ont subi que la fermentation, mais beaucoup moins prononcés que l'alcool. Dans les liqueurs alcooliques, en effet, ce produit est toujours noyé dans une plus ou moins grande quantité d'eau, et souvent uni à des corps qui en neutralisent en partie les propriétés incendiaires.

L'action des boissons alcooliques sur l'estomac varie, comme celle des boissons fermentées, suivant qu'on les prend à jeun, ou après avoir mangé ; dans le premier cas, elle est plus active, et presque toujours nuisible. Dans le second, elle est moins énergique et peut, à très-petite dose, contribuer à l'accomplissement de la digestion.

Introduites en quantité modérée dans la circulation, les liqueurs alcooliques excitent tous les organes : les contractions du cœur sont plus fortes et plus fréquentes, les mouvements respiratoires se succèdent plus rapidement. On a prétendu qu'il y a, pendant chacun de ces actes, moins d'acide carbonique expiré, ce qui serait un peu en désaccord avec le rôle que prêtent quelques physiologistes au poumon sur certains aliments et particulièrement sur l'alcool ; mais ce qu'il y a de certain, c'est que, dans un temps donné, il y a, en somme, plutôt excès que défaut dans la proportion d'acide carbonique produit pendant l'acte de la respiration.

Les effets que déterminent les liqueurs alcooliques sur les autres fonctions ne sont autres que la stimulation que nous avons vue résulter de l'ingestion des boissons fermentées ; les unes et les autres agissent comme diurétiques, seulement le même effet est produit avec une moindre dose par les liqueurs alcooliques. La même chose a également lieu dans l'action sur le système nerveux et relativement sur les phénomènes qui caractérisent l'ivresse.

D'après une opinion assez répandue, l'excitation intellectuelle et l'ivresse seraient différentes, suivant la nature de la boisson alcoolique, comme elles sont supposées l'être suivant la nature des boissons simplement fermentées. Sans contester cette spécificité d'action, on peut cependant avancer que les différences qui existent dans la nature de l'ivresse tiennent beaucoup à la nature des individus, parce que l'on voit souvent des hommes, enivrés avec les mêmes boissons, avoir, celui-là, le vin gai et expansif, cet autre, le vin triste et querelleur.

Prises à une dose plus considérable que celle qui produit la stimulation, les liqueurs alcooliques donnent lieu à des accidents qui souvent occasionnent la mort, et paraissent différer encore suivant les individus, les doses et l'époque plus ou moins éloignée à laquelle elles ont été ingérées.

Les phénomènes qui se présentent alors, tantôt très-rapidement, tantôt consécutivement à la stimulation générale : sont la stupéfaction la plus complète; la sensibilité est éteinte, les mouvements sont abolis, la respiration est bruyante, la face livide, la bouche remplie d'écume, le sujet ne peut plus être excité; enfin le poumon s'engorge et la mort survient après un temps plus ou moins considérable.

Elle a lieu quelquefois immédiatement, quelquefois au bout de vingt et même quarante-huit heures. Dans le premier cas, on l'a attribuée à la coagulation du sang; mais, en supposant que l'alcool pur produisît cet effet, ce qui est loin d'être prouvé, lorsqu'il passe par l'estomac et n'est pas directement injecté dans la veine, peut-on admettre que les boissons alcooliques, qui, d'ordinaire, ne contiennent que moitié tout au plus d'alcool, et qui ont pour premier effet d'accroître l'énergie du cœur et d'en accélérer les contractions, puissent coaguler le sang? Il nous paraît plus physiologique d'admettre que ces liquides causent la mort par compression ou hémorrhagie du cerveau, que le sang ne se coagule en réalité qu'après la mort, et que toutes ces coagulations observées dans les vaisseaux ne sont, pour des yeux non prévenus, que des phénomènes cadavériques. Comment d'ailleurs prouver qu'elles puissent être autre chose quand l'autopsie n'est jamais faite avant vingt-quatre heures à partir du moment du décès?

Puisque nous prononçons le mot autopsie, disons qu'après la mort des individus qui succombent à l'ivresse alcoolique, tout le cerveau, et non des portions spéciales, comme on l'a prétendu, est fortement injecté, et que lorsqu'on le coupe par tranches, il s'en exhale une odeur alcoolique très-prononcée.

L'habitude des boissons alcooliques prises avec excès, à force d'imprimer à l'organisme les modifications que nous venons de passer en revue, finit par émousser la sensibilité de l'estomac, diminue l'appétit, produit à la longue des altérations de ce viscère et du foie, à la suite desquelles se montrent presque toujours des hydropisies. Elle entraîne aussi des affections de même genre dans le cœur et dans le poumon; elle paraît être une cause très-commune de l'affection des reins, appelée *maladie de Bright,* du nom de celui qui l'a observée le premier.

Mais c'est surtout et d'abord sur le système nerveux qu'agit l'abus des alcooliques, principalement chez les hommes qui ont exercé leur cerveau. C'est dans l'intelligence et les mouvements que semblent se manifester les premiers résultats de cette funeste habitude. Elle produit l'irrésistible désir de boire, pour renouveler l'excitation épuisée, pour se soustraire à l'abattement et à la morosité qui suivent l'excès, pervertit la motilité, donne lieu au tremblement alcoolique et au *delirium tremens*, maladie plus fréquente chez les hommes que chez les femmes, dans les proportions de 170 à 7, et qui, pour se manifester, n'exige même pas que les sujets boivent jusqu'au point de s'enivrer, *mais seulement boivent plus que leur constitution ne le comporte.* Cette malheureuse habitude détermine encore l'insomnie, des hallucinations, un demi-délire, de grossiers emportements, la manie furieuse, ce qu'on appelle l'abrutissement physique et moral, la démence, une vieillesse précoce, la paralysie.

D'après des observations extrêmement curieuses, ce serait l'habitude des boissons alcooliques qui, en modifiant l'organisme, donnerait aux tissus humains la singulière propriété de s'enflammer, souvent jusqu'à leur entière destruction, par le contact d'un corps comburant, et même, d'après un fait rapporté par M. Bubbe-Liévin, sans ce contact; produirait, en un mot, cet étrange phénomène qu'on appelle *combustion spontanée*, phénomène dans lequel le corps de l'homme se consume au milieu de vives douleurs, avec production d'une flamme bleuâtre et d'une humidité grasse et fétide.

Si maintenant nous avions à fournir la preuve des assertions qui précèdent, il suffirait de relever les statistiques des hôpitaux et des maisons d'aliénés. Dans l'une de ces dernières, Charenton, on a constaté, en

1857, que sur 173 entrants, 60 devaient leur état de folie à l'abus des boissons alcooliques, ce qui porte cette cause à un tiers; en 1858, sur 174 entrants, la même cause a été signalée chez 42, ce qui fait un peu moins du quart.

Quant au temps suffisant à produire l'état de folie, on a trouvé qu'il varie de 6 mois à 2 ans.

Chez tous ces malades, avant leur funeste habitude, la constitution était excellente, le caractère expansif. Chez quatre seulement, le vice de l'ivrognerie s'était transmis par voie d'hérédité; mais les parents ivrognes avaient succombé à des attaques d'apoplexie.

La paralysie générale est un des symptômes les plus communs de la folie causée par les boissons alcooliques. On l'a remarquée 20 fois en 1857 et 14 fois en 1858 accompagnant les troubles signalés.

Nous n'ajouterons qu'un mot à cette curieuse citation, dont le monde pourra faire son profit. Les désastreux effets de l'alcoolisme sont héréditaires le plus souvent. Il ne faut donc pas exposer de pauvres êtres à supporter les conséquences d'un vice dont ils ne sont pas coupables.

La plus dangereuse et la plus nuisible des liqueurs alcooliques est sans contredit l'absinthe. Quelques médecins ont dit que, prise en petite quantité, l'absinthe était inoffensive et pouvait même remplacer toute autre liqueur. Cette opinion, inspirée par le désir de la conciliation, ne saurait être admise. L'absinthe est nuisible, partout et toujours. Il ne s'agit donc pas d'en faire un usage modéré, il faut la proscrire absolument. Il faut n'en boire jamais. Il faut renoncer à l'habitude de prendre cette liqueur comme apéritif avant le repas. Les dyspepsies opiniâtres et pour ainsi dire inguérissables sont la conséquence la plus ordinaire de cet usage. Nous ajouterons que l'action de cette liqueur sur le cerveau est très-forte; elle produit en peu de temps l'altération des facultés mentales, la perte de la mémoire. Les yeux perdent leur force et l'ouïe sa délicatesse. Enfin tout l'organisme est violemment altéré.

Une dernière observation fera comprendre aux hommes de la classe pauvre combien ils doivent se défier de cette boisson traîtresse. La liqueur qu'on leur présente sous le nom d'absinthe est ordinairement vendue très-bon marché. Ce bon marché devrait faire réfléchir et arrêter. On ne peut fournir à ce bas prix qu'un breuvage d'une qualité inférieure, un véritable vitriol, un poison en bouteille, comme nous le disait dernièrement un éminent professeur de la Faculté de Paris. Les personnes qui fréquentent les cafés confortables peuvent encore obtenir une liqueur sérieusement fabriquée. Mais les ouvriers ne payent pas l'absinthe cinquante ou soixante centimes le verre. C'est au prix de quinze centimes qu'ils se désaltèrent. On nous a même averti qu'il se vendait dans les cabarets de la banlieue une certaine absinthe au prix de dix centimes le verre. Comment veut-on obtenir à ce prix un produit qui ne soit pas funeste ? L'ouvrier est exploité et tué par des fabricants et des vendeurs de mauvaise foi.

On sait que tous les cabarets doivent posséder un exemplaire de la loi sur l'ivresse affiché dans un endroit bien en vue. Mais les moyens de répression sont insuffisants. M. Fonssagrives dit fort judicieusement à ce sujet :

Fort heureusement, là où la répression légale manque encore, l'autorité administrative peut au moins quelque chose par la surveillance des cabarets, la prohibition des eaux-de-vie malsaines (hélas ! la meilleure ne vaut rien), la limitation du nombre des débits et l'interdiction de vendre des boissons enivrantes aux adolescents, et, à plus forte raison, aux enfants. Je connais un bourg du Morbihan qui a 25 cabarets pour 1200 habitants. Il n'est pas de villes du Nord où ces toiles d'araignée ne soient tendues, presque à chaque pas, devant les buveurs. C'est, en vérité, enlever tout mérite à l'ivrognerie et la rendre trop facile. Depuis quelques années, on comprend du reste le besoin urgent d'une répression de l'ivrognerie, et ce sentiment général s'est exprimé par des pétitions au Sénat. Il y a sept ou huit ans, le maire de Brest, par une éludation spirituelle, et à laquelle toute la France a applaudi, a pris un arrêté assimilant l'ivresse à un obstacle matériel à la circulation et punissant ce délit de voirie d'une espèce particulière. C'était ingénieux : la Cour de cassation a jugé que ce n'était pas légal.

Il est un moyen qui atteindrait sûrement le but : c'est l'abaissement des octrois et des tarifs de transport pour les vins, mesure qui amènerait une meilleure répartition de cet aliment précieux, avili par son abondance dans quelques-unes de nos provinces et faisant défaut dans le plus grand nombre des autres. Or, s'il est un fait acquis à l'histoire de l'alcoolisme, c'est que là où le vin est à un prix abordable, les ravages de l'ivrognerie sont singulièrement atténués. Le contraste de la Bretagne et du Languedoc est expressif à ce point de vue. Invoquer pour l'expliquer la différence des climats et des mœurs, c'est restreindre la question à l'un de ses éléments.

J'ai aussi mon remède à proposer, mais sans grand espoir qu'on en veuille. L'alcool est d'autant plus dangereux, et pour une double raison, qu'il coûte moins cher. Si donc on parvenait à retirer de la consommation alimentaire les alcools suspects, tels que ceux de grains, de pommes de terre, en leur communiquant une odeur désagréable qui ne préjudicierait en rien à leurs usages industriels, ne serait-ce pas une bonne chose et une chose légitime? L'huile de schiste, à la dose de deux ou trois gouttes dans un hectolitre, suffirait pour ce résultat. Je sais bien qu'on peut invoquer contre l'inefficacité de cette mesure l'avidité dipsomaniaque, qui ne se montre pas difficile, et rappeler le fait d'infirmiers dégustant quelquefois l'eau-de-vie camphrée des pharmaciens, ou le patriotisme équivoque des matelots anglais qui ont cherché, par l'artifice que l'on connaît, à s'infuser les vertus guerrières de Nelson. Je n'oublie pas non plus que l'on peut contester sa légitimité au nom des franchises dues à la liberté des transactions. A mon avis, la liberté du commerce n'implique pas celle de l'empoisonnement : l'une est respectable, l'autre est punissable.

Si certaines boissons sont dangereuses, il y a aussi un choix à faire parmi les aliments. Là encore toute une série de prescriptions doit être établie, et plusieurs séries d'aliments doivent être rejetés.

Les aliments de l'homme sont fournis par le règne organique : végétaux et animaux. Le sel seul, encore n'est-il qu'un assaisonnement, est emprunté au règne minéral. La division la plus simple qu'on puisse établir entre les aliments se tire de leur nature végétale ou animale.

Les aliments, soit végétaux, soit animaux, sont ensuite, pour l'étude plus particulière des effets qu'ils déterminent, divisés en un certain nombre de classes fondées sur l'appréciation du principe immédiat qui en forme la base et leur imprime un cachet saillant. Cette distinction dans les substances alimentaires est encore simple, assez naturelle, et peut, dans la plupart des cas, être faite sans autre instruction que les sens. Le goût, la vue, le toucher suffisent, en effet, pour distinguer l'aliment sucré de l'aliment acide; celui-ci des aliments huileux, farineux, etc.

Les aliments dits mucilagineux, qui se composent de légumes et de fruits, sont d'une digestion très-facile, mais ils nourrissent peu. Les tempéraments bilieux et nerveux doivent en faire usage. Les personnes pléthoriques, c'est-à-dire grasses, auront soin de recourir très-souvent à ce genre d'alimentation, mais les personnes lymphathiques s'abstiendront d'un usage immodéré de légumes. Les fruits sont composés de mucilage, de sucre et d'un acide. Ils renferment en général fort peu de propriétés nutritives et ils séjournent peu dans l'estomac. Leur rôle physiologique est de rafraîchir et de tempérer le sang. Dans nos climats, ils ne peuvent servir à l'alimentation générale.

Les aliments caséeux, c'est-à-dire tous ceux qui sont formés de laitage, conviennent parfaitement aux personnes atteintes de troubles intestinaux. Le lait est le seul remède de certaines maladies des organes entériques, par exemple de la diarrhée dite de Cochinchine.

On entend par aliments albumineux ceux qui ont pour base l'albumine qui constitue presque entièrement le blanc d'œuf. Ces aliments se digèrent rapidement quand ils sont cuits et difficilement quand ils sont crus. Nous conseillons aux personnes dont la digestion est laborieuse de s'abstenir autant que possible des aliments gélatineux. La gélatine, qui concourt du reste pour une part notable dans l'alimentation, ne pourrait pas leur suffire.

Les poissons constituent une nourriture agréable et en général fort appréciée. Mais le poisson est d'une digestibilité très-variable. Certains se digèrent vite et leur chair se prête rapidement aux fonctions de l'assimilation. Certains autres exigent un temps considérable pour se digérer. Les individus bilieux trouveront un grand avantage à faire usage de cette nourriture. Nous la recommanderons encore aux personnes qui ne sont pas sujettes à de grandes fatigues.

Mais l'élément essentiel, et pour ainsi dire indispensable de notre alimentation, est la chair des animaux. On appelle cette classe les fibrineux. Les animaux qui fournissent cette nourriture sont : le bœuf, dont la viande offre plusieurs catégories, le mouton, le porc, le cheval, dont la chair s'est introduite depuis peu de temps sur nos tables, le chevreuil, le cerf, le lièvre, le lapin, le porc, le faisan, le coq, le chapon, la poularde, la pintade, la perdrix, la caille, le pigeon, l'outarde, le pluvier, le vanneau, le canard, l'oie, les sarcelles et la bécasse. On voit que cette classe est d'une richesse immense. La viande a une grande supériorité nutritive sur tous les autres aliments, mais l'excès d'une nourriture fibrineuse aurait cependant les plus mauvais effets.

L'excès d'une pareille alimentation, dit un de nos savants collaborateurs, peut devenir pernicieux et causer l'apoplexie (épanchement dans le cerveau, produisant la perte de la sensibilité et du mouvement), la goutte (maladie des articulations, qui revient par accès et peut se porter sur les organes essentiels à la vie), les rhumatismes, les hémorrhagies, en un mot les congestions de sang de toute espèce.

L'alimentation essentiellement fibrineuse est donc nuisible à toutes les personnes qui ne dépensent point l'excédant de matériaux nutritifs dont elle surcharge l'organisme. Ainsi, toujours superflue à l'homme sédentaire, elle est nuisible dans toutes les professions qui ne mettent en jeu que le cerveau, artistes, littérateurs, savants, etc. ; elle est nuisible aux hommes qui passent une grande partie de leur vie dans les bureaux, alors même que leur travail, en quelque sorte routinier, n'exige pas de grands efforts intellectuels ; contre-indiquée chez tous ces individus hauts en couleur, dont l'assimilation des matériaux nutritifs est très-active, dont les muscles sont très-développés et que la physiologie signale comme des *tempéraments sanguins.*

L'alimentation fibrineuse est au contraire utile et même indispensable aux hommes livrés à de grands travaux corporels et qui ont à réparer des pertes continuelles, en même temps qu'ils ont à pourvoir à l'entretien de leurs masses musculaires. Elle est encore indispensable, pourvu qu'elle coïncide avec l'exercice actif pris dans un air pur et sous l'action d'une vive lumière, aux gens apathiques et bouffis, chez lesquels les fluides blancs prédominent et que la physiologie désigne sous le nom de *tempéraments lymphatiques.* Prise dans ces circonstances, l'alimentation fibrineuse transforme bientôt ces tempéraments en véritables tempéraments sanguins en accroissant les globules du sang et la vigueur des muscles.

L'alimentation fibrineuse est indispensable, lorsqu'elle coïncide avec un air dense et sec, une lumière vive, l'insolation, l'exercice, à tous ces enfants malades dont les glandes sont engorgées, quelquefois ulcérées, dont le teint est pâle et bouffi, les yeux bleus, les lèvres épatées, et que la médecine désigne sous le nom de *scrofuleux*; tous les médicaments amers échouent sans ce régime, qui, seul, au contraire, et en l'absence de drogues, peut suffire à ramener la santé.

L'alimentation fibrineuse est enfin indispensable dans les climats froids et pendant l'hiver, pour concourir au développement de la chaleur animale et rendre victorieuse la lutte établie entre l'organisme et les rigueurs de la température.

Parmi les féculents sont les farines de froment, seigle et orge, le riz, les pommes de terre, les fécules de riz, les châtaignes, les haricots, pois, fèves et lentilles, le vermicelle, la semoule et le macaroni. Voici quelle est l'action propre de ces aliments :

Si l'on administre de la fécule crue à un carnivore, les petits globules ne crèvent pas par l'action de l'estomac; c'est ce qu'on peut vérifier à l'aide du microscope; ils sont donc rendus tels qu'ils avaient été ingérés, conséquemment ils n'ont pas servi à la nutrition. Il en est tout autrement des aliments composés de fécule cuite; de quelque façon que ce soit, ceux-ci sont nutritifs.

La digestion de l'aliment féculent, élevé par la chaleur animale, n'accélère pas sensiblement la circulation; mais, parmi les végétaux, cet aliment est celui qui nourrit le plus. Il fournit à notre corps des éléments réparateurs, sans accélérer les mouvements vitaux au même degré que le font les viandes. Il est facile de constater ce fait en observant la diminution d'activité qui frappe toutes les fonctions, tous les actes organiques, chez les personnes qui passent d'une nourriture animale à une alimentation uniquement composée d'une substance féculente. Cette alimentation n'est pas aussi propre que l'est la viande à faire résister l'homme à d'excessifs travaux, ni aux rigueurs d'une température basse.

Il nous reste à ajouter que l'homme doit manger à des heures bien réglées et observer à tous ses repas les règles de la sobriété et de la tempérance. La sobriété est assez difficile à pratiquer, mais elle se résume en un petit nombre d'habitudes que tout le monde peut prendre rapidement. Le jésuite Léunis, des Pays-Bas, a formulé ainsi un petit code de l'homme sobre qu'il est à la portée du plus grand nombre d'observer.

1° Pouvoir, au sortir de table, se livrer sans fatigue aux exercices intellectuels; 2° ne sentir nulle langueur corporelle pendant la digestion; 3° passer par une transition ménagée de la vie ordinaire à la vie sobre; 4° adapter la formule du régime sobre aux diversités des conditions d'âge, de sexe, d'habitudes, etc.; 5° n'user que d'aliments sains; 6° ne varier que très-peu les mets, et se servir avec discrétion des condiments; 7° ne pas prendre l'envie de manger pour mesure de son appétit.

Le défaut de tempérance engendre l'ivrognerie, dont nous ne dirons plus rien, et l'indigestion, que l'on a malheureusement l'habitude de considérer comme une indisposition peu sérieuse. L'indigestion peut être très-grave et engendrer les désordres les plus funestes. C'est avec une profonde pitié que nous voyons tous les ans, dans les stations thermales, une quantité de jeunes gens qui n'ont pas encore trente ans et qui sont obligés de suivre les régimes les plus sévères pour réparer les ruines de leur estomac délabré. Pour eux, l'indigestion est une plaisanterie. Cette maladie, si elle se renouvelle souvent, est l'origine de dyspepsies absolument incurables. Il importe donc de ne jamais franchir les limites d'une sobriété raisonnable et de ne pas commettre ces excès, qui ne sont jamais sans conséquences. Si, disait M. Récamier, la quantité des aliments ingérés est en excès et ne peut être convenablement élaborée par l'estomac, on observe les phénomènes qui constituent l'indigestion et qui se terminent ordinairement par des vomissements ; quelquefois cependant l'estomac parvient à se débarrasser le surcharge; mais, dans ce cas, il n'envoie dans les intestins qu'une pâte chymeuse imparfaite, propre à irriter ces organes; des selles abondantes et sans cohésion sont alors rendues avec des coliques plus ou moins vives. Ces mauvaises digestions répétées sont une des principales causes des maladies de l'estomac et des intestins; la nutrition devient incomplète et un amaigrissement excessif peut alors coïncider avec l'usage d'une énorme proportion d'aliments.

Sur l'usage du café nous ne dirons qu'un seul mot. Il faut user avec modération de cet excitant.

Il n'est personne, dit M. Fonssagrives, qui n'ait constaté avec une complaisance sensuelle, et sur lui-même, les effets que produit cette boisson. Le cerveau est doucement stimulé, il échappe, dans une certaine mesure, au sentiment des réalités présentes de la vie et au joug de la lassitude; les idées coulent avec une fluidité inconnue, la mémoire est surexcitée : c'est, en un mot, une boisson intellectuelle dans toute la force du mot. Balzac a dit que les sots sont plus ennuyeux quand ils ont pris du café. Cela revient à dire qu'ils sont plus loquaces, et ce fait ne doit pas être porté à la charge du café, qui n'a jamais affiché la prétention de donner de l'esprit aux gens qui n'en ont pas. Tissot et Hahnemann n'ont pas jugé favorablement cette stimulation artificielle au point de vue de ses effets consécutifs, et le second de ces auteurs a volontiers accusé le café de la déchéance de l'esprit, qui, au lieu d'enfanter, comme autrefois, des chefs-d'œuvre, se dépense aujourd'hui dans des productions abondantes, mais artificielles et éphémères. C'est beaucoup dire, et le problème de l'affaissement de la force intellectuelle (si affaiblissement il y a) est plus complexe que ne le pensait le Père de l'homœopathie. Il est incontestable que cette stimulation est au moins inopportune pour l'enfance; elle est, au contraire, extrêmement utile aux vieillards, principalement à ceux qui sont lourds, flegmatiques, obèses, qui s'endorment après le repas du soir, et que cette torpeur digestive met sur le chemin de l'apoplexie. Formuler d'un seul bloc un jugement sur l'utilité ou le danger d'un aliment sans acception des cas où l'on en fait usage, c'est tout simplement tomber dans l'absurde. Il est des personnes auxquelles le café convient manifestement; il en est (et c'est le plus grand nombre) auxquelles il ne fait ni bien ni mal; il en est (et c'est l'exception) qui, maigres, nerveuses, irritables, doivent s'en abstenir. La question de climat doit entrer en ligne de compte : le café fournit, en effet, à la vie créole un instrument très-opportun de résistance contre l'action débilitante de la chaleur, et l'on sait tout le parti qu'en tire l'hygiène de nos soldats, depuis que l'usage de cette boisson est devenu réglementaire en Algérie.

Nous avons parlé tout à l'heure de l'influence de certaines professions manuelles sur l'artisan. Les professions libérales sont sujettes à leur maladie. Les hommes de science et d'étude ont à prendre des précautions pour éviter certaines affections qui leur semblent spécialement destinées. Les magistrats, les savants, certains ecclésiastiques, tous ceux, en un mot, qui restent de longues heures sans prendre l'exercice nécessaire à leur santé, doivent se plier aux règles d'une bonne hygiène.

Être longtemps assis, courbé sur un bureau, dit à ce sujet Réveillé-Parisse, souvent la tête en feu et les pieds glacés; se lever, se rasseoir, se frapper le front par intervalle; quitter sa plume, la reprendre, la ronger; tantôt s'épanouir et tantôt contracter brusquement les traits de sa figure, s'animer, se calmer, s'agiter de nouveau automatiquement : telle est, en général, la situation d'un homme qui médite profondément et veut exprimer sa pensée. Ces mouvements, en eux-mêmes, n'entraînent pas de grands inconvénients, à l'exception de la courbure prolongée du tronc, surtout si l'on est myope. Une semblable position gêne singulièrement la circulation, favorise les stases du sang abdominal, comprime le foie, l'estomac, et nuit aux fonctions de ces organes. Je puis assurer due cette cause de maladie, quoiqu'une des moins remarquées, est très-active, car elle agit sans relâche et presque à l'insu de l'individu. Son action influe même sur la stature. Joseph Scaliger remarque que Lipse et Casaubon étaient tout courbés par l'étude. Les tables à la Tronchin com a [illegible] d'écrire longtemps debout. On voit des penseurs qui travaillent dans leur lit, position commode pour méditer et non pour écrire. Le célèbre Cujas étudiait tout de son long sur un tapis, le ventre contre terre et entouré de monceaux de livres.

Il arrive parfois qu'une position fâcheuse est commandée par le travail. Michel-Ange, après avoir peint les plafonds de la chapelle Sixtine, éprouva un accident singulier. Il ne pouvait presque plus rien voir en regardant en bas : s'il voulait lire une lettre, il était obligé de la tenir élevée. Cette incommodité dura, dit-on, plusieurs mois. » (*Op. cit.*, t. II, p. 13.)

A toutes les personnes vouées à la vie sédentaire, nous donnerons, en général, les conseils suivants :

1° Réserver tous les jours un certain temps à la promenade, à l'exercice corporel. Certains magistrats ont trouvé un ingénieux moyen de s'obliger à cette habitude. Ils choisissent leur habitation fort éloignée du palais et vont à pied à leur tribunal. Cette pratique est excellente. Du reste, pour presque tous ceux qui sont livrés à ces professions calmes, il existe des vacances. Pendant le temps consacré au repos, ces personnes devront se donner du mouvement pour compenser leur inertie forcée. La chasse est un moyen parfait de donner au corps cette agilité nécessaire. Le défaut d'exercice amène la consomption et favorise le développement de maladies graves, dont nous en nommerons deux seulement : la pierre et l'affection hémorroïdale;

2° Il faut ensuite avoir soin de renouveler souvent l'air des locaux où l'on travaille. Respirer longtemps un air vicié, vivre dans une atmosphère impure, occasionne des migraines et empêche la digestion de s'accomplir avec une régulière promptitude;

3° L'isolement engendre la mélancolie et l'hypocondrie. Il faut donc se mêler à la société et user de quelques distractions. La continence absolue est quelquefois un danger.

[illegible] 10 le ravai, nous etu ions. ygiene e age mûr; nous devons parler du mariage. L'article 144 du Code civil interdit le mariage avant dix-huit ans pour les garçons et quinze ans pour les filles.

Notre premier soin, dit Portalis, a été de fixer l'âge auquel on peut se marier. La nature n'a point marqué d'une manière uniforme le moment où l'homme voit se développer en lui cette organisation régulière et animée qui le rend propre à se reproduire. L'époque de ce développement varie selon les différents climats, et sous le même climat, elle ne saurait être la même.

Dans les divers individus, mille causes l'avancent ou la retardent. Il faut pourtant qu'il y ait une règle, et que cette règle soit générale. La loi ne pouvait suivre dans chaque individu les opérations invisibles de la nature, ni apprécier dans chaque homme les différences, souvent imperceptibles, qui le distinguent d'un autre homme. On arrive à la véritable puberté par des progrès plus ou moins lents, plus ou moins rapides; c'est une fleur qui se colore peu à peu et qui s'épanouit dans le printemps de la vie. Mais il est sage, il est même nécessaire, que la loi, qui statue sur l'universalité des choses et des personnes, admette un âge après lequel tous les hommes sont présumés avoir atteint ce moment décisif, qui semble amener pour eux une nouvelle existence.

Dans la fixation de l'âge qui rend propre au mariage, il est des considérations qui naissent de la situation du pays que l'on gouverne, et qu'aucun législateur ne peut raisonnablement méconnaître. Mais partout on peut, jusqu'à un certain point, reculer plus ou moins cet âge. L'expérience prouve qu'une bonne éducation peut étendre jusqu'à un âge très-avancé l'ignorance des désirs et la pureté des sens, et il est encore certain, d'après l'expérience, que les peuples qui n'ont point précipité l'époque à laquelle on peut devenir époux et père ont été redevables à la sagesse de leurs lois de la vigueur de leur constitution et de la multitude de leurs enfants. Dans les temps qui ont précédé la Révolution, les filles pouvaient se marier à douze ans et les garçons à quatorze ans. Un tel usage semblait donner un démenti à la nature, qui ne précipite jamais ses opérations et qui est bonne ménagère de ses forces et de ses moyens; il n'y avait point de jeunesse pour ceux qui usaient du dangereux privilége que la loi leur donnait : ils tombaient dans la caducité au sortir de l'enfance. Nous avons pensé que la véritable époque du mariage pour les garçons était l'âge de dix-huit ans, et pour les filles celui de quinze. Cette fixation, fondée sur des motifs que chacun aperçoit, autorisée par l'exemple des sociétés anciennes et modernes, est infiniment mieux assortie à l'état de nos sociétés. Cependant, comme des circonstances, rares à la vérité, mais impérieuses, peuvent exiger des exceptions, nous avons cru que la loi devait laisser au gouvernement la faculté d'accorder des dispenses.

Mais quelquefois, en dépit de l'âge légal, l'homme ou la femme ne sont point aptes à contracter mariage. On ne saurait apporter ici trop de précautions, et les parents qui sont appelés à donner ou à refuser leur consentement doivent réfléchir et consulter les médecins. En effet, la famille et la société sont intéressées directement à la bonne reproduction de l'espèce.

Il ne faut donc permettre aux personnes de contracter mariage que lorsqu'elles ont atteint leur complet développement physique. Cette condition se réalise de très-bonne heure chez certains individus et très-tard chez certains autres. Les signes apparents de la puberté ne doivent pas servir de règle unique en cette matière. Il faut attendre, pour contracter mariage, l'arrêt de la croissance et l'achèvement du système osseux.

Il faut bien faire attention encore à éviter l'extrême différence d'âge entre les conjoints. Notre législation, en France, n'a donné aucune limite à l'âge des époux. C'est peut-être un tort. La conformité d'âge, surtout lorsque l'homme et la femme ne sont pas trop jeunes, peut atténuer les effets de la consanguinité. En effet, dans ce cas, les tempéraments se modifient et se complètent l'un par l'autre. C'est de vingt-cinq à trente ans qu'il faut se marier. Quelques personnes prétendent que ceux qui se marient de trop bonne heure arrivent bien vite à une complète satiété. Cette crainte ne nous paraît pas fondée, et elle s'évanouira complétement si l'on considère avec justice le mariage comme autre chose qu'une association pour la procréation des enfants. Sans doute la procréation est le but suprême du mariage, mais elle n'est pas son but unique. L'homme s'occupe des devoirs de sa profession, et s'il sait régler ses besoins suivant ses forces et suivant son tempérament, il trouvera dans son union conjugale le bonheur toujours renouvelé. La satiété ne vient jamais chez les hommes modérés et occupés. L'oisiveté est la mère du dégoût.

Nous repoussons donc l'opinion de Devay, qui ne peut permettre à l'homme de se marier qu'à trente ans. A cet âge, en effet, bien des tempéraments ont perdu de leur force, et bien des époux n'apportent qu'un corps usé et une âme fatiguée, sans ressorts et sans virilité. L'homme doit se marier au moment de sa maturité physique, intellectuelle et morale.

Ceci nous amène à parler des mariages consanguins. Toutes les législations anciennes ne les ont pas prohibés. Les Mèdes et les Perses les ont tolérés même jusqu'à l'inceste. Mais les Romains les rejetaient et l'Église n'en voulut plus entendre parler. Moïse interdisait le mariage entre parents jusqu'au troisième degré, et saint Grégoire le Grand disait, avec un grand bon sens : « experimento didicimus ex tali conjugio sobolem succrescere non posse. » Le Concile de Trente confirme ces sages prescriptions.

Le docteur Henri Cotin explique ainsi les dangers de ces alliances :

Personne n'ignore que nous naissons tous avec une constitution et un tempérament qui nous sont propres, et qui varient avec les individus. Tel a une constitution forte, tel autre en a une faible; tel est d'un tempérament sanguin, tel d'un tempérament nerveux, tel autre d'un tempérament lymphatique, tel autre, enfin, est bilieux. Chacun de ces tempéraments a ses avantages et ses inconvénients; l'exagération de chacun d'eux est nuisible.

Un autre fait aussi reconnu, c'est l'hérédité des tempéraments, des dispositions à certaines maladies. Il y a des maladies héréditaires dans les familles. Si ces familles ne s'alliaient qu'entre elles, les tempéraments iraient s'exagérant avec chaque génération et les dispositions morbides également, de telle sorte que ces familles auraient bientôt disparu. Supposons, si vous voulez, une famille dans laquelle prédomine le tempérament considéré comme le meilleur, le tempérament sanguin. Que les enfants issus de deux frères ainsi doués s'allient entre eux : leurs propres enfants auront un tempérament sanguin poussé jusqu'à une exagération maladive; ce sera chez eux une vrai pléthore morbide, et ils succomberont presque immanquablement, et dès leur bas âge, aux maladies congestionnelles ou inflammatoires auxquelles ce tempérament prédispose. J'ai supposé pourtant le tempérament le plus généreux : que sera-ce si nous supposons des tempéraments moins riches, le nerveux, par exemple, ou le lymphatique?

Qu'est-ce qui est appelé à corriger dans les familles les dispositions maladives que chaque homme apporte en naissant? C'est le mariage mais le mariage conclu, suivant les vues de la nature, entre personnes de familles différentes. Les époux ayant, sauf de rares exceptions que le hasard fait naître, ayant, dis-je, un tempérament différent, les enfants apporteront un tempérament en quelque sorte mixte, un *tempérament tempéré*, expression des plus justes, par laquelle les anciens dési gnaient un composé dans lequel entraient en une heureuse proportion les quatre tempéraments élémentaires ; car tous, comme nous l'avons dit plus haut, emportent avec eux quelques avantages, et c'est avec l'extrême prédominence de l'un d'entre eux qu'apparaissent les dangers.

Ce que nous disons du physique s'applique aussi au côté intellectuel et moral. Le tempérament sanguin dispose aux passions violentes, mais courtes ; l'intelligence y est peu développée ; le lymphatique dispose à la douceur de caractère, mais à la mollesse ; le bilieux est celui des passions ardentes, mais concentrées, de volontés fermes et persévérantes, mais trop souvent perverses. Le tempérament nerveux est d'ordinaire celui où l'intelligence est le plus développée. Toutes ces dispositions ont du bon ; toutes aussi ont leurs dangers : c'est par le croisement des familles que ceux-ci sont conjurés.

Ce qui est donc à désirer dans les mariages, c'est que les époux apportent chacun pour sa part une constitution, un tempérament un peu différent l'un de l'autre. Les alliances entre individus de familles distinctes peuvent seules donner cette garantie. C'est à ceux que la raison guide plus que la passion ou l'amour désordonné des richesses à éviter, même dans ces conditions, des alliances où la santé des enfants puisse être compromise.

La statistique éclaire d'une vive lumière le danger des unions consanguines. Ces unions sont, paraît-t-il, la principale cause de la surdi-mutité. Le docteur Ménière, médecin de l'Institut des Sourds-et-Muets, a fait un travail exclusivement destiné à prouver que les mariages entre consanguins sont la cause principale de la surdi-mutité. Cette condition se rencontre particulièrement dans certaines vallées du canton de Berne, où les populations sont agglomérées et presque sans moyens de communication avec les contrées voisines. Là les hommes se marient très-jeunes ; ils épousent leurs cousines, car depuis longtemps les familles sont alliées ; les enfants de deux frères, du frère et de la sœur, s'unissent par convenance d'état et de fortune. On tient à conserver les héritages intacts, et la nouvelle famille se forme dans les conditions physiques les plus mauvaises. C'est au sein de ces populations isolées que l'on observe, dans toute sa laideur, la dégradation de l'espèce, l'abâtardissement de la race; là règne le crétinisme, l'idiotie, la surdi-mutité de naissance.

Le docteur Howe analysa 17 mariages consanguins. Ces mariages produisirent 95 enfants, ainsi répartis :

44 idiots,
12 scrofuleux,
1 sourd,
1 nain,

Le docteur A. Mitchell observa 101 idiots issus de mariages consanguins. Voici comment se partagent ces idiots, suivant le degré de parenté de leurs auteurs :

Cousins germains	42 cas.
Cousins issus de germains	35.
Cousins au 3e degré	24.

En Islande, le docteur Peet a constaté que sur 16 sourds-muets, 1 provient de mariage consanguin. Or, ceux-ci sont aux mariages croisés comme 1 est à 70 ; donc la surdi-mutité congénitale apparaît quatre ou cinq fois plus souvent à la suite de mariages entre parents qu'à la suite de mariages hétéro-sanguins.

Outre l'idiotisme, ces unions lamentables engendrent l'épilepsie, le crétinisme, la scrofule, la tumeur blanche, la gibbosité, la claudication, les monstruosités diverses, telles que le bec de lièvre et les difformités du pied.

Outre ces raisons qui sont empruntées à la science, les considérations morales doivent avoir leur poids. C'est à ces motifs de toute moralité que Portalis fit appel quand il présenta son fameux rapport au Conseil d'État, le 16 ventose an XI, sur la loi du mariage.

Dans tous les temps, dit Portalis, le mariage a été prohibé entre les enfants et les auteurs de leurs jours : il serait souvent inconciliable avec les lois physiques de la nature, il le serait toujours avec les lois de la pudeur ; il changerait les rapports essentiels qui doivent exister entre les pères et mères et leurs enfants ; il répugnerait à leur situation respective ; il bouleverserait entre eux tous les droits et tous les devoirs ; il ferait horreur. Les causes de ces prohibitions sont si fortes, si naturelles, qu'elles ont agi presque sur toute la terre, indépendamment de toute communication. Ce que nous disons des pères et mères et de leurs enfants légitimes ou naturels, s'applique en ligne directe à tous ascendants et descendants et alliés dans la même ligne. Ce ne sont pas les lois romaines qui ont appris à des sauvages qui ne connaissaient pas ces lois, à maudire les mariages incestueux. C'est un sentiment plus puissant que toutes les lois qui remue et fait frissonner une grande assemblée, lorsqu'on voit sur nos théâtres Phèdre, plus malheureux encore que coupable, brûler d'un amour incestueux et lutter laborieusement entre la vertu et le crime.

L'horreur de l'inceste du frère avec la sœur, et des alliés au même degré dérive du principe de l'honnêteté publique. La famille est le sanctuaire des mœurs ; c'est là où l'on doit éviter avec tant de soin tout ce qui peut les corrompre.

Le mariage n'est sans doute pas une corruption ; mais l'espérance du mariage entre des êtres qui vivent sous le même toit, et qui sont déjà invités par tant de motifs à se rapprocher et à s'unir, pourrait allumer des désirs criminels et entraîner des désordres qui souilleraient la maison paternelle, en banniraient l'innocence et poursuivraient ainsi la vertu jusque dans son dernier asile. Les mêmes raisons d'honnêteté publique nous ont déterminé à prohiber le mariage de l'oncle avec la nièce et de la tante avec le neveu. L'oncle tient souvent la place du père, et, dès lors, il doit en remplir les devoirs. La tante n'est pas toujours étrangère aux soins de la maternité. Les devoirs de l'oncle et les soins de la tante ne pourraient presque jamais s'accorder avec les procédés moins sérieux qui précèdent le mariage et qui le préparent.

Les lois romaines et les lois ecclésiastiques portaient plus loin la prohibition de se marier entre parents : les lois romaines avaient défendu le mariage entre cousins germains. D'abord les lois ecclésiastiques n'avaient fait qu'appuyer la prohibition faite par la loi civile; insensiblement les canonistes étendirent cette prohibition, et, selon Dumoulin, leur doctrine sur cet objet ne fut que la suite d'une erreur évidente. Tout le monde sait que le droit civil et le droit canonique comptent les degrés de parenté différemment. Les cousins germains sont au quatrième degré suivant le droit civil, et ne sont qu'au deuxième suivant le droit canonique. Or, les lois romaines ayant défendu le mariage au quatrième degré, on fit une confusion de la façon de compter les degrés au civil et au canonique, et de là résultèrent des défenses générales de contracter mariage au quatrième degré, c'est-à-dire jusqu'aux petits-enfants des cousins germains. Nous avons corrigé cette erreur, qui mettait des entraves trop multipliées à la liberté des mariages et qui imposerait un joug trop incommode à la société.... Dans nos mœurs actuelles, les raisons qui ont pu faire prohiber, dans d'autres temps ou dans d'autres pays, les mariages entre cousins germains ne subsistent plus.

Nous n'avons pas besoin de favoriser et moins encore de forcer, par des prohibitions, les alliances de diverses familles entre elles; nous pouvons nous en rapporter à cet égard à l'influence de l'esprit des sociétés, qui ne prévaut malheureusement que trop parmi nous sur l'esprit de famille. D'autre part, le temps n'est plus où les cousins germains vivaient comme des frères et où l'on voyait une nombreuse famille rassemblée tout entière et ne formant qu'un seul ménage dans une commune habitation. Aujourd'hui les frères mêmes sont quelquefois plus étrangers les uns aux autres que ne l'étaient autrefois les cousins germains. Les motifs de pureté et de décence, qui faisaient écarter l'idée du mariage de ceux qui vivaient sous le même toit et sous la surveillance d'un même chef, ont donc cessé; et d'autres motifs semblent nous engager, au contraire, à protéger l'esprit de famille contre l'esprit de société.

L'éminent auteur des Entretiens sur l'hygiène, le savant professeur auquel nous avons emprunté plusieurs des renseignements de cette étude pose les conclusions suivantes auxquelles nous nous associons complétement.

1° Le mariage entre oncle et nièce, et surtout entre tante et neveu, doit être formellement et absolument évité, alors même que les conditions de santé des conjoints paraissent aussi satisfaisantes que possible. Aux dangers propres à la consanguinité viennent, en effet, s'ajouter ceux qui, éventuels mais possibles, dérivent de la disproportion des âges;

2° Le mariage entre cousins germains a de sérieux inconvénients, qu'une réunion de bonnes conditions de santé, d'hérédité et de bien-être, peut seule pallier dans une certaine mesure; ces conditions favorables n'existant pas, il est prudent de s'abstenir;

3° Au troisième degré, et à plus forte raison au-dessous, il convient simplement de se montrer plus exigeant pour la santé actuelle et les antécédents héréditaires, mais c'est là tout.

De cette façon se trouvent conciliés, dans la mesure du possible, les intérêts de la santé des descendants, intérêts identifiés avec ceux de la société elle-même, et le respect dû à la liberté du choix dans le mariage. *Caveant moniti.*

Nous avons, pour terminer ce chapitre, à dire quelques mots de l'hygiène générale du vêtement. Nous prendrons ici la collaboration de M. le docteur Goizet et nous lui emprunterons les observations suivantes que tous nos lecteurs trouveront justes et dont ils feront leur profit.

Le vêtement qui touche directement la peau a une importance hygiénique bien supérieure à celle de toute autre pièce de l'habillement. Il a, par conséquent, besoin de joindre aux qualités dont j'ai parlé dans le chapitre précédent, à propos du vêtement en général, des qualités spéciales. Non-seulement le vêtement intime doit être hygrométrique et mauvais conducteur du calorique, mais encore son contact avec la peau doit être assez doux pour ne pas causer d'irritations désagréables et parfois nuisibles; et suffisant, toutefois, pour que le frottement léger qu'il exerce à la surface des téguments tienne constamment libre l'ouverture des conduits des glandes sébacées et sudoripares,

Le vêtement intime, pour remplir au plus haut degré les conditions réclamées par les lois de l'hygiène, doit joindre à toutes les qualités que je viens d'énumérer, celle de ne pas conduire l'électricité. Je considère ce dernier point comme essentiel, et mes observations à ce sujet, faites avec le plus grand soin, sur un grand nombre de malades, sont de nature à dissiper tous les doutes à cet égard. Le tissu dont il est composé doit être fabriqué de telle sorte qu'il soit en même temps *épais*, *élastique*, *peu serré*, *léger*, *spongieux*, *doux au toucher*.

Les étoffes de laine, composées de filaments déliés, flexibles et moelleux, faites avec la toison des moutons dépouillée du suint, entretiennent la chaleur habituelle de la peau, et disposent les vaisseaux exhalants à s'ouvrir (facilitant ainsi l'expulsion des produits d'élimination). Elles absorbent les fluides perspirés, et permettent aux personnes qui en usent de s'exposer aux divers changements atmosphériques sans craindre l'évaporation subite des liquides sécrétés qui peut produire des accidents fâcheux. Les vêtements de laine portés directement sur la peau, rendent de grands services : aussi leur usage a-t-il remplacé, à peu près partout, le lin et le coton chez les ouvriers obligés de travailler à une température très-élevée. C'est ainsi que dans toutes les forges et les fonderies l'usage de la flanelle est presque exclusif. De même les marchands de vins, les cuisiniers, les pâtissiers, les boulangers, les mécaniciens et tous ceux que leur profession expose à un changement brusque de température, se servent de vêtements de laine.

La flanelle est devenue d'un usage habituel pour les rhumatisants et pour toute personne dont les organes de la respiration sont délicats. Les ceintures de flanelle ont rendu les plus grands services aux armées de terre et de mer, et j'ai souvent entendu dire à nos officiers d'Afrique que s'ils n'ont pas été victimes de certaines épidémies cholériformes, ils le doivent à la longue ceinture de flanelle qu'ils portaient alors enroulée autour des reins et du ventre.

La flanelle est certainement plus douce à la peau que les étoffes de laine, abandonnées à cause des désordres horribles qu'elles occasionnent ;

mais elle a toujours l'inconvénient d'irriter la surface des téguments, et de provoquer des éruptions plus ou moins désagréables. Le manque d'élasticité et la compacité de son tissu, fait qu'elle ne s'adapte jamais bien aux parties qu'elle recouvre et qu'elle est peu perméable à l'air. Elle se resserre par le lavage, ce qui la rend dure et lui fait perdre rapidement ses propriétés. L'odeur désagréable qu'elle répand lorsqu'elle est mouillée, empêche souvent les dames coquettes d'en faire usage.

La chemise de toile rend la peau accessible à toutes les influences extérieures; et lorsqu'elle est mouillée par la transpiration, l'évaporation est si rapide qu'il en résulte une vive sensation de froid qui peut être la cause d'une infinité de maladies graves. Si nous voyons disparaître la lèpre et une foule d'affections hideuses avec l'usage du linge de corps, nous voyons apparaître, en revanche, toute une légion d'autres affections dont les rhumatismes et les maladies des voies respiratoires sont les types principaux. Si la Phthisie pulmonaire fait aujourd'hui tant de ravages dans toutes les classes de la société, c'est que l'habitude funeste de porter sur le corps des chemises de toile y entretient une fraîcheur malsaine, qui gêne les fonctions physiologiques de la peau, et nécessite un effort de la part des poumons pour suppléer aux exhalaisons dont les téguments doivent être le siége. C'est, sans contredit, cette rupture de l'équilibre des fonctions organiques qui engendre ce mal terrible qui décime, aujourd'hui, la fleur de nos populations; ou qui, tout au moins, en est la cause déterminante. Je considère l'usage du lin pour la confection du vêtement intime, comme très-préjudiciable à la santé et tout à fait en dehors des règles de l'hygiène; et je ne saurais trop engager mes confrères à donner toute leur attention à ce sujet. Je sais qu'il est très-difficile de faire que les gens rompent d'un seul coup avec des habitudes dont l'origine remonte à plusieurs siècles (habitudes qui s'accordent parfaitement, du reste, avec les exigences de la mode et de la coquetterie). Mais, au moins, j'aurai signalé le danger, indiqué la source du mal et fait ce qui aura dépendu de moi pour y remédier. S'il m'est possible de concilier la coquetterie avec l'hygiène, je ne demande pas mieux ; j'essayerai tout à l'heure, et, si mes lecteurs ne sont pas trop exigeants, j'espère leur donner satisfaction.

Le coton, pour la confection du linge de corps, a, sur le lin, une supériorité incontestable. Les petits intervalles que laissent entre elles les dentelures placées sur toute la longueur des filaments sont très-propres à emprisonner de l'air qui oppose un obstacle de plus à la déperdition du calorique émanant du corps ; et elles sont comme autant de tubes capillaires qui, en absorbant la sueur, l'empêchent de se condenser et de se refroidir sur la peau.

Il m'est difficile de comprendre que la soie, dont l'usage est aujourd'hui si universellement répandu pour la confection des vêtements extérieurs, n'ait pas encore trouvé son emploi dans le vêtement intime. Cependant elle possède, pour cela, toutes les qualités qu'on peut exiger. Elle conduit le calorique presque aussi mal que la laine et beaucoup moins bien que le lin ou le coton ; elle possède, exclusivement à tous les autres tissus, la propriété de ne pas conduire l'électricité (ce qui est pour moi d'une importance majeure) ; tissée d'une certaine façon dont je parlerai tout à l'heure, elle est hygrométrique au même degré que la laine, et élastique au point de pouvoir, sans causer la moindre constriction, se mouler sur la forme des organes.

Elle est d'une légèreté supérieure à celle de tout autre tissu, et d'une douceur à la peau telle que le frottement du lin le plus fin paraît dur à côté de la sensation agréable qu'on éprouve à son contact. L'entretien et le lavage en sont faciles. Aussi, suis-je vraiment surpris de voir que, malgré toutes ses qualités, la soie sert à peine, de nos jours, à faire quelques maillots pour les danseuses et les comédiennes ; quand elle pourrait, par son usage habituel comme linge de corps, préserver, chaque année, des maladies les plus graves et souvent de la mort des milliers de personnes.

Mais, comme le disait si bien le docteur Clairiau, « la connaissance des organes, des lois qui les dirigent, des affections dont ils sont susceptibles et des phénomènes qui résultent de leur altération, doit seule déterminer la nature, la forme et la disposition du vêtement.

Le médecin devra conseiller de modifier la mode suivant la condition, le tempérament et la profession de chacun de ses clients. Il doit surtout conseiller aux femmes de ne point faire abus du corset qui doit soutenir doucement les seins et ne jamais comprimer la taille.

Il est fort important de ne point porter des vêtements trop lourds. Pendant la vieillesse on doit rechercher les habits chauds et bien doublés. Pendant l'âge mûr, il ne faut pas habituer le corps à ces manteaux énormes, à ces pardessus immenses qui sont une véritable fatigue.

Les chaussures, dit encore M. Goizet, doivent être faites de cuir bien tanné, perméables à l'air tout en restant inaccessibles à l'humidité. La semelle, sans être très-épaisse, doit être bien battue de façon à acquérir en même temps une résistance qui protége le pied contre les corps durs qu'il rencontre dans la marche, et une souplesse qui lui permette de se mouler, pour ainsi dire, sur les sinuosités du sol. Le pied doit y être à l'aise quoique maintenu dans toute son étendue, sans compression au-dessus des malléoles (compression qui a l'inconvénient de gêner la circulation de retour et de causer un gonflement quelquefois dangereux).

Nous terminerons l'hygiène de l'âge mûr par quelques conseils aux hommes affaiblis. Pour combattre la faiblesse, dit un savant médecin, il faut avant tout éloigner ou détruire les causes qui l'ont déterminée. Ce sont les abus dans le régime, dans les travaux, dans les veilles, dans les plaisirs; chaleur ou froid excessif; cessation subite d'une boisson spiritueuse; défaut de nourriture; tempérament faible et délicat; disposition aux maladies nerveuses; éducation énervée; âge avancé; contentions d'esprit longtemps prolongées; affections de l'âme triste et profondément ressenties; embarras des premières voies; respiration de gaz malfaisants; évacuations immodérées; affections de la tête; maladies aiguës ou longues.

Les moyens curatifs suivants n'ont rapport qu'à la faiblesse naturelle, accidentelle ou produite par certaines causes débilitantes, à la faiblesse sénile et à la faiblesse de la convalescence.

Plus la faiblesse est grande, plus il faut être circonspect, et ne donner d'abord que de légers toniques et pris à petites doses, pour s'élever graduellement à de plus fortes.

Voir d'abord, à la médication tonique, les toniques divers :

Pour déjeuner, une tasse de chocolat ordinaire ou à la vanille ;

Une rôtie ou un biscuit au vin muscat ou de Malaga ;

Le matin à jeun ou immédiatement après les repas, une tasse de café ordinaire ;

Une heure avant le dîner ou deux fois par jour, un petit verre de vin vieux de Bourgogne, de Bordeaux, d'Espagne, ou autres vins généreux :

Une ou deux fois le jour, demi-verre de vin d'absinthe ; ou 4 grammes d'extrait d'aunée, de gentiane, de genièvre ; ou de confection de cachou, d'alkermès, d'hyacinthe, en bols, pilules ou poudre, ou délayés dans un demi-verre de vin ;

Usage, une ou deux fois le jour, de la confiture d'angélique, de coing ou d'abricots, préparée à l'eau-de-vie et étendue sur du pain ;

L'extrait de quinquina à 25 ou 50 centigrammes, une ou deux fois le jour ;

30 grammes de quinquina jaune dans une carafe d'eau, à prendre aux repas au lieu d'eau ordinaire. Le même quinquina peut durer dix à quinze jours, en remplissant la carafe d'eau chaque jour ;

Un demi-gramme de quinquina en poudre et 30 centigrammes de cannelle ou de rhubarbe dans la première cuillerée de soupe ;

25 centigrammes de résine de quinquina matin et soir. — La résine de quinquina, et toutes les préparations de gentiane qui peuvent très-bien remplacer le quinquina, ont l'avantage de ne pas resserrer le ventre comme les autres préparations de quinquina ;

Teinture de quinquina ou de gentiane, 4 grammes de chaque ; mettez dans un verre de vin pour prendre en deux doses dans la journée ;

Le sirop, le vin de quinquina ou de gentiane.

III

HYGIÈNE DE LA VIEILLESSE

Ce dernier chapitre peut paraître absolument superflu. Si, en effet, on a eu le soin d'observer, pendant tout le cours de sa vie, les prescriptions que nous avons réunies dans les deux précédents chapitres, il sera tout à fait inutile de se préoccuper de sa santé pendant les dernières années de l'existence. Voici cependant quelques conseils que l'on pourra suivre avec profit.

La vieillesse, dit le docteur Cotin, est ordinairement sèche et froide. Quoiqu'il n'y ait alors que trop d'humeurs qui attaquent les yeux, le nez et la bouche, quoique ordinairement les vieillards crachent et toussent, ce ne sont là que des humeurs excrémentielles; les sucs qui nourrissent leur manquent. Pour y remédier, l'usage du vin leur convient, ainsi qu'une nourriture fluide et réchauffante. Il sera bon aussi de recourir à la brosse, ou de les frotter souvent, pour augmenter le mouvement de leur sang, entretenir en eux un degré de chaleur convenable, afin de faciliter la distribution égale de la nourriture par tout le corps. Après cette opération, ils ne feront pas mal de se promener en voiture ou à pied, pourvu que ce ne soit pas trop loin et qu'ils ne se fatiguent pas ; car, au lieu qu'un exercice modéré les fortifierait, la maigreur en serait le fruit s'ils y faisaient de l'excès. Il y a pourtant une règle à observer à cet égard : c'est que les vieillards doivent toujours continuer les exercices auxquels ils se sont accoutumés ; par cela même que l'habitude les leur a rendus plus faciles, ils ne peuvent que leur être plus agréables. Il est d'ailleurs certain qu'ils s'exposeraient, si, tout d'un coup, ils voulaient substituer un genre nouveau d'exercice à celui auquel ils étaient accoutumés. On voit des gens à qui la voiture ne fait aucun mal, mais qui ne peuvent supporter la promenade. Si quelque partie de notre corps est plus faible que les autres, il faut surtout prendre garde de l'exposer à la fatigue, et tâcher de donner à celles qui sont plus robustes le mouvement dont elles ont besoin, sans que celles à qui il ferait du mal en souffrent aucune incommodité. Un homme, par exemple, qui est sujet à des vertiges, doit éviter tout exercice qui oblige à aller en tournant, ainsi que tous ceux qui secouent la tête ; il doit préférer de se promener en ligne droite, ou dans une voiture douce qui ne fatigue point. Un homme qui a les jambes faibles se trouvera mieux de se promener en voiture que de se promener à pied.

Les vieillards doivent éviter avec soin tous les aliments qui produisent des sucs gluants et épais, comme le pain non levé, le fromage, le porc, le bœuf, l'anguille, les huîtres, et en général toute nourriture de digestion difficile. Il faut que leur pain ait du levain et du sel dans la mesure convenable, qu'il soit bien pétri, cuit à propos ; autrement il leur cause des obstructions dans le foie, dans la rate et dans les reins.

Si un vieillard se trouve constipé pendant deux jours, il faut qu'au troisième il se serve de quelque ingrédient que l'expérience lui aura appris être plus convenable pour se débarrasser. Il faut qu'il évite, cependant, de se servir toujours du même ingrédient, soit alimentaire, soit purgatif, car il perdrait son effet par l'habitude. Ces conseils sont très-sages ; les mêmes moyens laxatifs ou purgatifs ne réussissent pas à tout le monde, et il est bon d'en avoir plusieurs à son service, afin de les varier.

Pour le sommeil, il faut, dans un âge avancé, tâcher d'en prendre aussi longtemps qu'il est nécessaire pour se fortifier et se rafraîchir.

Galien cite deux exemples qui nous apprennent quel était le genre de vie des gens sobres à Rome.

Antiochus le médecin, parvenu à l'âge de quatre-vingts ans, prit l'habitude de se promener chaque jour environ trois stades ou un demi-mille, pour aller de sa maison jusqu'au Forum, où les principaux citoyens de Rome se rassemblaient. Quand il devait aller plus loin pour voir des malades, il faisait le chemin ou en chaise à porteurs ou en chaise roulante. Il avait dans sa maison un cabinet qu'il faisait chauffer en hiver avec un poêle et rafraîchir en été ; là, tous les matins, il se faisait bien frotter et brosser, après avoir été à la selle. Vers les neuf ou dix heures, étant au Forum, il mangeait un peu de pain avec du miel bouilli, ensuite il restait là à causer ou à lire jusqu'à midi ; il prenait alors un peu d'exercice avant son dîner, qui était toujours fort frugal et qui commençait toujours par quelque mets apéritif (propre à mettre en appétit). A souper, il ne prenait que quelque chose de léger à l'écuelle, ou de la viande cuite dans son propre bouillon.

Téléphus le grammairien vécut au moins cent ans. Il prenait régulièrement à son déjeûner un gruau avec un peu de miel pur ; à dîner, il mangeait du poisson avec de la volaille ou un peu de salade ; à souper il ne prenait qu'un verre d'eau et de vin avec un peu de pain.

C'est de sa propre expérience qu'un vieillard doit apprendre si le lait lui convient ou non ; car les effets de cet aliment varient au délà de ce qu'on peut dire, selon les constitutions différentes. « J'ai connu, dit Galien, un laboureur qui avait passé cent ans, et qui ne se nourrissait presque que de lait de chèvre dans lequel il mettait tantôt de la mie de pain, tantôt un peu de miel, et où quelquefois aussi il faisait cuire quelques sommités de thym. Un de ses voisins, s'imaginant que c'était à l'usage du lait qu'il devait une si longue vie, voulut s'en nourrir à son exemple ; mais, de quelque manière qu'il le prît, il en était incommodé, il lui pesait d'abord à l'estomac, et lui causait ensuite une enflure au côté gauche. Un autre, qui voulut faire la même expérience, ne s'aperçut d'aucune incommodité jusqu'au septième jour où il lui vint une tumeur dure au côté gauche, qui lui occasionna une tension avec des spasmes, et ne permit pas de douter qu'il n'eût le foie obstrué. J'ai encore connu, ajouta Galien, deux autres personnes, dont l'une eut de la gravelle après un long usage de lait, et dont l'autre y perdit les dents, tandis que plusieurs vieillards trouvent dans le lait une source de santé et de prolongation de la vie. » Ceux à qui cette nourriture convient en retirent certainement de grands avantages, savoir la liberté du ventre, des sucs doux et une bonne chair surtout lorsque les animaux qui le fournissent ont brouté des herbes douces et saines ; car le lait ne peut pas être bon lorsque les pâturages sont trop âcres, trop acides ou trop astringents. Il faut d'ailleurs que ces animaux se portent bien et soient dans la fleur de l'âge. Galien conseille, lorsque la chose se peut faire, que l'on boive alternativement le lait d'ânesse et le lait de chèvre.

A ces sages et excellents conseils, nous n'ajouterons qu'un mot. Nous recommanderons aux vieillards l'usage modéré des vins de France, principalement des vins de Bordeaux que l'on appelle avec justice le lait des vieillards.

C'est de plus pour cet âge, dans lequel se manifestent un affaiblissement progressif de la circulation, de la production de la chaleur, et une activité moindre de toutes les fonctions, âge dans lequel l'homme se réchauffe si difficilement, que doivent être réservés les vêtements qui, comme la laine, la soie et les fourrures, élèvent un rempart entre lui et l'atmosphère, et s'opposent à la dispersion de la chaleur animale. Qu'à cet âge l'homme renonce à braver les vicissitudes de l'air, et qu'il évite surtout toute sensation de froid. C'est dans l'uniformité de la température qu'il trouvera la conservation de sa santé. Pour satisfaire sur ce point aux préceptes de l'hygiène, qu'il ajoute avec une gradation étudiée une pièce de plus à son vêtement dès qu'il en sentira la nécessité. Le contact de la laine, irritant et souvent superflu pour l'âge adulte, produira sur la peau du vieillard une douce stimulation, et contribuera à éloigner une caus fréquente et puissante des congestions intérieures qui dans un âge avancé frappent particulièrement les poumons et le cerveau.

Nous achèverons cette étude sur l'hygiène, en citant en son entier les lettres suivantes du centenaire Cornaro. Nous pourrions intituler cette dernière partie :

LE MOYEN DE VIVRE LONGTEMPS

Rien n'est plus raisonnable que de souhaiter une longue vie. Plus nous avançons en âge, plus nous acquérons d'expérience ; et si la nature, qui ne veut que notre bien, nous conseille de vieillir, et concourt avec nous dans ce dessein, c'est qu'elle connaît que le corps étant affaibli par le temps qui détruit tout, l'esprit dégagé des embarras de la volupté se trouve plus en état de jouir de sa raison, et de goûter les douceurs de la vertu. Ainsi je veux rendre un bon office au public, en déclarant quels ont été les motifs qui m'ont fait renoncer à la débauche pour suivre la vie sobre, en expliquant de quelle manière je l'observe, quelle est l'utilité que j'en retire ; enfin en faisant connaître que rien n'est plus avantageux à l'homme qu'un bon régime, que la pratique n'en est pas impossible, et qu'il est très-nécessaire de l'observer.

La faiblesse naturelle de ma constitution, s'étant considérablement augmentée par la manière dont je vivais, me mit en un si pitoyable état, que je fus obligé de quitter tout à fait la bonne chère, pour laquelle j'avais eu toute ma vie beaucoup d'inclination. Je me trouvais si souvent en débauche, que mon tempérament délicat ne put en soutenir les fatigues. Je devins sujet à plusieurs maladies, comme douleurs d'estomac, coliques, gouttes. J'avais presque toujours une fièvre lente et une soif insupportable. Cet état faisait désespérer de ma guérison, et, véritablement, quoique je ne fusse âgé que de trente-cinq ou quarante ans, je ne croyais trouver la fin de mes maux que dans celle de ma vie.

Les meilleurs médecins d'Italie épuisèrent toute leur science pour me remettre dans mon état naturel, sans en pouvoir venir à bout. Enfin, lorsqu'ils en eurent entièrement perdu l'espérance, ils me dirent en m'abandonnant qu'ils ne savaient qu'un seul remède qui pût me tirer d'affaire, si j'avais assez de résolution pour l'entreprendre et le continuer. C'était la vie sobre et réglée qu'ils m'exhortèrent de suivre le reste de mes jours, m'assurant que, si les excès m'avaient procuré tant d'infirmités, il n'y avait que la tempérance qui pût m'en délivrer.

Je goûtai cette proposition : je compris que, malgré le triste état où ces excès m'avaient réduit, je n'étais pas encore si incurable que leur contraire ne pût me rétablir ou du moins me soulager; et cela avec d'autant plus de raison que je connaissais des gens d'un grand âge et d'une mauvaise complexion qui se conservaient par l'unique secours du régime, comme j'en connaissais qui avaient apporté en naissant un tempérament merveilleux qu'ils avaient fort altéré par la débauche. Il me parut assez naturel qu'une différente manière de vivre et d'agir produisît différents effets, puisque l'art peut servir à corriger la nature, à la perfectionner, à l'affaiblir ou à la détruire, selon le bon ou le mauvais usage qu'on en fait.

Les médecins, commençant à me trouver docile, ajoutèrent, à ce qu'ils m'avaient dit, qu'il fallait choisir du régime, ou de la mort; que je ne pouvais vivre longtemps si je ne suivais leur conseil, et que, si je différais davantage à m'y résoudre, il ne serait plus temps de commencer. Cela était pressant : je ne voulais point si tôt cesser de vivre, et j'étais las de souffrir; d'ailleurs j'étais convaincu de leur expérience et de leur capacité. Enfin, avec une certitude morale que je ne pouvais mieux faire que de les croire, je pris la résolution de pratiquer exactement ce genre de vie, tout austère qu'il me paraissait.

Je priai les médecins de m'apprendre précisément de quelle manière fallait me gouverner. Ils me répondirent que je devais me traiter toujours comme un malade; c'est-à-dire ne prendre que de bonne nourriture et en petite quantité.

Il y avait longtemps qu'ils m'avaient prescrit la même chose; masi jusqu'alors je m'en étais moqué. Lorsque j'étais dégoûté des viandes qu'ils m'ordonnaient, je mangeais de toutes celles qu'ils m'avaient défendues, et me sentant échauffé et altéré, je buvais du vin abondamment. Cependant je ne m'en vantais pas; j'étais du nombre de ces infirmes imprudents qui, ne pouvant se résoudre à faire tout ce qu'on leur ordonne pour leur santé, ne considèrent pas qu'en trompant leurs médecins, ils se trompent beaucoup plus eux-mêmes.

Dès que j'eus pris le parti de croire les miens, et que je me fus mis en tête qu'il est honteux de n'avoir pas la force d'être sage, je m'accoutumai si bien à vivre sobrement, que j'en contractai l'habitude sans peine et sans violence. Peu de temps après, je me sentis soulagé; et, ce qui paraîtra incroyable, c'est qu'au bout de l'année je ne m'aperçus pas seulement d'un amendement qui me surprit, je fus encore parfaitement guéri de tous mes maux.

Lorsque je me vis rétabli, et que je commençai à goûter les douceurs de cette espèce de résurrection, je fis une infinité de réflexions sur l'utilité du régime; j'en admirai la vertu, et compris que, s'il avait eu assez de pouvoir pour me guérir, il en aurait suffisamment pour me préserver des maladies auxquelles j'avais toujours été sujet.

L'expérience que je venais de faire ne me permettant plus d'en douter, je commençai à m'appliquer à la connaissance des aliments qui m'étaient propres. Je voulus éprouver si tout ce que je trouvais à mon goût était utile ou nuisible à ma santé, et si le proverbe ne ment pas lorsqu'il dit que « Tout ce qui est agréable à la bouche est bon au cœur ». Je connus que ceux qui le croient se trompent, et qu'il n'est favorable qu'aux gens sensuels, pour excuser l'imprudente complaisance qu'ils ont pour tout ce qui flatte leur appétit.

Je ne pouvais autrefois me passer de boire à la glace; j'aimais les vins fumeux, les melons, toutes sortes de fruits crus, les salades, les viandes salées, les ragoûts, la pâtisserie, et cependant tout cela m'incommodait. Ainsi je ne fis plus cas du proverbe; et, convaincu de sa fausseté, je choisis les vins et les viandes dont l'usage convenait à mon tempérament. J'en proportionnai la quantité à la force de mon estomac; je m'accoutumai à me passer des autres, et me fis une loi de demeurer toujours sur mon appétit, en sorte qu'il m'en restât toujours assez après mes repas pour manger encore avec plaisir. Enfin je quittai entièrement la débauche, et fis vœu de continuer le reste de ma vie le régime que j'observe. Heureuse résolution dont la persévérance m'a délivré de toutes mes infirmités, qui sans elle étaient incurables! Je n'avais point passé d'année sans tomber au moins une fois dans une grande maladie, cela n'est plus arrivé depuis ce temps là : au contraire, j'ai toujours été sain depuis que j'ai été sobre.

La nourriture que je prends, étant d'une qualité et d'une quantité justement suffisante pour me nourrir, n'engendre point les mauvaises humeurs qui altèrent les meilleurs tempéraments. Il est vrai qu'outre cette précaution, je n'en ai pas négligé une infinité d'autres. J'ai fait en sorte de me préserver du grand froid et du grand chaud. Je n'ai point fait d'exercices violents; je me suis exempté des veilles, et abstenu des voluptés; je n'ai point habité de lieux où l'on respire un mauvais air, et j'ai toujours évité avec un soin égal d'être exposé au grand vent et à l'excessive ardeur du soleil. Tous ces ménagements paraissent moralement impossibles aux gens qui n'ont point d'autres guides que leurs passions dans le commerce du monde, et cependant ne sont point difficiles à pratiquer, lorsqu'on est assez raisonnable pour préférer la conservation de sa santé à la volupté des sens et à la nécessité des affaires.

Je me suis encore fort bien trouvé de ne me point livrer au chagrin, en chassant de mon esprit tout ce qui m'en pouvait causer. J'ai employé toutes les forces de ma raison à modérer celles des passions dont l'impétuosité déconcerte souvent l'harmonie des corps les mieux composés. Il est vrai que je n'ai pas toujours été assez philosophe ni assez prévoyant pour ne me pas trouver quelquefois dans quelqu'une des situations que je voulais éviter; mais ç'a été rarement, et le régime de la bouche, qui est le principal qu'on doit observer, m'a garanti de toutes les suites fâcheuses qu'auraient pu avoir mes petites irrégularités.

Il est certain que les passions ont moins d'empire et causent moins de désordre, dans un corps réglé par la diète, que dans un autre qui donne à sa bouche tout ce qu'elle désire : Galien l'a dit avant moi. Je ne manquerais pas d'autorités pour soutenir cette opinion; mais je ne veux alléguer que mon expérience. Il m'a été impossible de ne pas souffrir quelquefois le froid et le chaud, et de résister victorieusement à tous les sujets de chagrin qui ont traversé ma vie; cependant cela n'a point altéré ma santé, et je trouverais beaucoup de témoins que bien des gens ont succombé à de moindres fatigues du corps et à de moindres peines d'esprit.

Nous eûmes dans notre famille un procès de conséquence contre des particuliers dont le crédit prévalut sur notre bon droit. Un de mes frères et quelques-uns de mes parents, qui, n'étant jamais incommodés des débauches, en faisaient fréquemment, ne purent résister au chagrin que leur causa la perte de ce procès : elle fut suivie de celle de leur vie. Je ne fus pas moins sensible qu'eux à l'injustice qu'on nous rendit; mais je n'en mourus pas, et j'attribue leur perte et mon salut à la différente manière dont nous vivions. Je fus dédommagé de cette disgrâce par la consolation d'avoir pu m'empêcher d'y succomber, et je ne doutai plus que les passions ne fussent moins violentes dans un homme sobre que dans un qui ne l'est pas.

Je fis encore à soixante-dix ans une autre expérience de l'utilité de mon régime. Une affaire pressante m'ayant obligé d'aller à la campagne, les chevaux de mon équipage allèrent plus vite que je ne voulais; animés par les coups de fouet, ils prirent le frein aux dents; je versai et fus traîné assez loin, avant qu'on les pût arrêter. On me tira de mon carrosse la tête cassée, un bras et une jambe démis, enfin dans un état pitoyable. Dès qu'on m'eut reconduit chez moi, on envoya chercher les médecins, qui ne crurent pas que je pusse vivre trois jours; cependant ils résolurent de me faire saigner, pour prévenir la fièvre qui suit ordinairement un accident semblable à celui qui m'était arrivé. J'étais si certain que la vie réglée que je menais depuis longtemps m'avait empêché de contracter des humeurs dont je dusse craindre le mouvement, que je m'opposai à leur ordonnance. Je me fis panser la tête, je me fis remettre le bras et la jambe, je souffris qu'on me frottât de quelques huiles spécifiques pour les contusions, et sans autres remèdes je fus bientôt guéri, au grand étonnement des médecins et de tous ceux qui me connaissaient. J'infère de là que la vie réglée est un excellent préservatif contre les maux qui arrivent naturellement, et que la débauche produit des effets contraires.

Il y a environ quatre ans que je fus sollicité puissamment à faire une chose qui pensa me coûter cher. Mes proches, que j'aime, et qui ont pour moi une véritable tendresse; mes amis, pour qui j'ai toujours eu de la complaisance; enfin les médecins, qui sont ordinairement les oracles de la santé, se joignirent tous ensemble pour me persuader que je mangeais trop peu, que la nourriture que je prenais n'était pas suffisante dans un âge aussi avancé qu'était le mien, et que je ne devais pas seulement soutenir ma vie, mais qu'il fallait encore en augmenter la vigueur, en mangeant un peu plus que je ne faisais. J'eus beau leur représenter que la nature se contente de peu, que ce peu m'ayant conservé depuis si longtemps, cette habitude était passée chez moi en nature; qu'il était plus raisonnable que, la chaleur naturelle diminuant à proportion que l'âge augmente, je diminuasse aussi l'emploi que je donnais à mon estomac.

Pour donner plus de force à mon opinion, je leur alléguais le proverbe qui dit : *Qui mange peu, mange beaucoup*, c'est-à-dire que, pour avoir besoin plus longtemps de nourriture, il en faut prendre frugalement. Je leur disais aussi que ce qu'on laisse du repas dont on mangerait encore, nous fait plus de bien que ce nous avons déjà mangé. Tout cela ne les persuada pas. Lassé de leur opiniâtreté, je fus obligé de les satisfaire. Ainsi étant accoutumé de prendre en pain, soupe, jaunes d'œufs et viandes, la pesanteur de douze onces, j'augmentai ce poids jusqu'à quatorze, et buvant quatorze onces pesant de vin, j'en augmentai la dose jusqu'au poids de seize.

Cette augmentation de nourriture me fut si funeste que, de fort gai que j'étais, je commençai à devenir triste et de mauvaise humeur; tout me chagrinait, je me mettais en colère pour le moindre sujet, et l'on ne pouvait vivre avec moi. Au bout de douze jours j'eus une furieuse colique, qui me dura vingt-quatre heures, à laquelle succéda une fièvre continue qui me tourmenta trente-cinq jours de suite, et qui, dans les premiers, m'agita si cruellement, qu'il me fut impossible pendant tout ce temps-là de dormir l'espace d'un quart d'heure. Il ne faut pas demander si l'on désespéra de ma vie, et si l'on se repentit du conseil qu'on m'avait donné : on me crut plusieurs fois prêt à rendre l'âme; cependant je me tirai d'affaire, quoique je fusse âgé de soixante-dix-huit ans, et que nous fussions dans un hiver plus rude qu'il n'a coutume de l'être dans notre climat.

Rien ne me tira de ce péril que le régime que j'observais depuis longtemps. Il m'avait empêché de contracter les mauvaises humeurs dont sont accablées dans leur vieillesse les personnes qui n'ont pas la précaution de se ménager quand elles sont jeunes. Je ne me trouvai point le vieux levain de ces hommes, et, n'ayant à combattre que les nouvelles engendrées par cette petite augmentation d'aliments, je résistai et surmontai mon mal, malgré toute sa violence.

On peut juger, par cette maladie et par ma convalescence, ce que peuvent sur nous le régime qui me préserva de la mort, et la réplétion qui, en si peu de jours, me mit à l'extrémité. Il est probable que, l'ordre étant nécessaire pour la conservation de l'univers, et notre vie corporelle n'étant autre chose qu'une harmonie, et une parfaite intelligence entre les qualités élémentaires dont nous sommes composés, nous ne pouvons longtemps exister en menant une vie déréglée, qui ne peut engendrer que de la corruption.

L'ordre est si utile, qu'on ne saurait trop l'observer en toutes choses. C'est par son moyen que nous arrivons à la perfection des arts; c'est lui qui nous facilite l'acquisition des sciences. Il rend les armées victorieuses; il entretient la police dans les villes, et la concorde dans les familles; il rend les États florissants; enfin il est le soutien et le conservateur de la vie civile et naturelle, et le meilleur remède qu'on puisse apporter à tous les maux généraux et particuliers.

Quand un médecin désintéressé va voir un malade, qu'il se souvienne de lui recommander la diète; qu'il ordonne surtout le régime au convalescent. Il est certain que, si tout le monde vivait réglément et frugalement, il y aurait si peu d'infirmes, qu'on n'aurait presque point besoin de remèdes. On serait soi-même son médecin, et l'on serait convaincu qu'on n'en peut avoir un meilleur. On a beau étudier le tempérament d'un homme, chacun, s'il veut s'y appliquer, connaîtra toujours mieux le sien que celui d'un autre; chacun fera une infinité d'expériences qu'on ne peut faire pour lui, et jugera mieux que personne de la force de son estomac, et des aliments qui lui conviennent.

Qui croirait que le vin vieux m'est nuisible, et que le nouveau m'est salutaire; que des choses que l'on croit échauffantes me rafraîchissent et me fortifient? Quel médecin m'aurait fait remarquer des effets si peu communs dans la plupart des corps, et si contraires à l'opinion vulgaire, puisque j'ai eu tant de peine à en découvrir les causes après une infinité d'expériences?

L'homme ne pouvant donc avoir de meilleur médecin que soi-même, ni de préservatif plus souverain que le régime, chacun devrait suivre mon exemple, c'est-à-dire s'appliquer à se connaître, et régler sa vie au niveau de la raison.

Je ne disconviens pas qu'un médecin ne soit quelquefois nécessaire. Il arrive des accidents qu'on ne peut éviter, et qui nous accablent de telle manière, qu'ils ôtent à notre jugement la liberté qu'il faut qu'il ait pour nous soulager. Alors c'est être fou que de se fier entièrement à la nature: il faut lui aider, il faut avoir recours à quelqu'un.

Si la présence d'un ami qui vient voir un malade pour lui témoigner la part qu'il prend à son mal, le console et le réjouit autant qu'un homme qui souffre en est capable, à plus forte raison la visite d'un médecin doit être agréable, étant un ami dont les conseils et les soins nous font espérer le prompt retour de notre santé. Mais, pour entretenir cette santé, il ne faut point d'autres secours que la vie sobre et réglée. C'est une médecine spécifique et naturelle qui conserve l'homme, quelque délicat qu'il soit, et le fait vivre jusqu'à plus de cent ans, lui épargne les douleurs d'une dissolution forcée, le laisse mourir doucement quand l'humide radical est consumé, qui, enfin, a les propriétés qu'on s'imagine dans l'or potable et dans l'elixir que bien des gens cherchent inutilement.

Mais malheureusement la plupart des hommes se laissent séduire par les charmes de la volupté. Ils n'ont pas la force de manquer de complaisance pour leurs appétits; convaincus par leurs préjugés qu'ils ne peuvent s'empêcher de les satisfaire sans qu'il en coûte trop à leurs plaisirs, ils se font des systèmes pour se persuader qu'il vaut mieux vivre dix ans de moins que de se contraindre et se priver de tout ce qui s'offre à leur convoitise.

Hélas! ils ne connaissent pas le prix de dix années d'une vie saine dans un âge où l'homme peut jouir de toute sa raison et profiter de toutes ses expériences, dans un âge où l'homme peut paraître véritablement homme par sa sagesse et par sa conduite, enfin dans un temps où il est en état de recueillir les fruits de ses études et de ses travaux.

Pour ne parler que des sciences, il est certain que les meilleurs livres que nous avons ont été composés dans ces dix dernières années que les débauchés méprisent, et que, les esprits se perfectionnant à mesure que les corps vieillissent, les sciences et les arts auraient beaucoup perdu si tous les grands hommes qui en ont fait profession avaient abrégé leurs jours de dix ans. Pour moi, je juge à propos de reculer autant que je pourrai le terme fatal du tombeau. Si je n'avais pas été de ce sentiment, je n'aurais pas achevé plusieurs ouvrages qui feront plaisir et seront utiles à ma postérité.

Les gens sensuels disent encore que la vie réglée est impossible à pratiquer. Je leur réponds à cela que Galien, qui fut un si grand homme, la choisit pour lui-même, et la conseilla comme la meilleure. Platon, Cicéron, Isocrate et quantité d'hommes illustres des siècles passés l'embrassèrent; et de notre temps le pape Paul Farnèse, le cardinal Bembo, et deux de nos doges, Lando et Donato, l'ont pratiquée et sont parvenus à une extrême vieillesse. J'en pourrais citer encore d'autres d'une moindre naissance que j'ai connus ; mais, l'ayant moi-même observée, je ne puis, ce me semble, alléguer un exemple plus convaincant qu'elle n'est pas impraticable, et que la plus grande peine qu'elle fait est de s'y résoudre et de la commencer.

On m'objectera que Platon, tout sobre qu'il était, n'a pas laissé de dire qu'un homme dévoué au gouvernement de sa république a peine à mener une vie parfaitement réglée, étant souvent obligé, pour le service de l'État, de s'exposer aux rigueurs du temps, aux fatigues des voyages, à manger ce qu'on trouve. Cela est vrai ; mais je soutiens que ce ne sont pas des choses suffisantes pour faire mourir, quand celui qui s'y trouve obligé a coutume de manger frugalement. Il n'y a point d'homme, en quelque passe qu'il soit, qui ne puisse s'empêcher de trop manger, et qui ne doive se garantir des maux que cause la réplétion. Ceux qui sont chargés de la direction des affaires publiques y sont même plus obligés que les autres. Tant qu'il ne s'agit point de la gloire de leur patrie, il ne leur est pas permis de se sacrifier ; ils doivent se conserver pour la servir, et s'ils suivent ma méthode, il est certain qu'ils se garantiront des maladies que le chaud, le froid, la fatigue leur pourraient causer, ou que s'ils en sont incommodés, ils ne le seront que légèrement.

On pourrait m'objecter encore que tel qui se nourrit comme un malade, étant sain, doit être embarrassé de sa nourriture lorsqu'il lui survient quelque maladie. A cela je dirai que la nature, qui conserve tant qu'elle peut tout ce qui a l'être, nous apprend elle-même comment nous devons nous gouverner en ces temps-là. Elle commence par nous ôter tout à fait l'appétit, afin que nous mangions très-peu ou point du tout. Que le malade ait été jusqu'alors sobre ou déréglé, il ne doit user que d'aliments propres à l'état où il se trouve, comme de bouillons, de gelées, de cordiaux, de tisanes, etc. Lorsque sa convalescence lui permet une nourriture plus solide, il doit en prendre encore moins qu'il n'avait coutume avant sa maladie, et, malgré son appétit, ménager les forces de son estomac jusqu'à sa parfaite guérison. S'il faisait autrement, il surchargerait la nature, et retomberait infailliblement dans le péril d'où il sort. Mais, outre cela, je ne crains point de dire que celui qui observe une vie frugale et réglée ne saurait être malade, ou ne peut le devenir que fort rarement et pour peu de temps. Cette conduite nous préserve des humeurs qui causent nos infirmités ; elle nous garantit par conséquent des maux qu'elles engendrent : le défaut de la cause empêche physiquement la production de l'effet, et l'effet ne peut être dangereux quand la cause est faible et légère

Puisque la sobriété sert de frein aux passions, qu'elle conserve notre santé, qu'elle est aussi sainte qu'utile, ne devrait-elle pas être suivie et embrassée par tous les hommes ? L'amour-propre bien entendu nous la conseille : elle n'est ni impossible ni difficile, et la manière dont je vis n'en doit rebuter personne ; car je ne prétends pas persuader que tout le monde soit obligé de manger aussi peu que moi, ou se prive de bien des choses dont je n'use point. Je mange très-peu, parce que mon estomac est délicat, et je m'abstiens de certains mets, parce qu'ils me sont contraires. Ceux à qui ils ne nuisent pas ne sont point obligés de s'en priver : il leur est permis de s'en servir, mais ils doivent s'abstenir de manger trop de ce qui leur est bon, parce qu'il leur devient pernicieux, quand l'estomac surchargé ne peut le digérer facilement. Enfin celui à qui rien ne fait mal n'a pas besoin d'examiner la qualité des aliments : il faut seulement qu'il s'observe sur la quantité qu'il en prend.

Il est inutile qu'on me dise qu'il se trouve des gens qui, ne se refusant rien, vivent cependant sans infirmités aussi longtemps que les plus sobres. Cela est rare, incertain, dangereux et pour ainsi dire miraculeux. Les exemples qu'on en a ne justifient point la conduite des personnes qui comptent sur un pareil bonheur, et qui sont ordinairement les dupes de leur bonne constitution. Il est plus sûr qu'un vieillard infirme vive longtemps en observant un bon régime, qu'un jeune homme vigoureux et sain qui fait toujours bonne chère.

Cependant il est certain qu'une bonne complexion, entretenue par une vie réglée, mènera son homme plus loin qu'une autre moins forte et ménagée avec un soin égal. Dieu et la nature peuvent faire des corps assez robustes pour être à l'épreuve de tout ce qui nous est contraire, comme j'ai à Venise le procurateur *Thomas Contarini*, et à Padoue le chevalier *Antonio Capo di Vaca*; mais, entre mille, à peine s'en trouve-t-il un comme ceux-là. Tous les autres qui voudront vivre longtemps et sainement, mourir sans agonie et par pure dissolution, qui voudront enfin jouir des avantages d'une heureuse vieillesse, n'en viendront jamais à bout sans la sobriété.

Elle seule entretient le tempérament sans altération; elle n'engendre que des humeurs douces et bénignes, qui, n'envoyant point de vapeurs au cerveau, laissent à l'esprit le parfait usage des organes, et ne l'empêchent point de s'élever de la contemplation des merveilles de l'univers à la considération de la puissance de son créateur. L'homme ne peut profiter du plaisir infini de ces belles réflexions quand sa tête est remplie des vapeurs du vin et des viandes. Sont-elles dissipées, il comprend aisément, il remarque, il discerne mille choses agréables, qu'il n'aurait jamais ni connues ni comprises dans un autre état. Il peut connaître alors la fausseté des plaisirs que la volupté promet, les biens réels dont la vertu nous comble, et le malheur de ceux qu'une fatale illusion rend idolâtres de leurs passions.

Les trois plus dangereuses sont le plaisir du goût, la recherche des honneurs, la possession des richesses. Ces désirs s'augmentent avec l'âge dans les vieillards qui, ayant toujours mené une vie déréglée, ont laissé prendre racine à leurs passions dans la jeunesse et dans l'âge viril. L'homme sage n'attend pas si tard à se corriger : il entreprend de bonne heure une guerre contre ses passions, dont on n'obtient la victoire qu'après plusieurs combats, et la vertu qu'il fait triompher le couronne lui-même à son tour, en lui attirant les faveurs du ciel et l'estime de tout le monde.

Se voit-il prêt de payer le tribut qu'il doit à la nature : plein de reconnaissance des grâces qu'il a déjà reçues de Dieu, il en espère encore de sa miséricorde : il n'est point effrayé des supplices éternels que méritent ceux qui, par leurs débauches, attentent sur leur propre vie; il meurt sans regret, parce qu'il ne peut pas toujours vivre; il se fait une raison qui adoucit l'amertume de cette fâcheuse nécessité; enfin il quitte le monde généreusement, lorsqu'un grand nombre d'heureuses années l'ont laissé jouir assez longtemps de sa vertu et de sa réputation, et qu'il considère que, de plusieurs milliers d'hommes, à peine s'en trouve-t-il un seul qui, vivant autrement qu'il n'a fait, reste aussi longtemps sur la terre.

Il se console d'autant plus aisément, que cette séparation se fait sans violence, sans douleur, sans fièvre; il finit doucement à mesure que finit l'humide radical; il s'éteint comme une lampe qui n'a plus d'huile, et, sans délire et sans convulsions, il passe de cette vie périssable à celle dont l'éternelle félicité est la récompense des gens de bien.

O sainte et heureuse vie réglée, que tu es digne d'estime et que tu mérites d'être préférée à celle qui t'est contraire! Il ne faut que réfléchir aux différents effets de l'une et de l'autre pour connaître quels sont tes avantages, quoiqu'il semble que ton nom seul devrait suffire pour t'attirer la préférence que tu mérites. Les syllabes qui composent *vie réglée*, *sobriété*, n'ont-elles pas une signification et un son plus agréables que *gourmandise* et *crapule?* J'y trouve autant de différence qu'entre le nom d'*ange* et celui de *diable*.

J'ai expliqué les raisons qui me firent quitter la débauche et qui me déterminèrent à la sobriété : j'ai dit la manière dont je la pratique, l'avantage que j'en retire, et l'utilité qu'elle apporte à tous ceux qui en font profession. Je veux parler présentement aux personnes qui s'imaginent qu'il n'est point avantageux de parvenir à la vieillesse, parce qu'elles croient que, passé soixante et dix ans, la vie n'est que langueur, infirmité, misère. Je commence par les assurer qu'ils se trompent, et que je trouve l'âge où je suis, quoique bien plus avancé, le plus agréable et le plus beau de ma vie.

Pour savoir si j'ai raison, il faut examiner comment j'emploie le temps, quels sont mes plaisirs et mes occupations ordinaires, et en prendre à témoin tous ceux qui me connaissent. Ils certifieront unanimement que la vie que je mène n'est pas une vie morte ou languissante, mais une vie aussi heureuse qu'on la puisse souhaiter en ce monde.

Ils diront que ma vigueur est encore assez grande à quatre-vingts ans pour monter seul à cheval sans aide; que, non-seulement je descends hardiment un escalier, mais encore une montagne tout entière de mon pied; que je suis toujours gai, toujours content, toujours de belle humeur, nourrissant intérieurement une heureuse paix, dont la douceur et la sérénité paraissent en tout sur mon visage.

Ils savent, outre cela, qu'il ne tient qu'à moi de passer fort agréablement le temps, n'ayant rien qui m'empêche de goûter tous les plaisirs d'une honnête société, avec plusieurs personnes d'esprit et de mérite. Quand je veux être sans compagnie, je lis de bons livres, que je quitte quelquefois pour écrire, cherchant toujours l'occasion d'être utile au public, et de rendre au particulier autant qu'il m'est possible. Je fais tout cela sans peine, et dans les temps que je destine à ces occupations.

Je loge dans une maison qui, outre qu'elle est bâtie dans le plus beau quartier de Padoue, peut être considérée comme une des plus commodes de cette ville. Je m'y suis fait des appartements pour l'hiver et pour l'été : ils me servent d'asile contre le grand chaud et contre le grand froid. Je me promène dans mes jardins, le long de mes canaux et de mes espaliers, où je trouve toujours quelque petite chose à faire qui m'occupe et me divertit.

Je passe les mois d'avril, de mai, de septembre et d'octobre à ma maison de campagne. Elle est dans la plus belle situation qu'on se puisse imaginer; l'air y est bon, les avenues en sont belles, les jardins magnifiques, les eaux claires et abondantes, et cette demeure peut passer pour un séjour charmant. Quand j'y suis, je prends quelquefois le divertissement de la chasse, mais d'une chasse qui convient à mon âge, comme celle du chien couchant et des bassets.

Je vais quelquefois me promener de mon pied à mon village, dont toutes les rues aboutissent à une grande place, au milieu de laquelle est une église assez propre, et assez spacieuse pour l'étendue de la paroisse.

Ce village est traversé d'une petite rivière, et son territoire est embelli, de tous côtés, de champs fertiles et très-bien cultivés, y ayant à présent un nombre considérable d'habitants. Cela n'était pas ainsi autrefois; c'était un lieu marécageux, où l'on respirait un air si mauvais, que ce séjour était moins propre aux hommes qu'aux grenouilles et aux crapauds. Je m'avisai d'en saigner le terrain, en sorte qu'étant desséché, et l'air y étant devenu meilleur, il s'y est établi plusieurs familles qui ont peuplé ce lieu, où je puis dire que j'ai donné au Seigneur un temple, des autels, et des cœurs pour l'adorer : réflexion qui me fait un extrême plaisir toutes les fois que j'y pense.

Je vais quelquefois rendre visite à mes amis dans les villes voisines : ils me procurent la connaissance des habiles gens qui s'y trouvent. Je m'entretiens avec eux d'architecture, de peinture, de sculpture, de mathématiques, d'agriculture. Ce sont des sciences pour lesquelles j'ai eu toute ma vie une inclination d'autant plus facile à contenter, qu'elles sont fort en règne dans mon siècle.

Je vois avec curiosité les ouvrages nouveaux; je me fais un nouveau plaisir de revoir ceux que j'ai déjà vus, et j'apprends toujours quelque chose que je suis bien aise de savoir.

Je visite les édifices publics, les palais, les jardins, les antiquités, les places, les églises, les fortifications, n'oubliant aucun endroit où je puisse contenter ma curiosité ou acquérir quelque nouvelle connaissance.

Ce qui me charme les plus dans mes petits voyages, ce sont les diverses perspectives des lieux par où je passe. Les plaines, les montagnes, les ruisseaux, les châteaux, les villages, sont autant d'objets qui s'offrent agréablement à mes yeux : tous ces différents points de vue m'enchantent.

Enfin les plaisirs que je prends ne sont point imparfaits par la faiblesse des organes. Je vois et j'entends aussi bien que j'aie jamais fait : tous mes sens sont aussi libres et aussi complets qu'ils aient jamais été, particulièrement le goût, que j'ai meilleur, avec le peu que je mange à présent, que je ne l'avais lorsque j'étais esclave des voluptés de la table.

Le changement de lit ne m'empêche point de dormir; je dors partout tranquillement, et si je rêve, je ne fais que des songes agréables.

Je vois avec une extrême satisfaction la fin d'un travail si important à cet État, qui a rendu fertiles tant de lieux jusqu'alors incultes et inutiles : chose que je n'espérais point de voir achevée, sachant combien les républiques ont de peine à commencer et à continuer des entreprises d'une si grande dépense et si difficiles à exécuter. J'ai été sur les lieux pendant six mois avec les commissaires qui ont eu l'inspection de ces travaux, et cela pendant les plus grandes chaleurs de l'été : cependant, grâce au régime, mon unique préservatif, le mauvais air des marais ni la fatigue ne m'ont point incommodé.

Voilà quelles sont les occupations et les plaisirs de ma vieillesse, qui est, Dieu merci, délivrée des troubles de l'âme et des infirmités du corps, dont sont accablés tant de pauvres vieillards catarrheux et caducs, et tant de jeunes gens qui font pitié.

S'il m'est permis de citer des bagatelles, en traitant un sujet comme celui-ci, je dirai qu'à l'âge de quatre-vingt-trois ans, la vie sobre m'a conservé assez de liberté d'esprit et assez de gaieté pour composer une pièce de théâtre qui, sans choquer les bonnes mœurs, est fort divertissante. La comédie est ordinairement un fruit du jeune âge, comme la tragédie en est un de la vieillesse; celle-ci ayant plus de rapport, par son sérieux, à l'âge mûr; et l'autre étant, par son enjouement, plus conforme à l'adolescence. Si l'antiquité a donné tant de louanges et tant admiré un poëte grec[1], pour avoir à soixante-treize ans composé une tragédie, qui est un poëme grave et sérieux, suis-je moins digne d'admiration, et doit-on me trouver moins heureux d'avoir composé une comédie, qui est une pièce réjouissante, ayant dix ans de plus que n'avait cet auteur ? Je suis certain qu'avec les dix années qu'il avait de moins, il n'était ni en meilleure santé ni de meilleure humeur que moi.

1. Sophocle.

Enfin, pour comble de bonheur, je me vois, pour ainsi dire, immortaliser, et renaître par le grand nombre de mes descendants. Je n'en trouve pas seulement deux ou trois, quand je rentre chez moi; cela va jusqu'à onze petits-fils, dont l'aîné est âgé de dix-huit ans, et le plus jeune de deux, tous enfants d'un même père et d'une même mère, tous sains, tous bien faits et d'une belle espérance. Je m'amuse à badiner avec les cadets, les enfants depuis trois jusqu'à cinq ans étant ordinairement de petits bouffons assez divertissants. Ceux qui sont plus âgés me tiennent meilleure compagnie; je les fais souvent chanter et jouer des instruments; je me mêle quelquefois dans leurs concerts, et j'ose dire que je chante et que je soutiens ma voix mieux que je n'ai jamais fait.

Cela s'appelle-t-il une vieillesse incommode et caduque, comme disent ceux qui prétendent qu'on ne vit plus qu'à demi après soixante et dix ans? Ils me croiront s'ils veulent, mais, en vérité, je ne changerais pas d'âge et de vie contre la plus florissante jeunesse, qui ne refuse rien à ses sens, étant sûr qu'elle est sujette à une infinité de maux qui lui peuvent causer la mort.

Je me souviens de toutes les folies que je faisais dans ma jeunesse, j'en connais parfaitement le danger et l'imprudence. Je sais avec quelle rapidité les jeunes gens sont entraînés par leurs passions, et combien ils présument de leurs forces. Il semble qu'ils aient de bons garants de la durée de leur vie : ils s'exposent témérairement à la perdre, comme si elle leur était à charge; ils donnent tête baissée dans tout ce que la concupiscence leur inspire; il faut qu'ils se contentent, à quelque prix que ce soit, sans s'apercevoir qu'ils grossissent continuellement un levain d'infirmités qui leur doit faire des jours malheureux, et avancer l'heure de leur mort.

De ces deux choses, l'une est cruelle, l'autre est horrible et insupportable à tous les hommes sensuels, particulièrement aux jeunes gens, qui pensent avoir plus de droits à la vie que les autres, et aux libertins qui ne sont point assez aveuglés pour se flatter que Dieu laissera le vice impuni.

Pour moi, grâce au ciel, je me trouve exempt des justes frayeurs qui doivent les alarmer, lorsqu'ils sont capables de réflexion. En premier lieu, je suis assuré que je ne tomberai point malade, parce que j'ai soin de prévenir les infirmités par la diète. Secondement l'âge qui m'approche de la mort m'apprend à me résoudre sans peine à une chose inévitable, de laquelle il n'y a jamais eu d'homme qui ait pu se garantir. C'est une folie de craindre ce qu'on ne peut éviter ; mais j'espère, lorsque j'en serai là, que les mérites de Jésus-Christ ne me seront pas inutiles ; et cependant si je conviens que je dois mourir, je ne laisse pas d'être persuadé que ce ne sera de longtemps, étant certain que cet anéantissement ne saurait arriver que par la consommation de l'humide radical usé par la vieillesse.

La vie réglée que je mène ne laisse à la mort que cet unique moyen de me détruire. Les humeurs de mon corps ne peuvent me faire plus de mal que ne m'en firent les qualités élémentaires qui régnaient dans la nature lors de ma naissance. Je ne suis pas assez stupide pour ne pas comprendre qu'ayant eu un commencement, je dois avoir une fin ; mais puisqu'il faut mourir, la mort la moins terrible est sans doute celle qui arrive par la dissolution naturelle des parties qui nous composent. La nature ayant elle-même formé les nœuds de notre vie, peut aussi les délier avec moins de peine, et attendre plus tard à faire cet office que les maladies qui les rompent avec violence, et qui ne peuvent nous arriver que par des causes étrangères, puisque rien n'est plus contraire à la nature que ce qui contribue à nous détruire.

Lorsqu'on approche de sa fin, on sent peu à peu diminuer ses forces ; les organes de toutes nos facultés s'affaiblissent. On ne saurait plus marcher, on a peine à parler ; le jugement et la mémoire baissent, on devient aveugle, sourd, voûté ; enfin on voit que la machine s'use partout. Dieu merci, je ne suis pas encore en cet état : je dois me flatter, au contraire, que mon âme se trouve si bien dans mon corps, où elle ne rencontre que paix, union et concorde (malgré les qualités différentes des humeurs qui nous composent, et les diverses inclinations que produisent les sens), qu'elle ne voudra pas sitôt s'en séparer, et qu'il sera besoin de beaucoup de temps pour l'y résoudre [1].

Enfin je suis assuré que j'ai encore plusieurs années à vivre en santé, et que je jouirai longtemps de la douceur d'être au monde, qui certainement est bien agréable, lorsqu'on en sait profiter. J'espère en trouver encore plus dans l'autre vie, et j'aurai toutes ces obligations aux vertus du régime, à qui je dois la victoire que j'ai remportée sur mes passions. Il n'y a personne qui ne puisse espérer le même bonheur, s'il veut vivre comme j'ai vécu.

La vie sobre étant donc si heureuse, son nom si beau, sa possession si utile, il ne me reste plus, après tout ce que j'ai dit, qu'à conjurer tous les hommes, pour l'amour d'eux-mêmes, de mettre à profit un trésor de vie qui, étant ici-bas le plus précieux de tous les biens, mérite qu'on le cherche quand on ne l'a pas, et qu'on le conserve quand on l'a.

C'est cette divine sobriété, toujours agréable à Dieu, toujours amie de la nature. Elle est fille de la raison, sœur de toutes les vertus, compagne de la tempérance, toujours gaie, toujours modeste, toujours sage et réglée dans ses opérations. Elle est la racine de la vie, de la joie, de la santé, de l'industrie, et de tout ce qui est digne d'un esprit bien fait. Elle a pour appui les lois naturelles et divines. Lorsqu'elle règne, la réplétion, les désordres, les mauvaises habitudes, les humeurs superflues, les douleurs, les fièvres, les indigestions, les appréhensions de la mort ne mèlent point de dégoût ni d'amertume à nos plaisirs.

Sa félicité nous invite à l'acquérir, sa beauté nous y doit engager. Elle nous offre la durée de notre être mortel ; elle est la fidèle gardienne de la vie de l'homme riche ou pauvre, vieux ou jeune, de quelque sexe qu'il puisse être. Elle apprend au riche à ne point abuser de son opulence, au pauvre à souffrir patiemment les in-

1. Cornaro n'avait pas trop présumé de son tempérament. Il vécut encore près de vingt années.

commodités de la pauvreté, à l'homme la sagesse, à la femme la chasteté, aux vieillards le secret d'éloigner la mort, aux jeunes gens le moyen de jouir longtemps de la vie. Elle décrasse la rouille des sens, rend le corps vigoureux, la mémoire heureuse, les mouvements libres, les actions justes. C'est par elle que l'esprit, se dégageant de la matière, jouit d'une plus grande liberté, et que le sang coule doucement dans les veines, sans rencontrer d'obstacle à sa circulation. C'est par elle enfin que toutes les puissances du corps et de l'âme s'entretiennent dans une parfaite union, que rien ne peut déconcerter que son contraire.

O sainte et salutaire sobriété! puissant secours de la nature! nourrice de la vie! véritable médecine du corps et de l'âme! combien l'homme doit-il te donner de louanges, et sentir de reconnaissance de tes bienfaits, puisque tu lui fournis les moyens de gagner le ciel, et de conserver sur la terre sa vie et sa santé!

Mais, n'ayant pas dessein de faire un plus long panégyrique de cette vertu, je finis et veux encore être sobre sur cette matière, non pas que j'en aie assez dit, mais afin d'en dire une autre fois davantage.

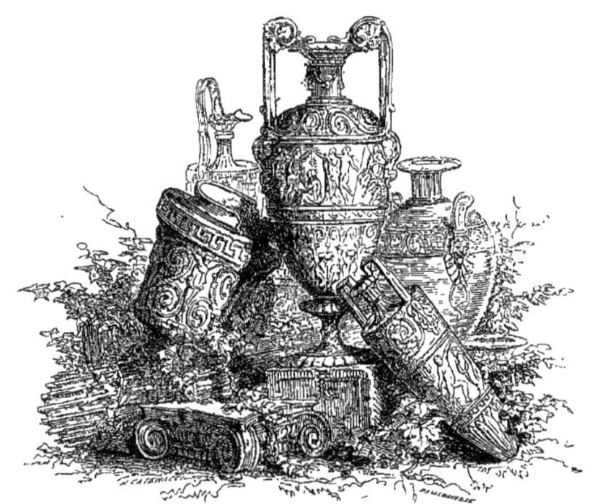

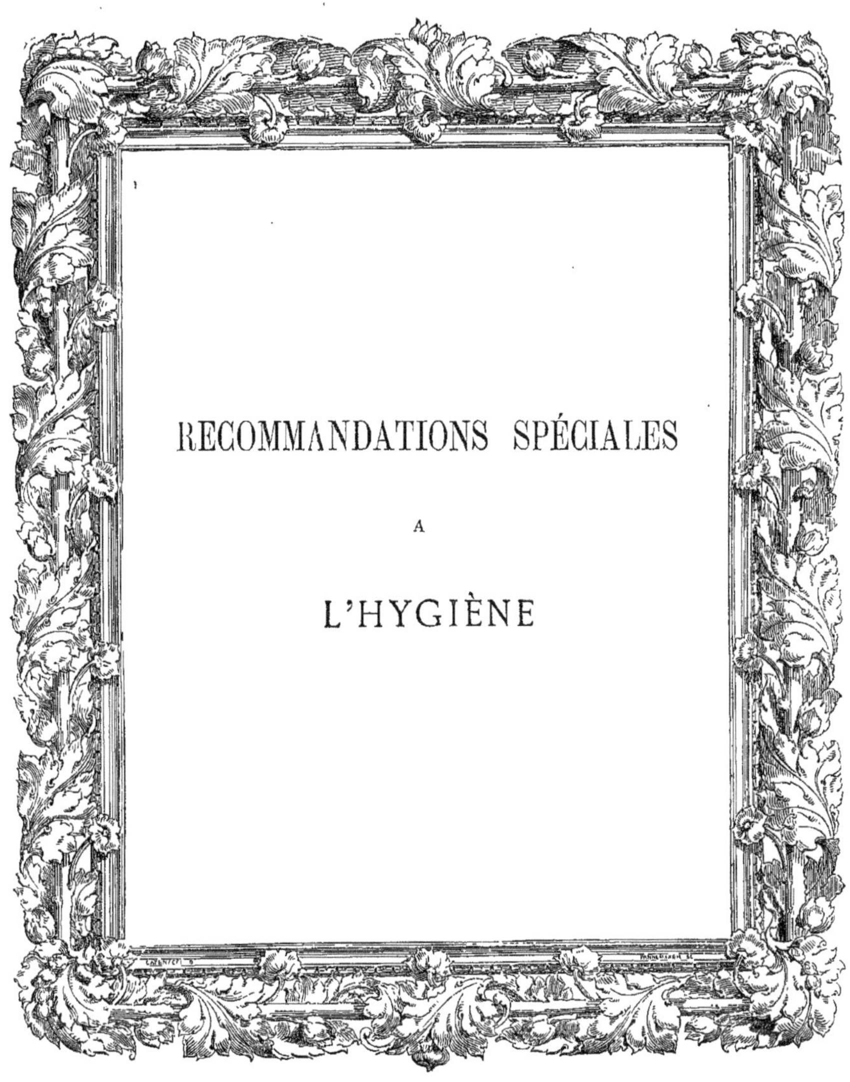

RECOMMANDATIONS SPÉCIALES

A

L'HYGIÈNE

ALIMENTATION DE L'ENFANCE

FARINE LACTÉE DE NESTLÉ

Depuis longtemps déjà M. Christen s'est fait le propagateur d'une découverte trop importante pour qu'on puisse lui donner de simples éloges. Il s'agit de la Farine lactée de Nestlé, dont M. Christen a vulgarisé l'emploi. L'usage de cet excellent produit est aujourd'hui universel, et toutes les expositions ont décerné leurs diplômes d'honneur, leurs médailles et leurs encouragements à l'homme intelligent qui a introduit en France une découverte dont la Suisse avait eu la primeur et devait garder le monopole.

L'alimentation de l'enfance est toujours un problème qui semble refuser toute solution. Dans les premiers mois, le lait de la mère suffit parfaitement aux besoins du petit être nouveau-né; mais ce lait peut manquer pour une raison ou pour une autre, et alors, la nourriture habituelle de l'enfant se trouve interrompue. Les conséquences les plus graves peuvent résulter de cette interruption. La mère ne veut-elle ou ne peut-elle pas nourrir elle-même ? On fait appel aux soins d'une nourrice. Nous ne rappellerons pas ici toutes les révélations qui remplissent les archives de l'Académie de médecine. Une bonne nourrice, vraiment digne de ce nom, est une perle rare, pour ainsi dire introuvable. De plus, une seule nourrice ne suffit presque jamais. Nous connaissons — tout le monde connaît — des familles dans lesquelles de pauvres petits bébés ont eu successivement jusqu'à trois nourrices. Qui peut dire alors au prix de quelles souffrances on élève un enfant ?

Ne vaut-il pas mieux alors faire appel aux découvertes de la science et choisir parmi les produits que nous offre l'hygiène, suivant en cela le désir de nombreuses sommités médicales, celui qui semble le plus capable de répondre à nos besoins? Ce produit, c'est la Farine lactée Henry Nestlé. Par sa composition, cette Farine présente une similitude exacte avec le lait de la mère, et les analyses chimiques les plus délicates ont démontré qu'elle était un excellent agent de la nutrition. En France, presque tous les hôpitaux ou asiles réservés à l'enfance ont pris l'habitude d'employer la Farine lactée. Le professeur Monod la préfère au lait de vache, dont la digestion est toujours difficile, et le docteur Morpain n'hésite pas à dire que, « dans la plus grande majorité des cas, on peut, avec ce produit, se passer des nourrices mercenaires ». Il serait trop long de multiplier ici les citations pour énumérer tous les suffrages que M. Christen a recueillis. Les célébrités médicales sont unanimes pour reconnaître que ce ne fut pas seulement un service que d'introduire et de populariser en France la Farine Nestlé, mais un véritable bienfait.

Pour nous, qui ne faisons pas ici autre chose que de constater un légitime succès, nous ferons remarquer un point de vue un peu négligé peut-être par les médecins qui ont patronné cette Farine. Nous voulons parler du sevrage. Dans cette période intermédiaire, il nous semble que la Farine lactée est indispensable pour faciliter la transition entre l'allaitement et la nourriture véritable. Le professeur Lebert, de Breslau, a fait à ce sujet d'intéressantes expérienees. Nous voyons donc que, dans tous les cas et dans toutes les situations, la Farine lactée a sa place marquée auprès de tous les berceaux. Elle est l'aliment préféré de l'enfance, dont elle sera toujours les délices et la santé.

Chez l'adulte, la Farine lactée Nestlé peut, non-seulement être utile dans la convalescence, mais aussi dans ces états si fréquents d'une débilitation profonde de la constitution par diverses maladies, états qui exigent une nourriture à la fois légère et substantielle.

PHÉNOL-BOBŒUF

PRIX MONTYON

PARIS. — 7, rue Coq-Héron.

Nous n'avons point ici la prétention de raconter toute l'histoire du succès du Phénol-Bobœuf. L'inventeur de cette substance a été considéré comme un bienfaiteur de l'humanité, car l'Institut de France lui a décerné le prix Montyon.

Connu dans le monde entier, le Phénol-Bobœuf a été apprécié et utilisé par tous les médecins. En 1869, un savant médecin, le docteur Desmartis de Bordeaux, disait :

« L'épidémie de variole devient chaque jour plus intense, mais, grâce au Phénol, tous sont sauvés.

« Le vent souffle aux éruptions, car, avec la variole, il y a aussi des rougeoles, des scarlatines, des urticaires très-douloureuses, des érysipèles; mais, là encore, le Phénol vient, d'une manière constante, porter la guérison, et même une prompte guérison. »

En 1863, le docteur Laveran, médecin du Val-de-Grâce, écrivait au Ministre de la guerre un long rapport dont nous extrayons les lignes suivantes:

« En résumé, le Phénol-Bobœuf nous a paru, comme topique désinfectant, avoir une efficacité évidente et l'avantage de ne point irriter la surface malade; il n'en est point ainsi de l'application de certains désinfectants, tels que le chlore, l'iode et leurs composés. »

Nous ajouterons que les expériences les plus nombreuses et les plus délicates, dans lesquelles les conditions de la fermentation putride ont été parfaitement contrôlées, ont permis de donner au Phénol-Bobœuf le nom d'*agent infaillible*.

De son côté, M. Jobard, directeur du musée royal de l'Institut belge, s'exprime en ces termes :

« M. Bobœuf nous semble avoir été le plus favorisé à trouver un hémostatique des plus puissants, un désinfectant des plus efficaces, un antiseptique des plus sûrs, sans compter ses innombrables applications contre une foule de bobos quotidiens qui constituent les petites misères de la vie, tels que les piqûres de guêpes, de cousins, de vipères, de sangsues, de demoiselles, etc. Il suffit d'appliquer des compresses imbibées de cette liqueur, que l'on peut manier impunément, sur les lèvres d'une coupure de veines ou d'artères, pour que le caillot se forme aussitôt, que le sang s'arrête, que la douleur cesse et que la plaie se ressoude en quelques jours, sans aucune inflammation consécutive des plaies suppurantes ; les ulcères invétérés sont désinfectés et arrêtés dans leurs ravages : cela se conçoit quand on sait, comme aujourd'hui, que tous ces ravages sont l'œuvre d'animalcules morbifiques et miasmifères, que l'odeur du Phénol asphyxie, en laissant aux éléments réparateurs la liberté de continuer leur œuvre de bourgeonnement naturel. »

Le Phénol - Bobœuf est indispensable pour désinfecter les habitations. Une assiette contenant de la sciure de bois ou du sable saturés de Phénol et déposée sur la cheminée d'une chambre suffira pour assainir l'air. La liqueur se volatilisera bientôt et l'atmosphère sera purifiée. Remarquons ici cette propriété fondamentale du Phénol : son odeur est hygiénique. Celle du chlore, au contraire, est pernicieuse.

Dans les épidémies, il nous paraît indispensable de faire du Phénol un usage préventif. Le Phénol est, en effet, le prophylactique le plus énergique. On prendra donc matin et soir un verre d'eau contenant quelques gouttes de Phénol. N'oublions pas de mentionner que les odontalgies les plus cruelles sont prévenues aussi par l'usage du lavage de la bouche avec de l'eau purifiée par quelques gouttes de Phénol-Bobœuf.

PHÉNOL-BOBŒUF PARFUMÉ

PRIX MONTYON

PARIS. — 7, rue Coq-Héron.

On ne saurait apporter trop de circonspection dans le choix des vinaigres, des eaux dites de toilette, dont l'emploi irréfléchi peut amener les conséquences les plus fâcheuses. L'irritation de la peau par des substances acétiques amène d'abord l'exfoliation de l'épiderme, et c'est ainsi que les sacrifices à une élégance malsaine tournent au plus grand détriment des charmes et de la beauté du corps.

S'il était possible de faire entrer dans nos habitudes l'usage répété souvent et pour ainsi dire inconscient d'une liqueur éminemment hygiénique, la santé trouverait son compte à cet emploi. Composer en un mot une eau de toilette qui soit en même temps d'un usage agréable et d'une utilité incontestable au point de vue thérapeutique, tel était le problème : M. Bobœuf l'a résolu.

Il a fait, en effet, sous le nom de Phénol parfumé, une véritable eau de toilette qui, comme son nom l'indique, n'est que du phénol additionné d'un parfum agréable. Tout le monde connaît les propriétés merveilleuses de cette liqueur, qui a valu à M. Bobœuf un prix Montyon. En temps d'épidémie, il préserve absolument de toute contagion. L'emploi de ce bienfaisant remède, sous la forme d'une eau de toilette, est des plus faciles et entre dans les soins indispensables que nous donnons à notre corps. Nous entretiendrons ainsi en nous la santé, la force et la vie sans nous en douter.

Quelques gouttes versées dans un verre d'eau composent un excellent dentifrice aussi bienfaisant pour le raffermissement des gencives que pour la conservation des dents.

Dans un bain, un flacon de Phénol-Bobœuf parfumé assouplit les muscles et raffermit les membres.

Enfin, pour la toilette des dames, son emploi est véritablement précieux.

EAU DE MÉLISSE DES CARMES

BOYER. — Paris, 14, rue Taranne.

Depuis des siècles, l'Eau de mélisse est célèbre et justement célèbre. Sa popularité est de celles qui défient toute critique. L'histoire de ce précieux cordial est longue et intéressante. Avant d'être le privilége des Carmes, l'Eau de mélisse avait, dit-on, été connue et fabriquée par les Druides, et les générations anciennes en auraient comme nous apprécié le bienfait. Les Carmes ont, jusqu'en 1789, fabriqué cette eau salutaire dans leur couvent de la rue de Vaugirard, qui est encore debout; après 1789, chassés par la Révolution, ils vinrent s'établir, 14, rue Taranne, où ils restèrent jusqu'en 1831. C'est seulement à cette époque que le dernier de ces moines transmit tous ses droits et livra tous ses secrets à MM. Royer et Raffy, et, à la mort de M. Raffy, M. Boyer resta, par liens de famille, le seul fabricant et le seul propriétaire de l'Eau de mélisse des Carmes. Disons, en passant, qu'il faudrait écrire un véritable volume pour inscrire tous les suffrages, toutes les approbations, toutes les décisions favorables accordés à ce produit. Il faudrait aussi écrire un autre volume pour raconter les contrefaçons odieuses, les imitations frauduleuses qui ont poursuivi l'Eau de mélisse. C'est le propre du succès de soulever l'envie; mais un succès semblable à celui que nous constatons aujourd'hui n'a pas à craindre de rivalité : M. Boyer, fabricant lui-même, n'a jamais laissé transpirer le secret du précieux cordial qui lui a été transmis. Tout ce que nous devons dire ici, c'est que, jusqu'à nos jours, les médecins les plus justement autorisés n'ont pas cessé de prescrire l'emploi de l'Eau des Carmes, qui est absolument unique en son espèce. Rien ne peut la remplacer, parce que rien ne peut l'imiter.

Nous voulons simplement rappeler quelques-uns des services les plus sérieux que peut rendre l'Eau de mélisse. Elle agit puissamment sur le cerveau. Son action sur cet organe est instantanée. Les étourdissements, les évanouissements, les migraines ou céphalalgies ne résistent pas à l'absorption de quelques gouttes de cette Eau. L'apoplexie elle-même peut être prévenue ainsi, et, si elle se déclare d'une manière foudroyante, on donne souvent avec succès quelques cuillerées du bienfaisant cordial. La paralysie, qui suit presque toujours les attaques, se combat parfaitement par son usage. La fièvre typhoïde et les inflammations des méninges la réclament énergiquement. Enfin, l'épilepsie elle-même, la plus impitoyable des maladies, pourra être prévenue de la même manière.

Les affections nerveuses et les maladies qui ont leur siége dans les organes de relation et d'assimilation ont cela de particulier, qu'elles deviennent promptement chroniques, et finissent par constituer l'état normal des malades qui en sont atteints. Dans ce cas, il est bon d'avoir sous la main un remède facile à prendre et dont l'effet soit, pour ainsi dire, irrésistible. L'Eau de mélisse Boyer, ayant une action absolument immédiate, est d'un usage habituel dans tous ces cas, et surtout dans les névroses de la région abdominale. L'hypocondrie et l'hystérie, la paresse du canal intestinal, ne connaissent point de meilleur spécifique. Les médecins appelés auprès d'un malade qui souffre de ces graves désordres ne peuvent, le plus souvent, que constater leur impuissance; mais ils prescrivent l'emploi de l'Eau des Carmes, dont l'effet ne se fait jamais attendre.

Les contractions du cœur, l'asthme s'évanouissent bien vite si on a l'habitude de ne pas négliger ce puissant antispasmodique. Vulnéraire infaillible, l'Eau des Carmes est aussi un excellent antivenimeux et un sûr désinfectant. Pendant les épidémies, elle protége ceux qui en font usage de toute contagion, et elle maintient la bonne harmonie de toutes les fonctions du corps.

D'après ces quelques détails, on peut se faire une idée de l'immense consommation de cette liqueur dans le monde entier. Véritable panacée, d'un effet aussi bien curatif que préservatif, qui guérit tous les troubles de l'organisme et qui semble un prophylactique sans rival, l'Eau de mélisse recueille à toutes les expositions les plus éclatants témoignages et les diplômes d'honneur les mieux mérités. La reconnaissance du genre humain s'est attachée à la mémoire des religieux qui ont donné leur nom à cette merveilleuse invention; et, chaque jour, nos contemporains ratifient et augmentent encore la gratitude des siècles passés.

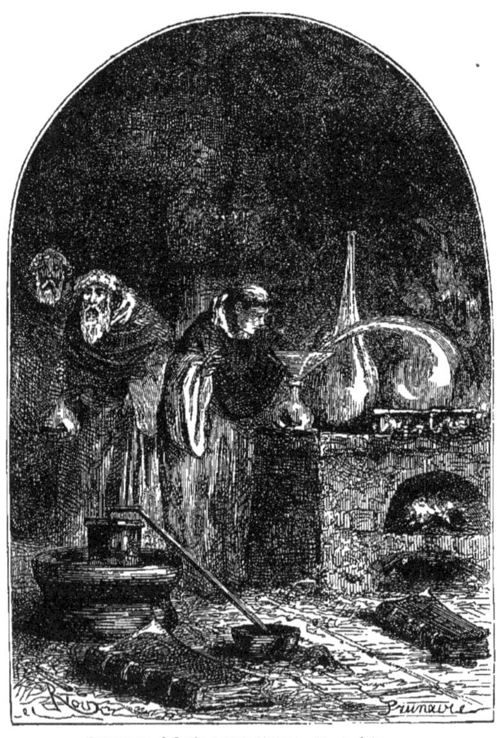

Carmes fabriquant l'Eau de mélisse.

TAPIOCA ET PATES ALIMENTAIRES

BOUILLON RÉEL

CHAPU. — PARIS, 5, rue de la Tacherie, et 8, rue Saint-Martin.

TOUT le monde se rappelle avec quelle faveur fut accueillie la découverte qui nous a donné l'Extrait de viande. Liebig a attaché son nom à cette innovation qui pouvait rendre de si grands services à nos armées en campagne. Mais le progrès ne s'arrête jamais, et, au bout de quelque temps, on découvrit que l'Extrait de viande avait souvent des inconvénients immenses et on chercha mieux. M. Chapu voulut donner au public un véritable potage, un bouillon réel qui offrît le goût de la viande et le parfum des légumes. Il trouva une série de produits qui sont de véritables aliments, avec leur arome, leur saveur propre et tous les éléments nutritifs; car ils ont pour base le véritable bouillon de pot-au-feu, c'est-à-dire la viande de bœuf cuite avec les légumes.

Au premier rang se place le bouillon concentré en tablettes, excellent pour faire des consommés et pour la préparation des sauces; puis vient le Tapioca de l'Étoile. Ce Tapioca est celui de Rio-Janeiro; il est préparé avec du véritable bouillon de pot-au-feu : nous sommes en présence d'une denrée alimentaire, simple et pure.

Les médecins nous ont signalé avec éloges le Gluten praliné au bouillon du pot-au-feu. Cette préparation convient aux personnes faibles de constitution, aux convalescents, à tous ceux qui digèrent péniblement. Ce Gluten sera un véritable bienfait pour les pauvres diabétiques dont la santé est si souvent compromise par des aliments préparés avec trop peu de soin.

Depuis quelque temps la faveur du public et des gastronomes les plus difficiles semble s'être attachée d'une manière spéciale à un potage dont M. Chapu est aussi le propagateur. Il s'agit du Riz-Condé : il doit son nom au Grand Condé, qui en avait fait son potage favori. Ce potage se compose d'une purée de haricots rouges d'une espèce spéciale mélangée avec du riz et jointe au bouillon du pot-au-feu. Ce mélange est exquis ; sa préparation est simple, facile, et son prix est fort modéré.

Parmi les autres innovations de M. Chapu, nous citerons le riz au gras au bouillon concentré de viande de bœuf et de légumes; le riz au gras à la purée de légumes; les perles du Japon et la semoule russe. Tous ces potages se recommandent par leur bon goût et par le soin avec [illegible] ces [illegible]etites tablettes [illegible]ui donnent alors l'aliment le plus délicieux.

Nous désirons que de semblables innovations ne restent pas seulement appréciées par les gourmets. L'Administration supérieure de la guerre pourrait, nous en sommes convaincus, employer utilement en temps de guerre les potages préparés par M. Chapu et spécialement sa soupe à la viande réduite en poudre pour l'entière facilité des transports et la simplicité de la préparation. Le transport facile, le goût savoureux, la préparation pour ainsi dire instantanée, la bonne qualité, l'économie du temps et de l'argent, voilà bien des choses dont bénéficieraient nos soldats. Nous nous étonnons si souvent de voir tant d'inventions utiles délaissées par l'Administration, qu'il nous semble indispensable d'appeler l'attention du Ministre de la guerre sur ces intéressantes découvertes.

Depuis longtemps déjà la maison Chapu a fait, pour ainsi dire, bénéficier sa clientèle de ses propres bénéfices. En effet, l'immense consommation des produits de cette maison a permis d'abaisser singulièrement les prix de vente. Les ménages les plus économes peuvent désormais se procurer les meilleurs potages à un prix relativement minime. Or, on sait que le bouillon est la moitié de l'alimentation.

MÉDICATION THERMO-RÉSINEUSE

ÉTABLISSEMENT DU DOCTEUR CHEVANDIER (DE LA DROME)

PARIS. — 14, rue des Petits-Hôtels.

UNE pratique étrange, familière aux paysans des hautes vallées de la Drôme, attira en 1849 pour la première fois l'attention de M. le docteur Chevandier. Il s'agissait de véritables guérisons miracu-

dans des fours destinés à l'extraction de la poix noire sur le mont Glandaz. Les récits merveilleux qu'on lui faisait, les preuves irrécusables qu'on lui donnait, lui firent rechercher les causes de ces cures incroyables, et c'est ainsi que M. le docteur Chevandier put bientôt doter la thérapeutique d'un des moyens d'action les plus puissants, contre une affection réfractaire aux traitements ordinaires et même aux eaux thermales les plus appréciées.

Un four ovoïde profond de deux mètres, et large d'un mètre quatre-vingts centimètres, garni intérieurement d'une couche de terre glaise ou de pierres réfractaires, était chauffé pendant trente-six heures comme un four de boulanger. Quand il était un peu refroidi, on l'emplissait à demi de copeaux de pin mugho. Alors la résine bouillonnait et crépitait sur les copeaux; une légère vapeur bleuâtre répandant une agréable odeur de térébenthine s'élevait, dégageant tous les principes volatils résineux. Les malades accroupis au milieu de cette chaude atmosphère saturée de ces aromes bienfaisants remontaient réconfortés, guéris.

Là était donc le secret à découvrir.

Avec une persévérance infatigable, M. le docteur Chevandier étudia la puissance de ces deux agents : vapeurs résineuses et haute température;

et, convaincu de leur action puissante sur l'organisme, il tenta ses premières expériences.

Il fit construire à Die, dans la Drôme, un four semblable à ceux du Glandaz, et, acceptant toutes les conditions brutales de la tradition comme les formes primitives du procédé, il s'accroupit, enveloppé d'une couverture de laine, sur les copeaux en ébullition.

Comme le héros de la légende allemande, le maître fit sur lui-même les premières observations dont il devait enrichir l'art de guérir. Ces expériences, tout en lui démontrant les perfectionnements à y apporter, avaient édifié M. le docteur Chevandier sur leur puissance curative, presque instantanée. Il se fit le vulgarisateur de la médication thermo-résineuse.

Presque immédiatement le corps médical tout entier s'empressa d'accepter ce moyen thérapeutique et les *bains de vapeur térébenthinés à haute température* furent adoptés et donnèrent aux médecins des guérisons aussi inespérées que celles constatées par l'empirisme à l'aide de ce moyen.

Aujourd'hui les bains de vapeurs résineuses à haute température sont généralement connus et partout appréciés. Les résultats prodigieux, invraisemblables constatés à la clinique de M. le docteur Chevandier, l'accueil fait par la presse médicale et par des confrères à ses intéressants mémoires sur ce sujet, et surtout la haute et savante approbation de l'Académie de médecine, ont établi d'une manière incontestable l'excellence de cette médication. L'établissement de M. le docteur Chevandier est et restera le modèle du genre.

Sans cesse préoccupé de cette intéressante question, le savant praticien a découvert encore d'autres propriétés aux matières résineuses. A l'aide d'appareils spéciaux, les vapeurs du pin mugho sont administrées dans le traitement de différentes affections de poitrine : souvent la phthisie est elle-même heureusement modifiée par cette atmosphère résineuse.

Dans son mémoire à l'Académie de médecine, M. le docteur Chevandier énumère longuement les effets de la médication thermo-résineuse;

nous ne pouvons que citer ici les cas principaux : le rhumatisme suraigu ou chronique musculaire poly ou mono-articulaire, blennorrhagique, déformant, torpide, goutteux; la dyspepsie rhumatismale, la goutte, le lumbago, la sciatique, les névralgies fulgurantes et autres; l'arthrite sèche, les collections séreuses, articulaires ou splanchniques; le catarrhe chronique, l'asthme, la phthisie (inhalations); le catarrhe vésical, la cystalgie, les flueurs blanches; la diarrhée chronique, l'otorrhie, les affections cutanées (squames) et syphilitiques.

Toutes ces terribles affections sont soulagées et guéries, le plus souvent, par la médication thermo-résineuse.

Les bains thermo-résineux sont en outre le complément nécessaire de tout traitement dépuratif s'adressant à un état herpétique ou à une intoxication morbide quelconque. Par une action analogue à celle des eaux minérales, la médication thermo-résineuse révèle bientôt, par des efflorescences caractéristiques, la persistance des diathèses, en sorte qu'elle est, comme dit le savant docteur, un *criterium* et un remède.

M. le docteur Chevandier a installé en plein Paris, à proximité de deux chemins de fer, dans un quartier tranquille, rue des Petits-Hôtels, 14, sa maison modèle et sa clinique si suivie.

L'établissement réunit toutes les conditions de commodité et de confortable que la science et l'expérience lui ont suggérées : chambres élégantes et bien disposées pour la cure des affections rhumatismales; salons d'inhalations pour les affections de poitrine.

Jusqu'à présent, la médication thermo-résineuse a produit des effets si remarquables, et les cures obtenues sont établies d'une façon démonstrative si claire et si irréfutable, que nombre de nos sommités médicales placent pour certains cas ce moyen au-dessus des eaux thermales. En quelques immersions, les douleurs les plus rebelles sont vaincues alors qu'elles ont résisté aux médications les plus rationnelles, aux cures hydrothermales les mieux conduites.

L'empressement des hommes de la science à adopter cette médication s'explique par différentes raisons qui confirment la puissance de ce moyen curatif : 1° l'authenticité des guérisons inespérées obtenues d'abord par le système primitif de l'empirisme, et ensuite par le système perfectionné des savants qui en ont pris possession; 2° par la pensée trop inavouée que l'élément rhumatismal pouvait être un élément morbide étranger à l'organisme, résultant de sécrétions perverties, de combustions imparfaites; et qu'il était ainsi possible de l'expulser ou de le tarir dans sa source. Enfin, l'espoir des plus légitimes que les vapeurs résineuses tonifient la peau et lui restituent l'intégrité de ses fonctions.

Si bien que la science et la voix publique se réunissent aujourd'hui dans une même approbation; et la médication thermo-résineuse de M. Chevandier obtient tous les suffrages en réalisant tous les succès.

Il est un point sur lequel il convient d'insister : c'est la confusion qui parfois s'établit entre le bain de vapeur ordinaire, c'est-à-dire le bain de vapeur d'eau, et les bains à haute température, c'est-à-dire de vapeurs térébenthinées. La vapeur humide distend la peau, l'affaiblit, la plisse; la haute température saturée de vapeurs résineuses produit, au contraire, une chaleur mordicante à la peau, accélération de tout le système circulatoire, dilatation des veines et du réseau capillaire cutané, qui se tend comme sous une immense ventouse; élimination d'une grande quantité de sueur-acide. Alors, quelquefois, la sédation immédiate des douleurs est remplacée par une surexcitation temporaire; mais toujours il se produit une sensation générale de bien-être, de délivrance, de régénération.

En terminant, donnons ce renseignement pratique. L'établissement thermo-résineux de M. le docteur Chevandier est ouvert toute l'année, rue des Petits-Hôtels. C'est en hiver que sévissent les névralgies, le rhumatisme, les catharres, etc. Alors la saison thermale est close; la médication thermo-résineuse intervient. Et la voix publique répète ce mot, aujourd'hui proverbe dans nos facultés :

« *La médecine thermo-résineuse du docteur Chevandier! c'est la médecine qui guérit.* »

CHOCOLAT DE LA COMPAGNIE COLONIALE

L'USAGE du chocolat est entré absolument dans nos mœurs. Toutes les familles emploient ce délicieux aliment, et le chiffre de la consommation du cacao est devenu considérable. Nous ne nous plaindrons certes pas de cette extension. Nous voudrions au contraire que le chocolat fût apprécié de plus en plus et qu'il étendît à toutes les classes de la société ses bienfaisants effets. Mais nous sommes malheureusement obligés de constater que les denrées qui servent à la fabrication de ce produit si utile sont souvent avariées, souvent même falsifiées. Des fabriques de sophistication savante débitent à bon marché un prétendu chocolat, aussi mauvais au goût que funeste à la santé. Or, ne l'oublions pas, le cacao est une substance dont les médecins ont reconnu la propriété pour le traitement des convalescents et souvent même des malades. Parmi les aliments reconstituants et fortifiants, le chocolat tient le premier rang; il importe donc qu'il soit donné au public absolument pur de tout mélange.

La pureté des produits employés, la consciencieuse fabrication, telles sont les conditions que la Compagnie coloniale a la conviction de remplir. A notre avis elle les remplit parfaitement.

Nous avons sous les yeux le rapport de MM. les médecins de la Faculté de Paris, qui ont « examiné, au point de vue hygiénique, l'ensemble des dispositions prises par la Compagnie coloniale pour sa fabrication. »

Ces médecins éminents ont constaté que, dans les beaux ateliers de la Compagnie, tout concourt à la supériorité des produits que cet établissement offre aux consommateurs, soit au point de vue de leur goût à satisfaire, soit au point de vue plus sérieux de leur santé. C'est en effet la santé qui doit ici nous occuper avant tout. Nous ne voulons pas dire que le chocolat soit un remède au sens exact du mot; il est plutôt, pour certains tempéraments, le moyen de se passer de remèdes. Les personnes qui sont soumises aux crampes, douleurs d'estomac, spasmes nerveux de la région épigastrique, cherchent trop souvent dans les préparations purement pharmaceutiques, dans les pilules, les extraits divers, un soulagement qui n'est le plus souvent que tout à fait palliatif et temporaire. Ne vaudrait-il pas mieux modifier les conditions elles-mêmes de l'alimentation, et donner à l'estomac l'habitude de digérer des choses stimulantes, fortifiantes et reconstituantes. Le chocolat remplira parfaitement ce but. Il sera ainsi un excellent topique contre l'anémie, les pâles couleurs, les spasmes et les tiraillements d'estomac. Les personnes faibles de poitrine feront bien aussi de s'accommoder à cet usage. Bien préparé, cet aliment se prête avec une facilité merveilleuse à toutes les fonctions de l'assimilation. C'est un topique efficace et puissant.

Nous avons voulu ajouter ces quelques renseignements sur l'emploi du chocolat. Ils compléteront parfaitement ce que nous avons dit dans le cours de notre section d'hygiène sur l'alimentation. Mais il nous reste à dire que les chocolats de la Compagnie coloniale sont faits avec le soin le plus minutieux. Rien n'est livré au hasard dans cette fabrication. Tous les produits sont sévèrement examinés dès leur arrivée dans les ateliers de la Compagnie, et on n'accepte que ceux dont la qualité est absolument recommandable. On rejette donc les cacaos qui, dans la route, se seraient avariés. Quant aux procédés de fabrication, ils réalisent ce que l'on peut désirer de plus parfait, de plus scrupuleux.

Le public a depuis longtemps rendu à cette importante Compagnie la justice qui lui est due, car la consommation de ses chocolats est immense, et cependant les prix de vente sont toujours sérieux et n'attirent pas l'acheteur par l'appât d'un bon marché qui ne recouvre le plus souvent, hélas! que l'infériorité réelle des produits et de la qualité.

EMPLOI DU THÉ

THÉS DE LA COMPAGNIE COLONIALE

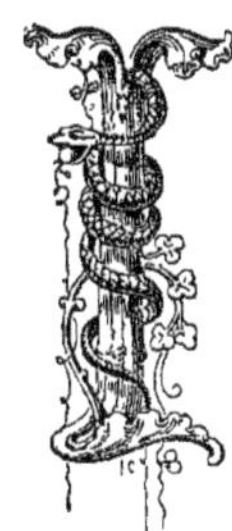

IL semblait qu'après les améliorations, les progrès de toute sorte introduits dans ses établissements pour la fabrication des chocolats, la Compagnie coloniale n'eût plus qu'à poursuivre en paix sa puissante exploitation. Depuis une dizaine d'années cependant elle a ajouté à la vente du chocolat celle du thé. Le thé est un breuvage agréable et salutaire. Excitant, il active les fonctions du cerveau, il soutient les forces. Il répare les troubles de l'estomac, et, dans un grand nombre de maladies intestinales, il procure le soulagement des douleurs et des tranchées.

Mais le thé peut facilement devenir dangereux. Il serait impossible de dire toutes les mauvaises drogues qui se vendent sous son nom. Il faut donc, pour répondre vraiment aux besoins et à la confiance du public, lui offrir un produit réellement bon. La Compagnie coloniale a encore réalisé ce problème, et d'une manière aussi simple que pratique. Une seule qualité de thé est offerte à l'acheteur, et cette qualité est supérieure. C'est la meilleure de toutes, le choix n'est point à faire.

Ce thé est vendu en boîtes hermétiquement closes et dans lesquelles il se conserve à l'abri de l'air. Il garde donc ainsi tout son parfum et ce délicieux arome qui réjouit les goûts délicats.

Chaque boîte contient une notice qui indique le dosage exact qui assure la vraie manière de composer le thé.

Les thés verts ne sont point vendus par la Compagnie coloniale. En effet, leurs propriétés ne sont point seulement excitantes, mais irritantes. Leur usage ne produit qu'un trouble nerveux, dont l'effet le plus notable est la perte du sommeil.

Nous signalons donc avec raison un établissement qui, par son installation, ses procédés de fabrication et le choix consciencieux de ses produits, rend de si grands services à la santé publique.

LE HAMMAM

PARIS. — 18, rue Neuve-des-Mathurins.

PARIS ne possédait pas encore son Hammam. Plusieurs villes d'Europe avaient devancé notre capitale, et les voyageurs étaient surpris de constater dans notre grande cité l'absence d'un établissement aussi indispensable au double point de vue de l'hygiène et des soins balnéaires. Le bain, pris dans une baignoire, a bien son utilité, mais il ne peut répondre à toutes les exigences de la toilette et des traitements médicaux. Dans la baignoire, le corps reste immobile; au Hammam, il est libre, il peut marcher et se mouvoir, il prend part à une série de lavages, de frictions, de transpirations et de massages. Il est soumis aux influences si salutaires de l'étuve sèche.

Les anciens connaissaient l'usage de ces bains, et les Orientaux le pratiquent avec régularité. Maintenant, le bain turc est aussi introduit dans nos mœurs, et, si l'on considère le grand nombre de baigneurs qui remplissent tous les jours l'établissement de la rue Neuve-des-Mathurins, nous constaterons que cette innovation répondait à un besoin inconscient, mais urgent. On prend l'habitude d'aller tous les jours au Hammam, et le viril exercice auquel est livré le corps tout entier n'est pas seulement une médication efficace dans un grand nombre de maladies, c'est aussi le plus sain des plaisirs.

Nous décrirons brièvement les diverses opérations dont se compose le bain turco-romain : Le baigneur, après s'être dépouillé de ses vêtements et avoir mis un *pagne*, passe successivement dans plusieurs salles chauffées à des températures progressives, au moyen de calorifères spéciaux qui sont situés sous des dalles de marbre; dans le *tepi darium* (50° centigrades), le *caldarium* (70°) ou le *laconicum* (90°),

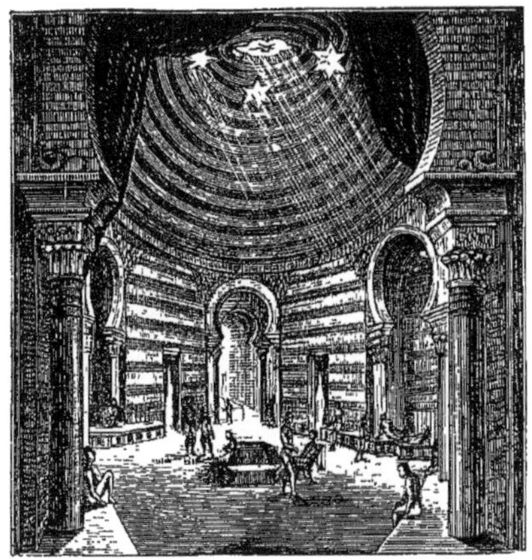

Vue intérieure du Tepidarium.

suivant qu'il est plus ou moins réfractaire à la chaleur. Pendant que vous séjournez dans ces salles chauffées, vous êtes soumis à une transpi-

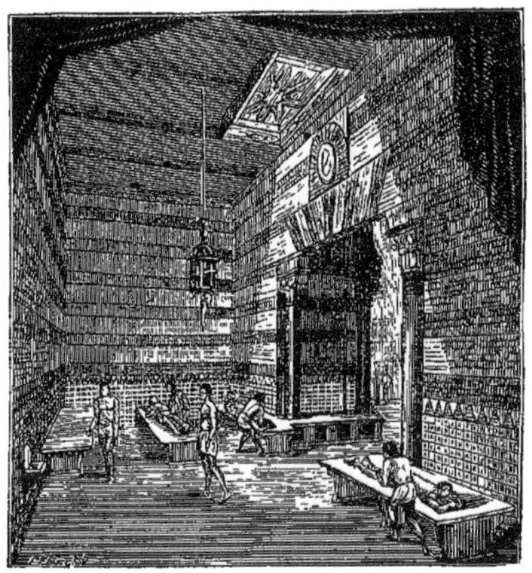

Salle de massage (*Alipterium*).

ration abondante. Le sang circule avec rapidité et vient à tous les pores du derme. Les fonctions vitales sont excitées vivement. Puis viennent

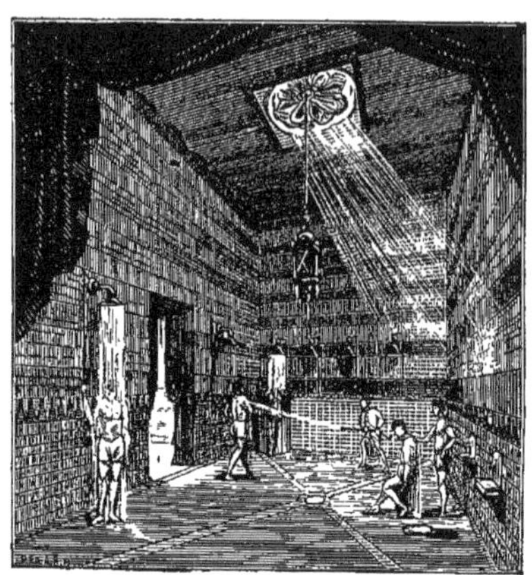

Salle des douches.

les massages qui fortifient les tissus et assouplissent les articulations, les ablutions, les lavages, les douches. Enfin, après ces diverses phases,

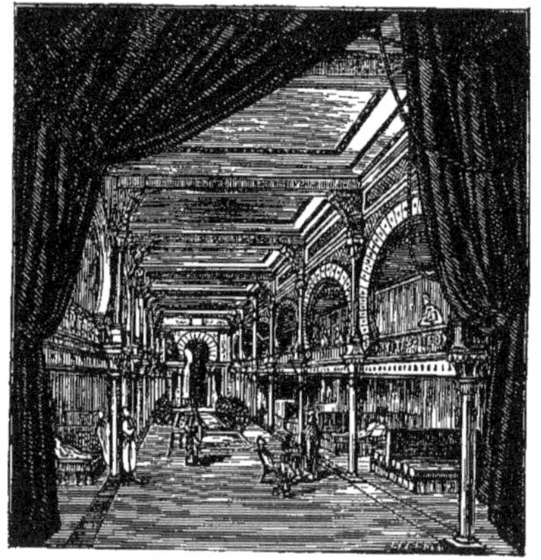

Salle de repos.

que l'on peut prolonger suivant ses besoins ou ses goûts, le baigneur se plonge dans une limpide piscine à eau courante. Un peu de repos est nécessaire ensuite. On s'étend donc sur de larges divans dans le *mustaby*, et les forces sont raffermies, l'intelligence plus éveillée et l'être tout entier plus puissant.

Les deux architectes, MM. Klein et Duclos, qui, sous l'inspiration du docteur Charles Depraz, fondateur du Hammam de Nice, ont eu l'heureuse inspiration de créer ces nouveaux Thermes, répondant si bien aux

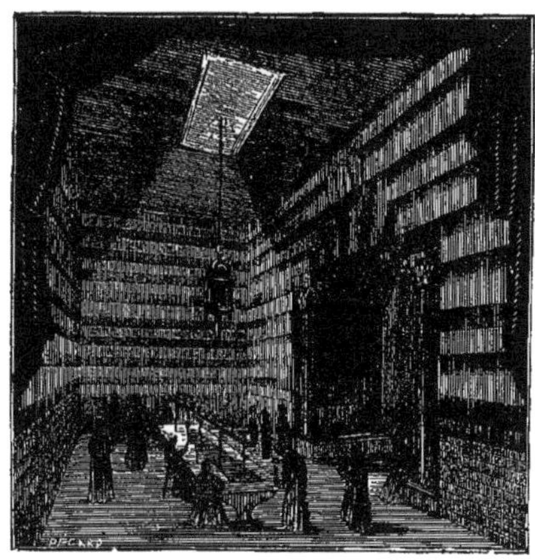

Salle d'inhalation et de pulvérisation.

besoins de l'hygiène et du bien-être, lui ont prodigué aussi toutes les ressources d'un confort bien entendu.

Nous ne nous étendrons pas sur le luxe asiatique de l'établissement dont nous parlons. Le Hammam est digne de Paris. Ses immenses salles sont d'un effet magnifique. La décoration hispano-arabe a été combinée avec un luxe parfait.

Un établissement tout spécial, aménagé avec autant d'intelligence que de goût, est réservé aux dames. Elles trouvent tous les soins nécessaires, et les attentions les plus délicates ont présidé à cette installation.

Ce qu'il nous importe surtout de constater, c'est l'immense service que rend le Hammam à l'hygiène publique. Un grand nombre d'affections ne connaîtront point de meilleurs remèdes. En temps d'épidémie, un bain au Hammam sera le préservatif de la contagion. Les maladies chroniques des organes thoraciques et abdominaux sont traitées chaque jour avec un plein succès par des bains turco-romains ingénieusement modifiés et combinés suivant la force, les besoins, l'âge et les préférences du malade. Les fonctions de la peau, celles de l'appareil digestif et urinaire, sont ranimées, entretenues, vivifiées et reconstituées par cette habitude virile du bain turco-romain.

Le Hammam possède encore, pour les personnes qui ne veulent pas prendre un bain turc et passer par les différentes phases dudit bain, une salle consacrée à l'hydrothérapie, dont l'installation ne laisse rien à désirer; ces appareils constituent ce que l'art et la science ont créé de plus complet.

Les médecins ont aussi dans cet établissement une ressource inattendue. On ne peut en effet trouver chez soi l'installation nécessaire pour exécuter les prescriptions relatives à l'inhalation et à la pulvérisation.

Au Hammam, une salle est admirablement disposée pour ces opérations. Les malades peuvent donc respirer à leur aise les brises fortifiantes qui rassérènent les poumons et absorber la vapeur pulvérisée des eaux de Cauterets (sources de César, de Raillière et Mauhourat).

Frappés de tous ces avantages, surtout au point de vue de la guérison des maladies des voies respiratoires, les médecins qui collaborent à nos recherches nous ont vivement recommandé de ne point oublier le Hammam dans notre section d'hygiène.

LIT MÉCANIQUE POUR MALADES

MOUSSET-GRISON ET Cie. — PARIS. — 2, faubourg Saint-Antoine.

Après avoir vu le lit mécanique de M. Mousset-Grison, nous ne pouvons nous empêcher de faire une remarque, c'est que, de nos jours, l'état du malade est bien moins désagréable qu'autrefois. Si la science continue ses progrès, si l'industrie persévère dans la voie des innovations heureuses qui signalent notre siècle, il arrivera un moment où, si la douleur et la maladie existent toujours, elles seront presque supportables.

Ce lit mécanique, que reproduit fidèlement la gravure de la page suivante, réalise dans le domaine de la thérapeutique un progrès immense. Un ingénieux système permet de donner au malade tous les soins que réclame son état, sans le déplacer, sans lui faire subir la moindre secousse, sans lui imposer le moindre malaise. Quand il s'agit de ces redoutables cachexies qui tiennent un patient cloué des mois entiers sur un lit de douleurs, on n'avait pas pu jusqu'à présent l'aider à opérer les fonctions naturelles sans le remuer, sans le déplacer. M. Mousset-Grison, au lieu de s'adresser au malade, s'est adressé au lit et a trouvé une combinaison mécanique dont la description est bien simple.

Au milieu du lit est une planchette mobile qui s'abaisse quand on fait mouvoir un ressort. Le matelas est lui-même percé, et alors, au moyen de cet orifice, on peut donner au malade les moindres soins malgré son immobilité forcée.

Les hôpitaux doivent apprécier tout le mérite de ce lit mécanique. M. Mousset-Grison a reçu des membres distingués du corps médical les plus flatteuses approbations. Mais il nous semble que quelque chose de plus doit être accordé à l'inventeur de ce système.

Dans un pays qui se glorifie d'encourager les découvertes utiles et de favoriser toutes les créations de la philanthropie, il nous paraît que l'administration devrait jeter les yeux sur ce lit d'ambulance. — Nous qui avons vu de près les blessés de notre dernière guerre, nous pouvons dire que la blessure est moins douloureuse à recevoir que le pansement à subir. Nous entendons encore les gémissements de ces pauvres soldats quand il fallait les remuer, les toucher même. Le Ministère de la guerre aurait donc profit à utiliser l'immense service que M. Mousset-Grison a rendu à la chirurgie militaire. Nous avons pleine confiance que, si l'on veut bien tenter des expériences dans les ambulances et dans tous les endroits où l'on soigne la souffrance avec intelligence et charité, ce lit sera admis par tous les médecins et apprécié par tous les malades.

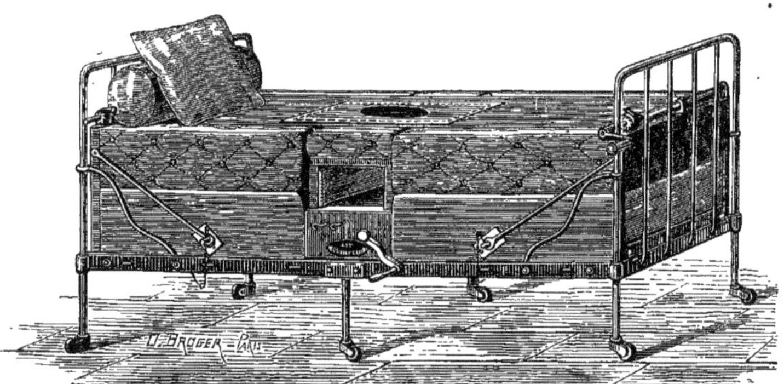

Lit pour malades de la Maison Mousset-Grison et Cie.

LITERIE HYGIÉNIQUE

MOUSSET-GRISON ET Cie. — PARIS. — *Au Bélier mérinos*, 2, faubourg Saint-Antoine.

Un de nos plus charmants conteurs, M. Edmond About, a écrit quelque part cette pensée bien vraie : « Il y a deux choses que l'on ne trouve que chez soi : un bon lit et un bon potage. »

Un bon lit ! c'est-à-dire un bon sommeil, c'est-à-dire la moitié de l'existence. Ne parlez donc pas de ces lits d'hôtel dont l'on sort brisé après s'être retourné cent fois sur un matelas trop dur ou trop mou. Les Anglais et les Russes qui aiment transporter avec eux leur *at home*, emmènent leur literie et, dans toutes leurs résidences, couchent dans leur lit.

En France, le commerce de la literie est l'objet, non-seulement d'émulations glorieuses, mais aussi de véritables rivalités entre les diverses maisons qui s'occupent de cette branche importante de l'industrie. Mais nous devons dire qu'entre tous les établissements de ce genre, celui de M. Mousset-Grison, si connu sous le nom de Maison du Bélier mérinos, nous a paru réunir des conditions exceptionnellement favorables. Du reste, les récompenses que cette maison a obtenues dans toutes les expositions, la faveur du public, les suffrages de toute une clientèle élégante et distinguée, attestent bien que nos éloges sont l'écho de la stricte vérité.

Tout ce que réclame le confortable le mieux entendu se trouve réalisé dans chacun des objets qui sortent du Bélier mérinos. Tout ce que demandent l'élégance et le luxe s'y trouve pour satisfaire les besoins et les exigences de la mode.

Tout ce qui entre comme éléments de fabrication dans les objets livrés au public par M. Mousset-Grison, est soigneusement examiné par le consciencieux fabricant. Les duvets sont amenés des rives de l'Oder et choisis avec soin. Les laines sont riches, souples, moelleuses, et l'excellente qualité des crins les met à même de résister au temps et aux saisons.

Les couchettes pour enfants ont valu à M. Mousset-Grison une célébrité méritée. Ces berceaux sont de véritables nids où peuvent dormir avec délices les petits anges que surveille l'œil attentif des mères. Aussi bien, la literie moins délicate, celle que recherchent tous les gens du confortable, ne saurait être trouvée nulle part à des conditions aussi avantageuses comme hygiène, qualité et bon marché. Car, il faut bien le dire en finissant, la Maison du Bélier mérinos a pu, dans ces dernières années et vu l'importance croissante de ses affaires, abaisser ses prix à des tarifs tels qu'ils semblent abordables au plus grand nombre des acheteurs.

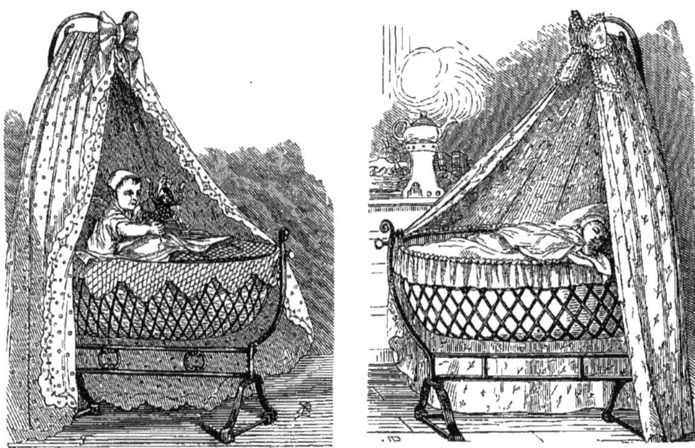

Modèles des Bercelonnettes pour enfants de la Maison Mousset-Grison et Cie.

APPAREILS

POUR

BAINS DE FUMIGATION SÈCHE ET HUMIDE

PEDRAZZETTI. — PARIS. — 8, rue de la Cerisaie.

Nous ne pouvons entrer dans tous les détails des intelligentes innovations de M. Pedrazzetti. Ces innovations ont été exposées dans toutes les grandes exhibitions industrielles et elles ont obtenu des récompenses sérieuses.

Mais les médecins qui collaborent à notre ouvrage nous ont particulièrement signalé son appareil pour bains de fumigation.

Les bains de vapeur sont ceux dans lesquels le corps se trouve dans un milieu d'eau réduite en vapeur, ou d'eau vaporeuse imprégnée de substances médicamenteuses. On les distingue donc en bains de vapeur humide ou sèche. Ils tiennent une part très-importante dans la thérapeutique et sont conseillés fréquemment pour faciliter la circulation et le jeu des nerfs. Certaines affections rhumatismales sont rebelles à tout autre traitement. Jusqu'à présent, on enfermait le malade dans une étuve ou chambre close pleine de vapeur extrêmement chaude. Ou bien encore on introduisait la vapeur entre les draps du lit, la tête restant à l'air libre.

Ces deux moyens ne suffisaient point à toutes les commodités des malades, surtout de ceux qui ne peuvent pas se rendre dans les établissements *ad hoc*.

M. Pedrazzetti a inventé un système qui permet de graduer la quantité de vapeur sèche ou humide qui est nécessaire et de mettre cette vapeur en contact avec le corps du malade sans l'incommoder. La gravure ci-jointe explique le système. Il se compose d'une baignoire enfermée dans une caisse. Le malade entre dans la baignoire et la caisse ne laisse à l'air libre que la tête. Puis les canaux divers apportent la vapeur et le malade peut toujours prévenir l'étuviste de diminuer ou d'augmenter la chaleur.

Cet appareil fonctionne à Paris dans plusieurs établissements publics, et les médecins envoient chaque jour un grand nombre de malades atteints de douleurs rhumatismales, goutte, éruptions cutanées, paralysie et sciatique, à ces établissements. Les meilleurs résultats sont constatés tous les jours, et nous savons que plusieurs chirurgiens d'hôpitaux ont signalé cet appareil à l'attention de M. le Directeur de l'Assistance publique.

D'autres appareils de M. Pedrazzetti répondent à toutes les exigences d'une bonne hygiène. Voici, par exemple, un nouveau système de mitron pour les cheminées. Ce mitron rend le refoulement de l'air à l'intérieur des appartements complétement impossible. Le tirage se fait régulièrement, en tout temps, quelles que soient les variations de l'action du soleil. Le chauffage se trouve donc parfaitement organisé suivant tous les besoins de la commodité et de la salubrité du séjour dans les appartements.

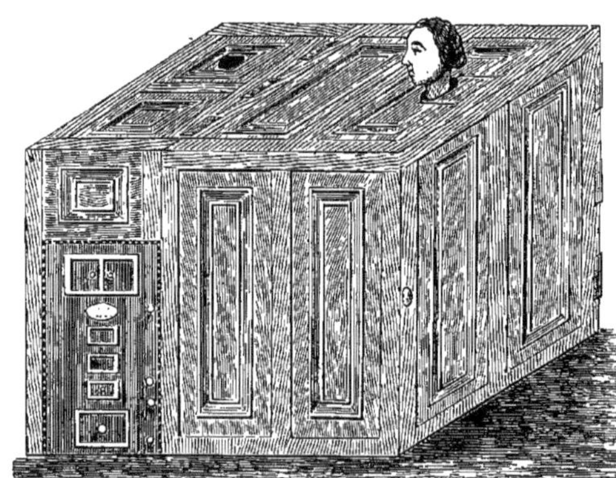

Appareil Pedrazzetti pour bains de fumigation.

INSTITUT
DE GYMNASTIQUE ET D'HYDROTHÉRAPIE

ÉDOUARD SOLEIROL. — PARIS. — 49, rue de la Chaussée-d'Antin.

Un fait nous a souvent frappé pendant le cours de nos études sur les progrès de la science médicale. Ce fait le voici : la science la plus subtile se trouve mise à la portée de tous les malades, mais, par un singulier retour, les remèdes les plus simples, les traitements les plus dépourvus de prestige technographiques sont plus employés que jamais. C'est ainsi que, depuis plusieurs années, la Gymnastique a conquis dans la thérapeutique une part considérable.

Le vieil adage : *mens sana in corpore sano*, semble avoir été pris pour devise par tous les directeurs de collége, et un des ministres de l'instruction publique les plus éminents que la France ait possédés a, pendant son court passage aux affaires, fait de l'enseignement de la gymnastique une institution fort honorée.

Les médecins, à leur tour, ont compris que l'effort musculaire était le meilleur moyen de conserver le corps dans un état parfait de santé et de forcer une nature paresseuse à se développer comme malgré elle.

Mais M. Soleirol n'a pas seulement compris tout l'avantage que les praticiens peuvent demander à l'usage des exercices gymnastiques, il a voulu faire de cette médecine extérieure une véritable méthode. Il a surtout eu le mérite de joindre à la pratique de ces exercices l'emploi de l'hydrothérapie, et il a fondé, dans des conditions exceptionnelles, son Institut de gymnastique et d'hydrothérapie.

10

Nous ne saurions trop insister sur les caractères vraiment sérieux que présente l'innovation de M. Soleirol.

La méthode dont il est l'auteur consiste à définir parfaitement les exercices qui sont adoptés pour chaque affection. Il s'agit donc ici d'une véritable science. Il a fallu beaucoup d'observations et de comparaisons pour arriver à établir parfaitement les diverses catégories de diathèses, et pour assigner à chacune d'elles le genre d'efforts musculaires et la série d'exercices qui lui conviennent.

Sous un autre point de vue les personnes frêles et délicates, celles qui redoutent pour elles ou pour leurs parents l'appareil un peu audacieux de tous les engins de la gymnastique ordinaire, peuvent se rassurer. L'Institut de la rue de la Chaussée-d'Antin n'est point fait pour les acrobates, mais pour les malades. Il ne s'agit point de perfectionner le talent d'un habile faiseur de tours, il s'agit de guérir des infirmes, de fortifier des faibles. C'est pour cela que M. Soleirol a banni de chez lui tous les exercices violents, tout ce qui pourrait inspirer la crainte et tout ce qui n'est pas rigoureusement utile sous le rapport médical.

Les exercices sont variés et appliqués suivant les diathèses générales ou locales, de manière à produire une amélioration de la circulation et une augmentation de calorique qui devient indispensable pour l'usage de l'hydrothérapie.

Après chaque séance de gymnastique, les malades et les clients sont soumis à une friction sèche ou à une friction humide, ou bien, si leur état le demande, à la douche hydrothérapique.

Les approbations les plus flatteuses ont accueilli l'innovation si heureuse de M. Soleirol. Plusieurs médecins ont fait de l'Institut de gymnastique le complément de presque toutes leurs prescriptions, et nous pouvons dire que M. Soleirol a mis en pratique le précepte du savant docteur Fleury : « L'exercice musculaire est l'adjuvant le plus précieux des applications de l'hydrothérapie. »

INSTITUT HYDROTHÉRAPIQUE

Avenue Malakoff, 133, PARIS, près de l'Arc de Triomphe et de la porte Maillot.

MÉDECIN EN CHEF : Docteur G. THERMES, ✠, rédacteur de la *Revue d'hydrothérapie*, etc.

HYDROTHÉRAPIE :	MALADIES :
Bains turcs, russes, de vapeur, térébenthinés. Douches sulfureuses, inhalations.	1° *Chroniques* (rhumatismes, goutte, fièvres intermittentes, congestion du foie, catarrhe, etc.). 2° *Nerveuses* (névralgie, hystérie, paralysie, etc.).

L'HYDROTHÉRAPIE *scientifique et rationnelle* se généralise de plus en plus. Mais, comme l'a justement écrit M. le docteur Thermes, ce n'est point toujours et uniquement à l'*eau froide* que sont dus ses résultats heureux; il est encore un autre agent qui contribue, pour sa part, à la conservation de la santé et à la guérison des affections chroniques et nerveuses, c'est le *calorique*. Aussi, utiliser chacun de ces éléments, les combiner selon les cas, sagement, intelligemment, tenir compte de l'héritage du passé et des progrès de la physiologie moderne, c'est-à-dire ne pas laisser à l'empirisme aveugle le soin des applications hydriques, tel est aujourd'hui le but vers lequel doit tendre l'hydrothérapie.

C'est cette pensée qui a présidé à la création de l'établissement de l'avenue Malakoff; c'est celle que poursuit avec succès M. le docteur Thermes, l'un de nos plus distingués hydrothérapeutistes.

L'établissement de l'avenue Malakoff possède un vaste jardin, de grandes galeries couvertes, et se trouve *à proximité du bois de Boulogne.*

Il est à la fois *une résidence d'hiver et d'été*, un séjour nécessaire aux convalescents, aux malades qui viennent demander à l'hydrothérapie leur guérison, et à ceux qui, *au retour des eaux*, veulent compléter et achever leur cure.

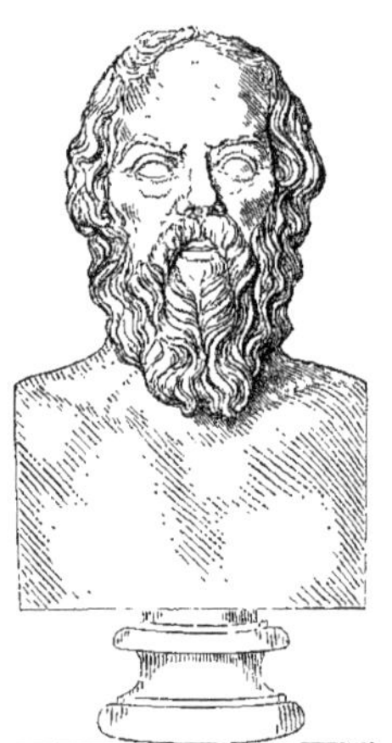

Gallien.

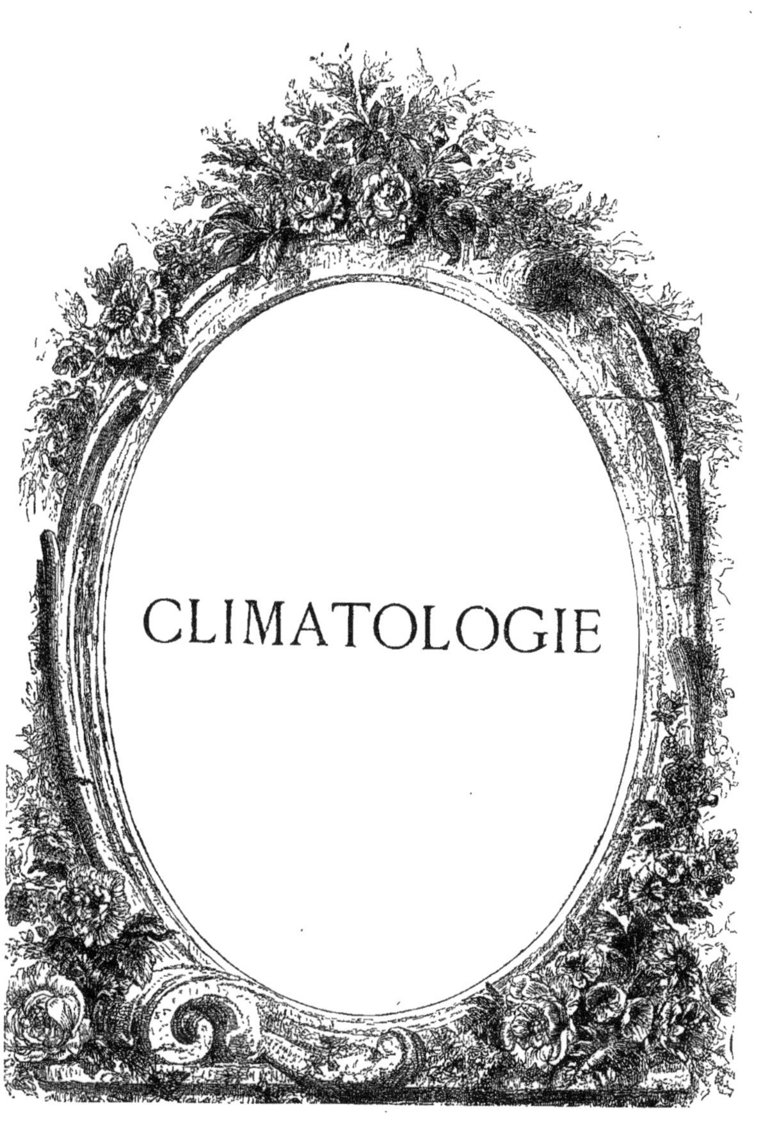

CLIMATOLOGIE

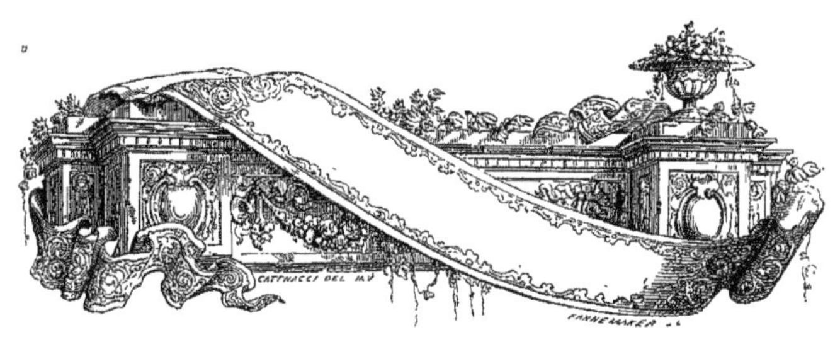

Tous ceux qui font profession du plus complet scepticisme en matière de médecine n'ont jamais douté cependant de l'influence bienfaisante des climats sur la santé.

Changer d'air est, non-seulement le moyen de fuir une épidémie, mais aussi de régénérer pour ainsi dire l'organisme tout entier. Certaines maladies ne peuvent être guéries que par l'influence salutaire d'un ciel pur et d'un air chaud et vivifiant.

Cette étude sur la climatologie doit s'occuper surtout des stations hivernales. Nous parlerons d'abord des stations d'été, qui, elles aussi, ont leur importance.

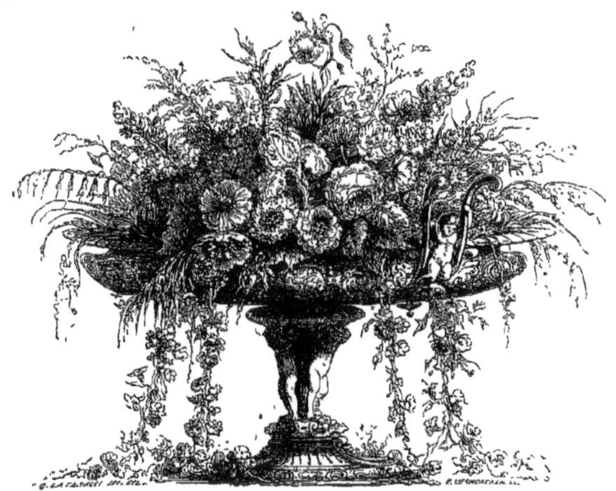

STATIONS D'ÉTÉ

Pendant les mois de juin, de juillet et d'août, la chaleur nous chasse de nos villes et nous nous rendons aux bords de la mer. L'action fortifiante des brises salines est justement considérée comme un puissant agent thérapeutique; mais, ce que l'on ne sait pas assez, c'est que l'eau de la mer elle-même est l'élément d'un traitement médical dans la stricte acception du mot. Dès la plus haute antiquité, on demandait, on utilisait cette eau minérale si riche en substances chimiques, et Pline le naturaliste nous initie à tous les secrets de la médication saline usitée à son époque.

De nos jours encore, les médecins ne considèrent pas seulement un séjour aux bains de mer comme une occasion de distractions. On prescrit aux malades d'aller à la mer pour se soigner et pour se guérir.

L'eau de mer, dit M. le Dr Le Bret, a pu être représentée comme l'*eau minérale* saline par excellence à cause du nombre et de la proportion des éléments chimiques qui entrent dans sa composition. En effet, les eaux des mers, considérées en masse, contiennent en moyenne de 35 à 36 grammes de principes fixes, parmi lesquels le chlorure de sodium entre pour 30 grammes environ, et leur densité est en rapport avec ce degré de saturation. On a même cherché à différencier, médicalement parlant, l'eau de l'océan Atlantique de l'eau de la Méditerranée, à l'avantage de celle-ci, par la présence d'ammoniaque, de potasse, d'iode et de brôme, à l'état de combinaisons décelées dans l'analyse. Mais le traitement maritime, d'ailleurs très-complexe, a, par-dessus tout, des effets communs avec l'hydrothérapie. On y pratique l'immersion générale seule ou accrue de la percussion des vagues, et, quoi qu'il en soit, les résultats de la soustraction de la chaleur animale, de sa reproduction, et par suite ceux de la suractivité des grandes fonctions, caractérisent l'emploi curatif du bain de mer. L'absorption des sels de la mer, soit par la peau, soit par la muqueuse aérienne, n'est que secondaire. Ceci suffit pour démontrer la parenté qui relie l'hydrologie marine à l'hydriatrie (Roccas), et il appartient aux traités spéciaux de renseigner les médecins sur les modes et les indications de cette branche de l'hydrothérapie.

L'usage interne de l'eau de mer, qui a conservé une certaine vogue en Angleterre, ne se prescrit guère parmi nous, sinon à titre de purgatif, peu facile à supporter et capable de dépasser le but évacuant qu'on se propose.

Les bains d'eau de mer chauffée, pris en baignoire à une température plus ou moins élevée, sont d'importation assez récente en France. Simples, ou avec addition d'une décoction plus ou moins concentrée de varechs, notamment de *fucus vesiculosus* : ils s'administrent, soit pendant toute une saison, soit momentanément comme moyen de transition pour permettre à certains malades l'usage du bain froid qu'ils n'auraient pu tolérer d'emblée, en raison de prédispositions particulières (Foubert). L'enfance, la vieillesse, le sexe féminin en retirent des avantages d'autant plus marqués que les principes minéralisateurs de l'eau de mer ne sont pas altérés par l'élévation de la température. C'est donc un adjuvant digne d'intérêt dans la cure marine et qui peut s'approprier au traitement des scrofuleux, des sujets anémiés et des rhumatisants dans les stations maritimes.

Parmi les stations maritimes les plus en vogue, nous citerons d'abord la plage de Scheveninghen, en Hollande. A quelques kilomètres de la Haye, Scheveninghen offre un séjour plein de calme. La température est d'une fraîcheur exceptionnelle et les raffinés de nos climats vont passer tous les ans quelques semaines en cet endroit.

Ostende, en Belgique, est bien célèbre par ses grands parcs d'huîtres savoureuses. La grande société flamande afflue dans les beaux hôtels de la petite ville.

En France, la Manche nous offre ses belles plages de Trouville et de Deauville, l'asile de toutes les élégances, de Villers et de Dieppe, d'Étretat, du Havre, d'Houlgate, de Cabourg, de Dinart, de Saint-Malo. Nommer ces endroits suffit bien pour rappeler aux uns de beaux jours passés et pour exciter les autres à entreprendre des voyages aussi attrayants qu'utiles à la santé.

Le Croisic, les Sables-d'Olonne possèdent maintenant des villas, des hôtels splendides, un casino tout comme Trouville et Dieppe.

Le Pouliguen devient célèbre, grâce aux descriptions de MM. Sandeau et Legouvé. Les familles qui cherchent, avant tout, le repos, le calme, la solitude, vont au Pouliguen. La plage est immense, mais trop découverte.

Royan et Arcachon se partagent la société du Poitou et de la Gascogne. Nous connaissons près d'Arcachon une petite plage délicieuse, Soulac, entourée de forêts de sapins, dont les vivifiantes senteurs ranimeraient les poumons des plus malades.

Enfin Biarritz, qui reste encore le plus bel endroit de cette admirable côte de France. Biarritz, véritable capitale du golfe de Gascogne. Espagnols et Français se rencontrent sur cette magnifique plage, dans les admirables établissements de la ville, qui sont le refuge de toute l'aristocratie des voyageurs.

Nous parlerons des *plages de la Méditerranée* dans les STATIONS HIVERNALES.

Pour les stations d'EAUX MINÉRALES, voir notre section : EAUX MINÉRALES.

STATIONS HIVERNALES

Les stations hivernales jouissent de conditions climatologiques exceptionnellement favorables aux malades. Dans le Nord, le phthisique est, dès le commencement de l'hiver, condamné au séjour de la chambre, tandis que, dans le Midi, une température plus égale et plus douce lui permet presque chaque jour l'exercice et le grand air. La curabilité de la phthisie pulmonaire peut être obtenue, grâce à l'influence du climat, pourvu que les règles hygiéniques soient rigoureusement observées et que l'on envoie les malades dès le début de l'affection. Le choix de la station hivernale, dit M. le docteur de Valcourt, sera déterminé plutôt d'après les symptômes et d'après la constitution du patient que d'après le genre de maladie dont il est atteint.

Voici les principales stations hivernales :

Autriche.

Méran, dans le Tyrol. Le climat est analogue à celui de Montreux. Les cures de raisin et de petit-lait sont fort nombreuses.

Suisse.

Montreux, sur le lac de Genève, est abrité par de hautes montagnes dont la base est couverte de vignobles.

Vevey, remarquable par la beauté de son site, attend chaque année une multitude de touristes.

Davos, dans le canton des Grisons, est à 1556 mètres au-dessus du niveau de la mer. Pendant l'hiver, le sol est couvert de neige, mais le soleil est chaud; l'atmosphère permet donc la promenade aux phthisiques. La période du dégel au printemps est pernicieuse.

ESPAGNE.

Valence et Malaga, climat sec; 30 à 40 jours de pluie.

ILE DE MADÈRE.

Funchal. La température est douce; climat sédatif.

L'hiver (16 degrés centigrades) est de 20 degrés plus chaud que celui de Londres, tandis que l'été (27 degrés) ne présente qu'une différence en plus de 7 degrés centigrades. Ce qui est remarquable, c'est la manière dont la chaleur se trouve répartie pendant toute l'année.

La différence moyenne de la température dans la succession des mois est de 2°,41, tandis qu'à Rome elle s'élève à 4°,39; à Nice, 4°,74; à Pise, 5°, 75.

Notons aussi une progression plus uniforme de la température pendant chaque jour : la moyenne des variations de température d'un jour à l'autre se réduit en effet à 1°; à Rome, elle atteint le chiffre 3°.

On ne compte que 75 jours pluvieux dans l'année, et les pluies arrivent régulièrement en automne.

La gelée est inconnue à Funchal.

Les faibles brises de terre et de mer ne produisent pas de trop fortes sensations de froid, et le sirocco ou simoun, qui apparaît deux ou trois fois par an, n'y a qu'une courte durée.

L'île de Madère, chaude en hiver, fraîche en été, offre donc le moins de différence entre la température du jour et celle de la nuit, entre les jours qui se succèdent, entre une saison et une autre.

Cette fixité du temps, cette pureté d'atmosphère, ces conditions heureuses de thermalité et d'anémologie, justifient amplement sa légitime renommée.

Alger.

Alger est construit en amphithéâtre sur la Méditerranée. La température est sensiblement plus élevée que celle du littoral provençal : les malades doivent revenir en France avant les chaleurs estivales.

Alger, dit notre savant ami M. le docteur de Piétra Santa, est à 1644 kilomètres de Paris ; à 410 kilomètres à l'est d'Oran ; à 422 kilomètres à l'ouest de Constantine.

Vu de la haute mer, dit Shaler, Alger paraît dans sa forme et dans sa couleur comme une voile de perroquet étendue sur un champ de verdure.

Lorsque l'on arrive dans le port, l'ensemble du panorama de la ville avec son ciel, sa rade, son horizon de plaines et de collines, offre l'un des spectacles naturels les plus magnifiques.

L'échancrure circulaire qui constitue la baie se termine à gauche à la *pointe Pescate*, à droite au *cap Matifou*.

La vieille cité n'offre aucune ressource pour le séjour des malades ; on en trouve peu dans les maisons modernes de l'intérieur de la ville, si l'on excepte les bons hôtels de la place du *Gouvernement* et du boulevard de l'*Impératrice*. Comme c'est en dehors des vieux remparts que se trouvent les installations les plus convenables, nous allons insister sur la description des environs d'Alger.

En sortant par la porte *Bab-el-Oued*, on trouve le jardin *Marengo* et ses frais ombrages ; l'*Oasis* des anciens Deys ; les délicieux coteaux du *Point du Jour* et du *Frais-Vallon;* les sauvages beautés de la *Bouzaréah* s'élevant comme un îlot pyramidal au-dessus de la vieille ville, « pics fauves, dit E. Feydeau, bouleversés les uns sur les autres ; aspect où le gracieux se marie au terrible ; » la vallée des *Consuls;* dans ces gorges cachées sous le feuillage, au milieu de spacieux jardins où l'eau serpente partout, où la nature est libre dans ses caprices, sont parsemées les maisonnettes qui servent de refuge aux Maures aisés.

Au bas, parmi des roches brunes, sur une falaise escarpée et baignée par la mer, s'allongent les maisons françaises et les cottages de SAINT-EUGÈNE.

Il est difficile de trouver un site africain ayant un plus riant aspect et une température plus douce et plus salubre. C'est là qu'est le vrai paradis des malades algériens auxquels conviennent les brises de la zone maritime.

Au delà du village, par un chemin des plus accidentés, borné à droite par les flots bleus de la Méditerranée, à gauche par de hauts coteaux à pentes douces, aux versants à demi boisés, aux jardins remplis de verdure et de fleurs, la pittoresque promenade de la *Pointe Pescate.*

Si l'on prend pour but de promenade la partie opposée, après avoir traversé les faubourgs d'*Isly* et de *Bab-Azoun*, on rencontre le long du littoral les villages populeux de l'*Agha;* du terrain de *manœuvres;* de *Mustapha;* puis le *Jardin d'essai* avec ses 4000 variétés de plantes tropicales et luxuriantes; *Hussein-Dey*, entrepôt important pour la récolte du tabac; le *Hammam* et ses jardins maraîchers (riches en primeurs); la *maison carrée* d'où l'on domine la célèbre et fertile plaine de la *Mitidja.*

En se dirigeant vers la zone supérieure des coteaux, on aperçoit le fameux *fort de l'Empereur* et les colonies délicieuses d'EL-BIAR et de MUSTAPHA SUPÉRIEUR.

Sur le plateau d'*El-Biar* s'ouvre sous les yeux un horizon immense, où la beauté des lignes fait valoir les riches teintes du décor.

Les coteaux et vallons de MUSTAPHA descendent à l'orient de la ville par une succession de rampes douces, où la brise, levée avec le soleil, court perpétuellement sous les feuilles. Sur leurs flancs sillonnés de routes en spirales verdoient des bosquets capricieusement disposés, au milieu desquels apparaissent de nombreuses villas, de confortables maisons d'habitation, des *family hôtel.*

Au delà de la colonne *Voirol*, les panoramas les plus variés se déroulent devant les yeux du touriste : *Staouëli* et ses laborieux trappistes ;

Chéragas et ses odorantes plantations de géraniums; à l'horizon, le tombeau de la *Chrétienne* et la pointe de *Sidi-Feruch* où fut planté en 1830 le drapeau de la France.

C'est à la mi-octobre que le médecin doit fixer le moment du départ pour l'Algérie; les vents du sud ont alors cessé, et les premières pluies en rafraîchissant l'atmosphère ont ranimé la verdure des champs.

Le choix de l'habitation sera déterminé par la forme des affections morbides : aux malades *torpides*, l'air vif de l'atmosphère de SAINT-EUGÈNE; aux valétudinaires *éréthiques* nerveux et fébricitants, les collines de MUSTAPHA. Il faut proscrire d'une manière absolue le séjour du *Frais-Vallon*, de la vallée des *Consuls*, de la *Bouzaréah*.

Il est indispensable de se couvrir constamment de flanelle, et d'avoir toujours à sa portée des vêtements supplémentaires (paletot, plaid).

Les heures d'exercice les plus favorables sont celles comprises entre 10 heures du matin et 3 heures de l'après-midi; vers 4 heures, lorsque le soleil commence à disparaître derrière les collines du *Sahel*, il survient des variations notables de température dont on doit se défier.

Pendant les premières semaines de séjour, il importe de s'imposer une certaine sobriété et de résister aux exagérations de l'appétit.

LE CAIRE.

Le climat est, au Caire, fort doux, l'air sec pendant le jour, humide pendant la nuit; les rosées sont abondantes et la pluie ne tombe que pendant 12 jours seulement. Les malades devront prendre les plus grandes précautions, car le vent du dégel est souvent brûlant et les brouillards obscurcissent fréquemment les matinées.

PALERME ET CATANE.

Le mauvais état des hôtels attire peu d'étrangers dans ces villes, quoiqu'elles soient pourvues des meilleures conditions qu'il soit possible de désirer.

NAPLES.

Les variations de température sont brusques, le vent du Nord-Est souffle fréquemment; il est froid. Malgré sa chaleur hivernale, plus grande qu'à Rome, Naples ne convient donc pas aux malades atteints d'affections des voies respiratoires.

VENISE.

Le climat de Venise est essentiellement sédatif. L'atmosphère est calme, chaude, quoique humide, mais s'abaisse en hiver.

SAN-RÉMO ET PISE.

La température est la même à peu près qu'à Menton et à Cannes.

A Pise, les étrangers habitent presque tous les maisons construites sur le quai de l'Arno; elles sont orientées au midi.

Il nous reste à parler des stations de France, qui sont du reste si agréables et si salutaires. Notre cher pays est notamment un des pays les plus bienfaisants du monde. Nous allons donner la liste des sites enchanteurs où les malades peuvent aller chercher la force, la santé, et, disons-le aussi, la bonne humeur, car le ciel de France n'engendre pas la tristesse.

STATIONS DE FRANCE.

1° *Pau* — Médecins : MM. Bouthille, Cantonnet, Daran, Duboué, Lahillhonne, Manes, Valery Meunier, Tarras.

C'est aux médecins anglais James, Inglis, et Taylor, et au très-regretté docteur Louis, que la ville de Pau (l'heureuse patrie du grand Béarnais) doit la réputation dont elle jouit à si juste titre.

Située dans une contrée belle et riche, en face de ce splendide panorama de la chaîne des Pyrénées, propre, bien aérée, elle offre à ses hôtes toutes les commodités et souvent tout le luxe de la vie.

Rien de plus séduisant que les promenades qui se trouvent dans le voisinage de la cité béarnaise, soit que l'on veuille longer le Gave serpentant à travers une délicieuse vallée, soit que l'on préfère s'élever vers les coteaux riants de Jurançon.

Par sa situation, et par la conformation topographique de ses environs, Pau se voit complétement abritée des grands courants d'air du nord et des vents énervants de la région du sud.

Ce calme de l'atmosphère constitue le caractère essentiel, l'élément prédominant de son climat. L'absence de toute grande agitation dans l'air atténue les grandes vicissitudes de l'état thermique, et rend les perturbations de la caloricité ambiante moins sensibles pour les organisations délicates et souffreteuses. La température moyenne de l'hiver n'est que de 7°, 6 : les pluies sont très-abondantes ; heureusement le sol sablonneux absorbe presque instantanément l'humidité.

Amélie-les-Bains.— Amélie-les-Bains est un village de 574 habitants, connu autrefois sous le nom de *Arles-les-Bains*, *Bains-sur-Tech*, *Bains*

11

d'Arles, situé sur la rive gauche du Mondony, et dominé par la colline du Fort-les-Bains. Il date du quatorzième siècle.

Ce village est divisé en deux groupes distincts : l'un près du Tech, autour des forges qui sont l'industrie du pays; l'autre plus haut, dans la vallée du Mondony, autour des établissements de bains.

Le voyageur trouvera des logements aux établissements thermaux et dans les maisons voisines.

L'*édifice thermal*, beaucoup plus ancien que le village, date certainement des Romains. « D'autres constructions antiques, dit M. Henry, se voient partout aux environs, et dans ce nombre il faut compter les murs de l'*église* même, qui, s'élevant à côté de l'établissement, a dû originairement en faire partie. Un aqueduc creusé en partie dans le roc, sur la pente de la montagne, amenait à l'établissement romain les eaux du ruisseau Mondony, où se voit encore le mur de barrage qui tenait le cours de ces eaux au niveau du canal : c'est à ce barrage qu'on donne fort bizarrement, dans le pays, le nom de *mur d'Annibal.* »

En 786, Charlemagne fit don des bains d'Arles à un couvent de Bénédictins; pendant la Révolution, les Thermes devinrent la propriété de la petite commune d'Arles-les-Bains, qui les conserva jusqu'en 1813, époque à laquelle ils furent vendus à un particulier, M. Hermabessière. Ce nouveau propriétaire transforma graduellement les antiques piscines en un établissement thermal un peu plus confortable. Depuis, un établissement rival, connu sous le nom de *thermes Pujade*, a été construit plus en amont que les thermes Hermabessière, au pied des escarpements rocheux de la *Serrat-den-Merle*, à 224 mètres au-dessus du niveau de la mer. Cet établissement se compose de deux édifices distincts : l'inférieur constitue les thermes proprement dits, le supérieur est la maison d'habitation destinée au logement des baigneurs.

La maison des thermes Pujade a deux étages, non compris le rez-de-chaussée, qui renferme une vaste galerie le long de laquelle s'ouvrent treize cabinets de bains. Au premier étage se trouvent neuf cabinets, ayant chacun sa baignoire en marbre, un salon d'attente et une chambre donnant sur une terrasse. Au deuxième étage, on compte sept chambres, un salon, une chambre sulfuraire et un cabinet de bains. En outre, l'établissement renferme des chutes d'eau de 8 à 9 mètres de hauteur; de grands réservoirs voûtés, creusés dans le roc; douze douches de 2 à 6 mètres d'élévation, qu'on peut graduer en température, en volume, en pression, et une piscine gymnastique due à l'ingénieur François, pouvant contenir soixante personnes et où l'on admet successivement trois séries de malades. Cette piscine à courant continu et à trop-plein facultatif, a 4 mètres de longueur sur 7 mètres de large. L'eau minérale est refroidie par serpentinage, l'appareil qu'elle traverse plongeant dans l'eau froide d'un ruisseau détourné, opération pour laquelle on a utilisé l'ancien mur d'Annibal.

La maison d'habitation se compose d'une grande salle à manger, d'un salon, d'une pharmacie et de deux étages contenant trente chambres; les appartements du premier étage conduisent de plain-pied à deux terrasses garnies de balustrades.

« La station où coulent nos sources, étant la plus basse et la plus méridionale de toutes les stations thermales des Pyrénées, il en résulte, dit M. le docteur Pujade, dans son prospectus, que la température y est beaucoup plus douce, ce qui permet aux baigneurs, non-seulement de prolonger leur séjour à nos bains plus qu'à l'ordinaire, mais encore d'y venir faire usage des eaux au cœur de l'hiver.

» Des jardins en amphithéâtre, plantés d'arbres et d'arbustes agréablement distribués pour les promenades et l'ombrage, des terrasses et des parterres qu'embaument les roses, les lavandes et les romarins, des vignes et des vergers garnis d'arbres fruitiers de toute espèce, entourent les nouvelles constructions et forment autant de belvédères d'où l'on peut examiner en détail les beautés pittoresques de cette localité pyrénéenne.

» En effet, on voit à ses pieds le lit encaissé et sinueux du Mondony. Au-dessus, à l'entrée de la gorge de Montalba, on voit ces mêmes eaux franchissant la muraille d'Annibal et se précipitant en cascade, d'une hauteur de plus de 10 mètres.

» Un étroit sentier conduit à la grande cascade... D'autres chemins traversent les jardins et parterres et vont aboutir à la promenade communale, ainsi qu'au chemin qu'a fait construire le *comte de Castellane* pour l'agrément et la commodité des baigneurs, qui peuvent parcourir sans fatigue les flancs verdoyants et accidentés des montagnes voisines, et arriver aux deux points culminants, dits *lo Serrat den Merle* et *lo Serrat de las Fourques*, desquels points l'œil embrasse à la fois une partie de la vallée d'Arles, les sites variés qui entourent les bains et les hautes cimes du Canigou. — Enfin, dans cette excursion, le baigneur rencontre successivement un pavillon, la fontaine de la *Madona* et un jardin d'où l'on jouit d'une vue délicieuse. »

Sur la rive droite du Mondony, à peu de distance des thermes Pujade, s'élève l'*établissement militaire*, nouvellement construit, et relié à la rive gauche par un beau pont précédé d'un viaduc. Les eaux qui l'alimentent franchissent une distance de 376 mètres sans éprouver d'altération. Cet établissement possède une piscine pour les soldats, à 40 places, avec 6 baignoires et douches annexées, 8 grandes douches et des douches ascendantes; une piscine pour les officiers, à 30 places, avec 8 baignoires, 4 grandes douches jumelles, une douche à forte pression avec douche écossaise; enfin, une série de douches mobiles, annexées aux baignoires, et extrêmement variées. Ce sont les thermes militaires de France qui peuvent recevoir la plus grande quantité de malades.

Promenades. — Les principales promenades qu'on peut faire à Amélie-les-Bains sont : (1 heure montée et descente) au *Serrat den Merle* (voir ci-dessus) ; — (1 heure et demie aller et retour) au *Fort-les-Bains*, petite forteresse que Louis XIV fit construire d'après les plans de Vauban ; — (à 4 kilomètres) *Arles*, une des villes où les Catalans français ont le mieux conservé leurs coutumes antiques ; — à (10 kilomètres) *Corsavi*, d'où l'on découvre une belle vue ; — au (15 kilomètres de marche) *Canigou*, etc.

Hyères (Var). — Médecins : MM. Chassinat, Laure, Vérignon, Vidal.

Cette petite ville est bien abritée contre les vents du nord, exposée en plein midi, à 4 kil. de la mer, mais insuffisamment garantie du mistral ; le thermomètre s'abaisse rarement au-dessous de zéro.

Cette station est spécialement recommandée pour les phthisies, la scrofule, la sécrétion des muqueuses. La bronchorrée ne résiste pas à ce climat sédatif.

Cannes (Alpes-Maritimes). — Médecins : MM. Buttuva, Gimbert, de Valcourt, Bourtan, Niepce fils.

Il y a quelques années, Cannes était un village presque inconnu, où quelques étrangers, le célèbre lord Brougham entre autres, venaient chercher le repos et la santé pendant les mois les plus rigoureux de la saison d'hiver (température moyenne de la saison d'hiver : 9°). Cannes est aujourd'hui l'une des stations climatologiques les plus estimées et les plus suivies.

De riches domaines se sont créés de toutes parts ; l'émigration s'est fixée dans la localité, et la population sédentaire s'est accrue de plus de 3000 personnes en moins de dix ans.

La ville, située aux bords de la Méditerranée, se trouve défendue contre le terrible mistral (vent de N.-N.-O.) par les pics tourmentés et sauvages de l'Esterel.

Vers l'extrémité orientale du golfe qui la circonscrit, et à quelques minutes de la pointe de la Croisette, se dresse l'île Sainte-Marguerite, la plus grande des îles de Lérins ; une forêt de pins sillonnée d'allées et d'avenues couvre l'île sur toute sa surface. C'est sur cet emplacement que nous aurions désiré voir s'établir une maison de convalescence modèle pour les soldats malades de l'armée et de la marine. Par malheur, la raison d'État en a décidé autrement !

La ville offre à ses hôtes les promenades les plus variées, et les souvenirs historiques les plus précieux : la Napoule, les îles Lérins, Sainte-Marguerite et le Masque de fer, Saint-Honorat et sa célèbre abbaye.

A deux kilomètres, le village du Cannet représente le type le plus parfait de la zone des collines à température régulière et constante.

En traversant à l'E. les collines de Valauris, on arrive au golfe Juan, dont la position paraît aussi heureuse que celle de Cannes.

Nice (Alpes-Maritimes). — Médecins : MM. Baretti, Giraud, Granvilliers, Hugues, Langoudin, Labouski, Macario, Niepce.

Nice sera conseillée aux gens du monde habitués aux distractions des grandes villes et qui désirent passer l'hiver dans le Midi.

Monaco et *Monte-Carlo* (Alpes-Maritimes) sont deux séjours enchanteurs. Brise embaumée, climat exceptionnellement sain, vie facile et agréable. Un malade, en respirant l'air de ces petits coins du ciel, revient bien vite à la santé. Les hôtels de ces petites villes, leurs villas sont vraiment splendides.

Menton (Alpes-Maritimes). — Médecins : MM. Bonnet, Farina, Gent.

La ville de Menton a été, plus encore que ses voisines, surprise par les développements rapides de la vogue et du confort.

Ce sont les Anglais, ces touristes intrépides, qui ont d'abord préconisé cette incomparable plage, disposée en arc de cercle au bas d'un rideau de montagnes qui semblent former le dossier du fauteuil où vient s'asseoir le valétudinaire.

Les travaux de viabilité et de voirie s'améliorent de jour en jour ; les promenades déjà variées se multiplient, et les ressources alimentaires augmentent.

Le casino, où se réunissent les étrangers, est situé dans une position des plus agréables.

Ajaccio (M. le docteur de Pietra-Santa s'est trop occupé de la Corse pour que nous n'ayons point recours à lui au sujet de cette importante station hivervale. Nous lui avons donc demandé sa collaboration et nous lui empruntons cette notice).

« Nulle part en Italie, écrivait Ottavi, en parlant du golfe d'Ajaccio, la lumière ne verse sur l'horizon des teintes plus magnifiques ; nulle part les vaisseaux ne trouvent une bienvenue plus insistante. Un amphithéâtre circulaire de montagnes granitiques et élevées, aux lignes sévères, borne son horizon ; on y arrive, par une succession de collines gracieusement étagées de la plage sablonneuse que le flot nivelle, aux sommets abrupts qui gardent dans leurs ravins des neiges éternelles. »

Les souvenirs historiques, les distractions intellectuelles, les promenades et les excursions ne manquent pas au touriste et au valétudinaire dans la patrie de Napoléon Ier.

— La *Citadelle*, élevée par le maréchal de Thermes sous Henri II, par la grâce de Dieu, roi de France et seigneur de l'île de Corse.

— La *Cathédrale* (à l'architecture italienne du seizième siècle) construite par un Vicaire apostolique de Grégoire XIII.

— La *Maison Bonaparte*, berceau de la famille impériale sur la place Lœtizia.

— Le *Grand Établissement*, que le cardinal Fesch voulait affecter à l'installation d'un couvent de Passionnistes, comprend aujourd'hui : le Collége communal ; la Bibliothèque (curieux manuscrits) ; le Musée (tableaux et sculptures provenant des galeries du Cardinal) ; la chapelle où repose la *Mater regum*.

— Les grand et petit Séminaires.

— Les Pénitenciers agricoles de *Castelluccio* et de *Chiavari*.

Les Écoles normales supérieures des garçons et des filles.

La *Pépinière*, véritable succursale du Jardin d'acclimatation de Paris, avec sa flore variée et brillante.

— Le théâtre Gabriel (opéra italien).

Les étrangers sont reçus avec empressement dans les deux cercles de la ville (*Bonaparte* et *Ajaccien*). Ils y trouvent des journaux, des livres nouveaux, un restaurant, une salle de billard, ressources tendant à rendre le temps plus court et les journées plus agréables à passer.

Les promenades, qui occupent toujours une si large place dans la journée du malade, sont aussi nombreuses que variées.

La place du *Diamant*, située au centre de la ville, et dont la vue s'étend sur le golfe se prolongeant en une délicieuse promenade, le boulevard *Lantivy*, le long de la mer jusqu'à la place *Miot*, la chapelle des *Grecs*, la villa *Mariani* et les îles des *Sanguinaires*. Le cours *Grandval* avec ses confortables et gracieux cottages (*Valery Peraldi*) aboutissant à la grotte que, d'après la légende, le jeune Napoléon avait adoptée pour cabinet d'étude. Le cours *Napoléon*, qui traverse la ville dans toute sa longueur, bordé d'orangers aux parfums délicieux, se continue par la route départementale de Corte à Bastia.

Tous les environs d'Ajaccio offrent aux valétudinaires pour les excursions à pied, à cheval et en voiture, les sites les mieux abrités et les plus pittoresques, au milieu d'une végétation splendide.

Personne n'ignore que la multiplicité des plantes sur un point donné du globe concorde avec la fécondité de son terrain.

La salubrité d'un pays se déduit avec raison de l'épanouissement des produits des contrées les plus privilégiées, pendant que la présence de certaines plantes tropicales démontre la douceur de son climat.

Parmi ces dernières, rappelons le palmier, l'ananas, le bananier, la canne à sucre, le coton, le tabac. Les orangers, les citronniers, les mandarines, les cédratiers avec toutes leurs variétés, sont cultivés en plein air et en plein champ, et ces arbres charmants sont le plus souvent couverts à la fois de fleurs et de fruits. L'olivier atteint sur les collines des dimensions considérables.

Les coteaux sont couverts de vignobles renommés, et le raisin *brustiana* rivalise avec le chasselas de Fontainebleau.

Les personnes délicates et souffreteuses ne doivent pas négliger les promenades sur mer.

Le magnifique golfe, avec ses innombrables sinuosités, se prête admirablement à ces bains d'air vivifiant; quand l'aviron frappe la vague, il s'élève autour de la petite embarcation une quantité considérable de poussière fine d'eau salée, qui reproduit les conditions d'une véritable salle de pulvérisation.

C'est vers la fin de septembre et dans les premiers jours d'octobre que l'on peut se diriger sur la Corse. Les valétudinaires qui ont séjourné l'été dans les stations thermales des Pyrénées et des Vosges trouveront déjà à ce moment une campagne souriante sous les premières ondées des pluies d'automne[1].

Il existe dans la ville de bons hôtels, de charmants cottages meublés avec luxe et confort; des maisons de campagne proprettes et modestes; des appartements garnis, et des chambres meublées; le tout, à des prix moins élevés que dans les stations provençales.

Nous terminerons cette étude par l'indication de la température des principales stations médicales classées d'après celle de l'hiver.

	Hiver.	Printemps.	Été.	Automne.	Année entière.
Davos.	0°5	2°0	11°1	2°8	2°6
Meran.	0.6	11.8	21.7	11.2	11.5
Montreux.	2.6	10.4	18.8	10.9	10.7
Venise.	3.3	12.6	22.8	13.3	12.5
Pau.	5.8	11.5	18.6	13.1	12.3
Pise.	6.0	14.2	24.0	15.6	14.9
Rome.	7.5	13.8	24.9	18.3	25.8
Amélie-les-Bains .	7.9	14.9	23.2	15.9	15.2
Nice.	8.3	13.7	22.9	16.1	15.2
Hyères	8.5	15.0	23.4	15.5	15.6
Cannes	9.8	15.8	24.2	18,0	16.7
Menton	9.2	16.2	24.6	17.5	17.6
Naples	9.8	15.2	23.8	16.8	16.4
Palerme.	11.4	15.0	23.5	19.0	17.2
Alger	11.4	17.2	23.6	21.4	17.8
Malaga	13.1	20.3	26,8	16.2	19.1
Le Caire.	14.6	21.9	29.0	23.2	22.0
Funchal.	16.3	17.5	21.1	19.8	18.7

1. Médecins : Caparelli. — Peri, — Frasseto, — Casalonga, — Versini, — Giustiniani, etc.

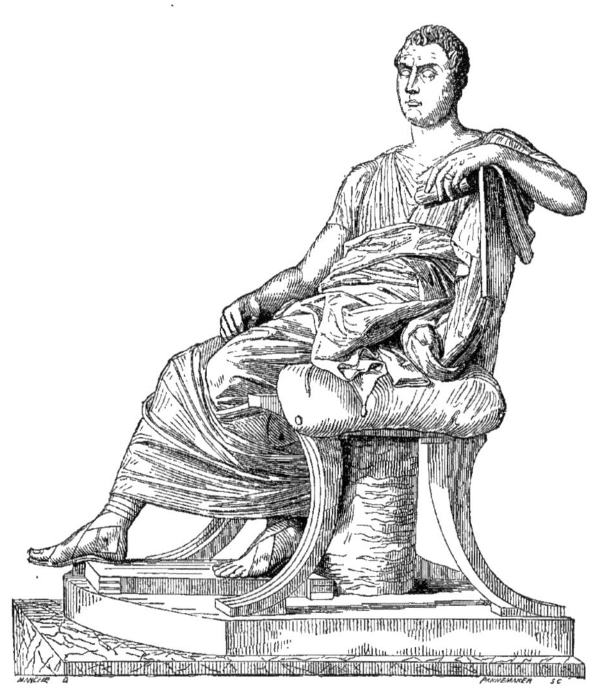

Pline le naturaliste.

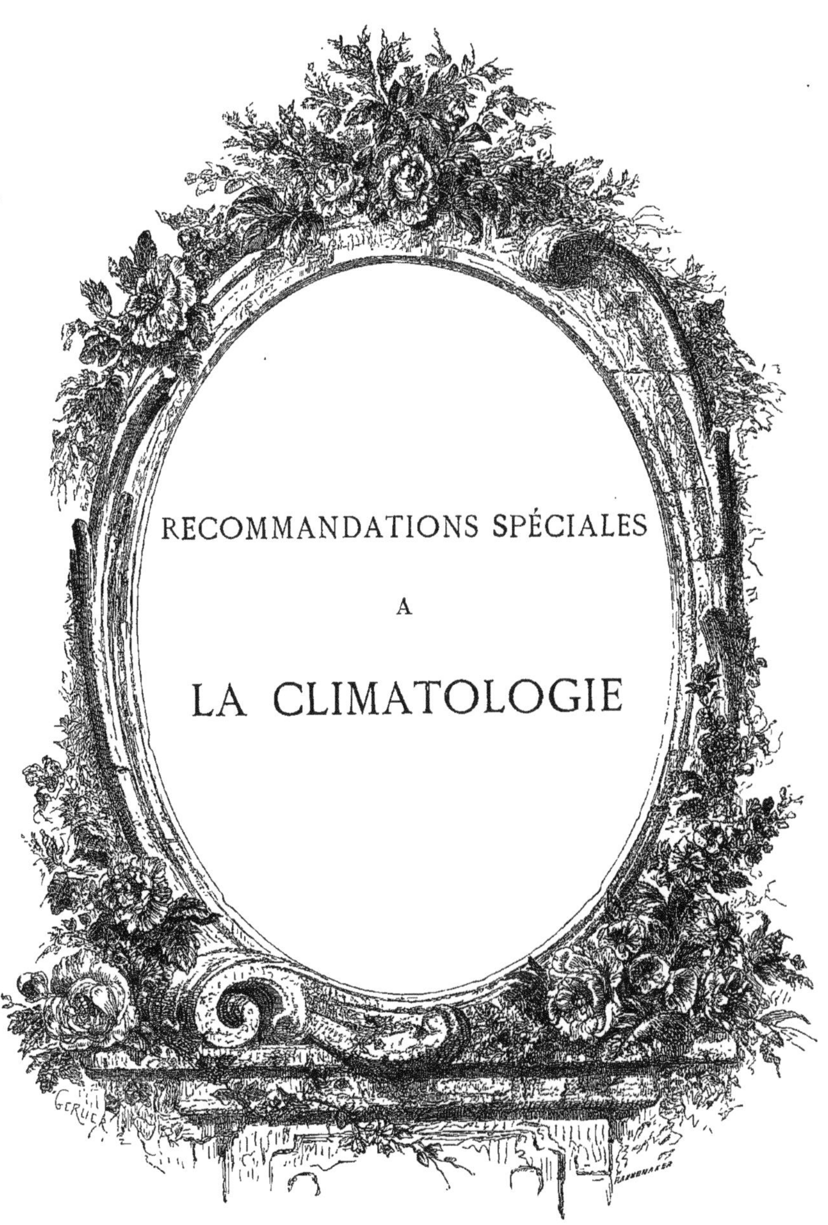

RECOMMANDATIONS SPÉCIALES

A

LA CLIMATOLOGIE

ÉTABLISSEMENT DU ROUCAS-BLANC

MARSEILLE. — Plage du prado

Les médecins qui s'occupent de climatologie sont nombreux aujourd'hui. Ces praticiens pensent, avec raison, que le meilleur moyen de changer le cours d'une maladie est souvent de changer l'air que respire le malade, et de transporter celui qui souffre sous un ciel nouveau. Au fond, cette opinion n'est qu'une forme un peu savante d'une vérité banale. Le bòn sens peut remplacer ici les livres des médecins, et la mère de famille qui emmène son enfant malade à la campagne ne se doute pas qu'elle obéit aux prescriptions des climatologistes. Il y a cependant une véritable science de la climatologie. Elle consiste dans le choix des pays dont le séjour doit être conseillé aux divers malades. Elle doit connaître les qualités des différents climats afin de pouvoir prescrire aux pauvres patients telle ou telle résidence. Mais, parmi tous les endroits que l'on peut relever sur la carte climatologique, nous savons un petit coin de terre, délicieux, ravissant, qui a conquis toutes les préférences des malades et des médecins. Nous voulons parler du Roucas-Blanc.

Le Roucas-Blanc est situé à Marseille sous cette corniche qui fait la gloire de la cité phoceenne. Il y a là des rochers fantastiques, des panoramas splendides, des bois de sapins résineux aux senteurs stimulantes. Il y a aussi la mer dont la brise fortifiante donne la force et l'énergie aux organismes affaiblis.

A tous les points de vue, l'établissement du Roucas-Blanc sera consacré aux malades désireux de favoriser les progrès de leur convalescence. Cet établissement est d'un luxe tout français et d'un confortable tout anglais. Il a l'avantage d'offrir tous les charmes de la solitude, tout en étant à proximité d'une grande ville. On peut donc suivre en paix toutes les prescriptions d'un médecin sévère et se procurer de temps en temps quelques distractions. Marseille est de plus la ville de toutes les ressources et de toutes les richesses. On est donc assuré de ne manquer de rien pendant tout un séjour. Cette baie du Roucas-Blanc est si peu éloignée de Marseille que vingt-cinq minutes suffisent, en bateau à vapeur, pour aller de la Cannebière à l'extrémité des jetées. On s'y rend également en trente minutes par les omnibus et les tramways, qui descendent les voyageurs à l'établissement même.

Tous les visiteurs nombreux ont apprécié avec quel soin se fait le service dans l'établissement du Roucas-Blanc, ouvert toute l'année. La France et Marseille possèdent sans aucun doute une station climatologique de premier ordre.

La gravure ci-dessous représente la vue générale de l'établissement du Roucas-Blanc.

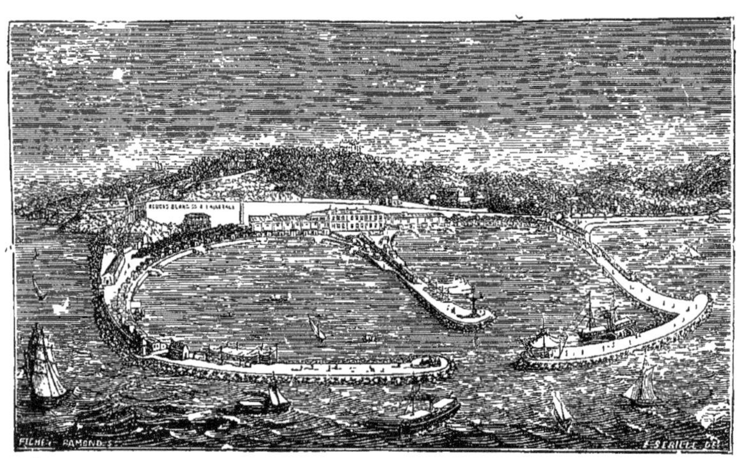

VUE GÉNÉRALE DE L'ÉTABLISSEMENT DE ROUCAS-BLANC

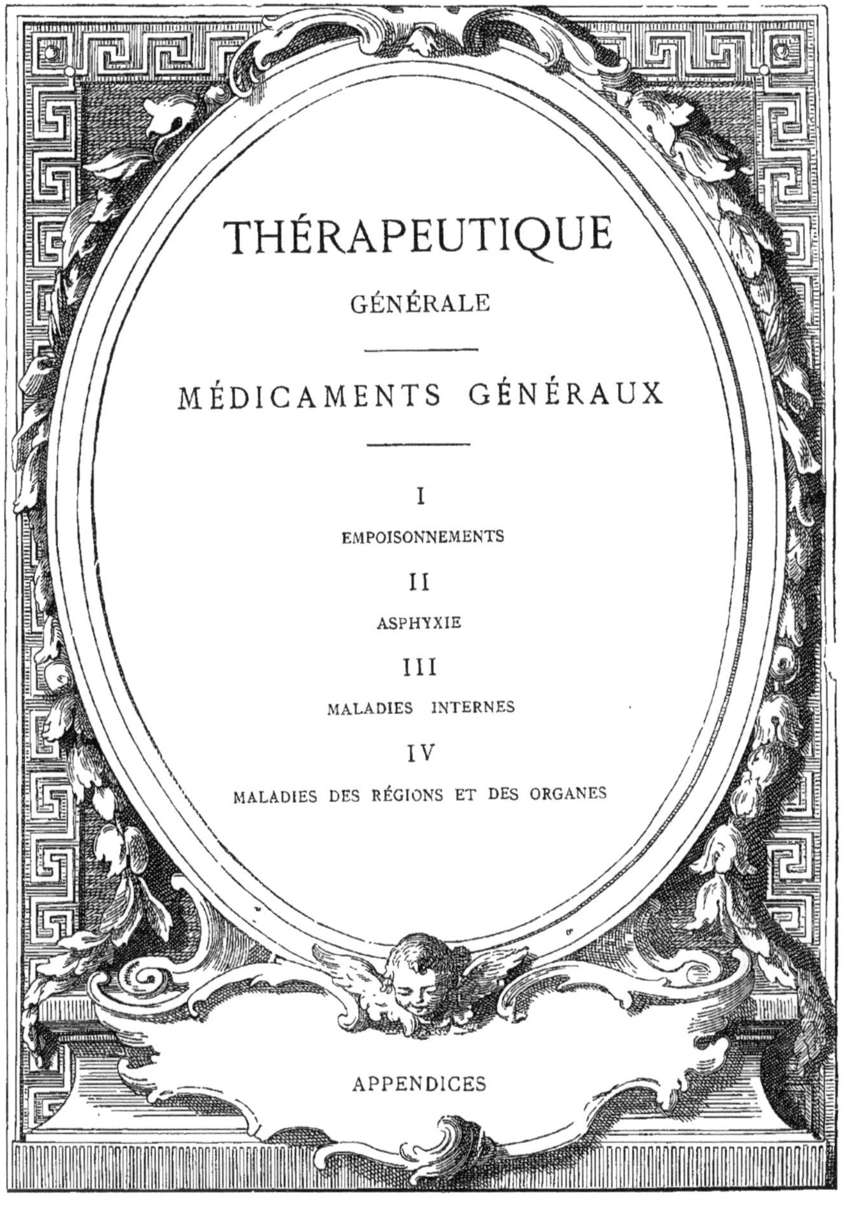
THÉRAPEUTIQUE
GÉNÉRALE
MÉDICAMENTS GÉNÉRAUX
I
EMPOISONNEMENTS
II
ASPHYXIE
III
MALADIES INTERNES
IV
MALADIES DES RÉGIONS ET DES ORGANES
APPENDICES

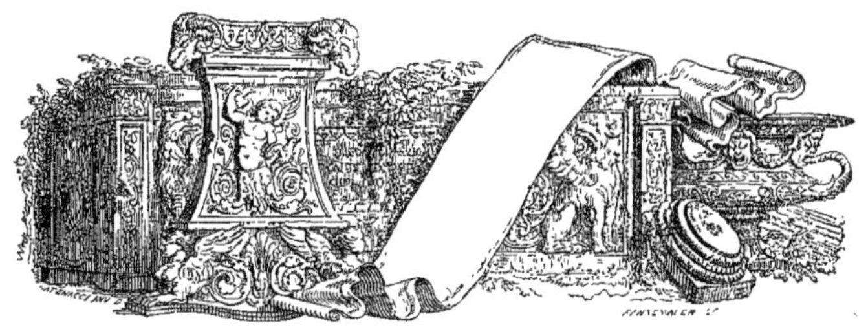

THÉRAPEUTIQUE GÉNÉRALE

MÉDICAMENTS GÉNÉRAUX.

ous n'avons point la prétention de faire ici un traité purement scientifique. Nous voulons simplement grouper dans un ordre méthodique certaines données qu'il nous paraît indispensables de connaître.

Dans cette section de notre livre nous avons un double but :

1° Nous donnerons, sous forme de conseils, toutes les prescriptions à prendre pour soigner les principales maladies ;

2° Nous nous efforcerons de résumer les connaissances pratiques que tout le monde doit savoir.

Voici maintenant comment sera divisé ce travail :

I

EMPOISONNEMENTS.

II

ASPHYXIE.

III

MALADIES INTERNES.

IV

MALADIES DES RÉGIONS ET DES ORGANES.

Ce livre étant destiné à devenir le guide ordinaire de la santé, nous avons négligé de nous occuper de certaines affections *toutes spéciales;* nous avons omis de plus tout ce qui est dans la médecine *exceptionnel et exceptionnellement grave*. Nous n'avons point, avons-nous dit, la prétention de remplacer le praticien, nous voulons fournir les moyens de donner les premiers secours et d'arrêter le mal dès son origine.

PREMIÈRE SECTION

EMPOISONNEMENTS

Symptômes généraux. — Coliques subites — nausées — vomissements à la suite d'ingestion d'aliments ou de boisson.

Chaque poison révèle ensuite sa présence par des symptômes spéciaux, que nous rencontrerons et analyserons.

Remèdes généraux. — Les remèdes généraux sont de deux sortes : 1° Chasser le poison de l'estomac. — Pour cela, faire vomir par l'absorption de l'émétique ou de l'ipéca. Il vaut mieux cependant y arriver par un moyen mécanique si on le peut : c'est-à-dire en faisant avaler de l'eau chaude en grande quantité, puis en titillant la luette avec le doigt ou mieux avec une plume d'oie ;

2° Décomposer le poison à l'intérieur. La substance ingurgitée se modifiant sous l'influence d'un réactif, elle cesse d'être nuisible.

Remèdes spéciaux : — Les antidotes de chaque poison comme nous allons le voir.

Empoisonnements par les corrosifs :

Les principaux sont : 1° Parmi les minéraux et les produits chimiques *iode, chlore, acides sulfurique, azotique, chlorhydrique, oxaligne, citrique, tartrique, acétique, vinaigre, alcalis concentrés : tels que ammoniaque, eau de Javelle.*

2° Parmi les végétaux : *coloquinte*, *gomme-gutte*, *garou* ou *bois-gentil*, *euphorbe*, *épurge*, *sabine*, *rue*, *delphine*, *narcisse des prés*, *colchique*, *renoncules*, *clématites*, etc.

3° Parmi les animaux : *moules*, *cantharides*, *crevettes*, etc.

Symptômes généraux. — Saveur âcre, brûlante, à la bouche, à l'estomac; vomissements pénibles, quelquefois sanguinolents; douleur à la gorge, à l'estomac, dans le ventre; soif ardente; mouvements convulsifs, sueurs froides, etc.

Joignons-y, dans beaucoup de cas, l'odeur caractéristique du poison.

Remèdes : 1° *Vomitifs énergiques.* Lavement au sel de cuisine;

2° Eau albumineuse.

Antidote général (excepté pour les alcalis) :

♃ Hydrate de protoxyde de fer. . .	(Dorvault).
Magnésie calcinée.	
Charbon animal en poudre. . . .	

Empoisonnements par les principaux hyposthénisants :

1° *Arsenic.* — Cette substance, prise à haute dose, ne produit pas de saveur très-désagréable; celle-ci est parfois même un peu sucrée en même temps qu'un peu astringente; c'est ce qui explique la facilité avec laquelle on le fait prendre dans un but criminel. Cependant, lorsque le poison reste longtemps en contact avec l'intérieur de la bouche ou de la gorge, ou est avalé à plusieurs reprises, l'individu ressent dans ces parties une chaleur ardente. Lafarge, empoisonné par petites doses répétées d'arsenic, se plaignait à sa femme que toutes les boissons qu'elle lui donnait lui brûlaient la gorge. Arrivé à l'estomac l'arsenic y développe bientôt des douleurs déchirantes; on est ensuite pris d'une soif vive, de nausées, de vomissements âcres, brûlants, sanguinolents, puis de coliques suivies de selles noires, fétides, sanguinolentes. A ces symptômes locaux succèdent les symptômes généraux de l'absorption du poison : l'intermittence et une faiblesse excessive du pouls, le tumulte et la petitesse des battements du cœur, des palpitations, des syncopes, l'oppression, un crachotement continuel de salive épaisse; puis la lividité de la face, l'altération des traits, des sueurs froides et visqueuses, des ecchymoses à la peau; les urines sont rares et elles contiennent de l'acide arsénieux.

Quelques malades ont des convulsions, d'autres des paralysies; les uns ont du délire, d'autres un assoupissement; d'autres conservent jusqu'au bout l'intégrité de leurs facultés intellectuelles. Cet état persiste pendant un, deux ou trois jours; puis la mort arrive au milieu de convulsions effrayantes ou bien dans un état de syncope. Lorsque les malades ont pris une quantité considérable de poison, ils sont comme foudroyés et présentent les symptômes des cholériques : leur figure et leur corps sont refroidis et cyanosés; ils ont peine à respirer et succombent en peu d'heures dans un état d'affaissement et de syncope.

Remèdes. — Les contre-poisons de l'arsenic sont : le peroxyde de fer hydraté ou la magnésie hydratée en gelée (*300 à 1000 gr.*).

Expulser le poison par l'huile de ricin.

2° *Phosphore.* — Remède :

℞	Eau gommeuse.	100 gr.
	Gomme adragante	0, 25
	Essence de térébenthine . . .	4
	Sirop de fleurs d'oranger . . .	20

Quatre fois en une heure.

3° *Digitale.* — Symptômes. — Vomissements liquides, glaireux, verdâtres; céphalalgie, vertiges, éblouissements, trouble de la vue, dilatation des pupilles, bourdonnements d'oreilles; pouls d'abord fort, précipité, puis très-lent. Affaissement; épigastre douloureux; selles abondantes; suppression des urines; peau froide.

Remèdes.— Faire vomir avec l'émétique, l'ipéca, ou en chatouillant la luette; boissons aromatiques chaudes; quelques gouttes d'ammoniaque dans la tisane; alcooliques; tannin.

Empoisonnement par les principaux stupéfiants :

1° *Plomb.* — Nous empruntons au docteur Moyssac les renseignements qui suivent :

Symptômes. — Ils peuvent être divisés en trois groupes : 1° troubles de la nutrition ; 2° de la sensibilité ; 3° de la motilité.

1° *Troubles de la nutrition.* — La nutrition est profondément altérée, les individus maigrissent, pâlissent, leurs forces diminuent, ils deviennent profondément anémiques, leur sang est pâle, les globules diminués, souvent on entend des souffles vasculaires. L'appétit devient capricieux, la bouche exhale une odeur fétide, *les gencives présentent un liseré noirâtre* à 2 ou 3 millimètres de leur bord libre, ce liseré, assez caractéristique, est dû à la formation d'un sulfure de plomb. En effet, le plomb volatilisé se dépose sur les gencives et s'y combine avec l'hydro- [illegible] dé a e dans toute l'étendue des voies digestives.

Souvent la peau prend une *teinte subictérique* et, chose remarquable, pendant les accès de colique, le foie semble diminuer considérablement de volume (Potain).

2° *Troubles de la sensibilité.* — Les plus remarquables consistent en *coliques* fort vives, occupant l'ombilic, l'épigastre ou la région hypogastrique, s'irradiant vers les régions voisines. La douleur occasionnée par ces coliques est tantôt sourde, tantôt aiguë, elle est continue mais sujette à des exacerbations irrégulières pendant lesquelles les malades sont en proie à la plus vive anxiété ; on les voit se rouler sur leur lit, prendre des positions variées, mais surtout se coucher sur le ventre ; en effet, *la douleur se calme souvent par une pression graduelle* et continue exercée sur le ventre avec la paume des deux mains. Il existe aussi des crampes très-douloureuses dans divers muscles et principalement dans ceux du mollet qui deviennent durs comme du bois, dans divers autres points et jointures, souvent avec les coliques, coïncide l'hyperesthésie des muscles abdominaux.

La constipation est opiniâtre, mais il survient souvent des vomissements. Ces coliques, abandonnées à elles-mêmes, peuvent durer plusieurs semaines, mais convenablement traitées elles disparaissent rapidement. Dans les cas rares où on a pu examiner l'intestin, on n'a rien trouvé de spécial.

Souvent les malades présentent des anesthésies partielles, de l'analgésie et des troubles cérébraux.

Encéphalopathie saturnine. — Ceux-ci consistent en une céphalalgie vive frontale, accompagnée de vertiges, d'hallucinations, d'un délire furieux ; cet état épouvantable, après avoir duré cinq à six heures, se termine par un sommeil profond, mais les malades peuvent mourir foudroyés *(forme délirante)*. Chez d'autres, les convulsions constituent le symptôme prédominant *(forme convulsive* ou *épileptique)* ; chez d'autres enfin, c'est le coma *(forme comateuse)*.

Les accidents cérébraux sont sujets à récidives ; ils ne s'accompagnent pas d'altérations de la pulpe nerveuse ; parfois pourtant on a noté un aplatissement des circonvolutions.

3° *Troubles de la motilité.* — Les plus légers consistent en un *tremblement* assez semblable au tremblement alcoolique.

Les plus graves en *paralysies presque toujours limitées aux extenseurs* plutôt à ceux des doigts, de la main et de l'avant-bras, qu'à ceux des pieds et de la jambe.

La persistance d'action des fléchisseurs porte la main et l'avant-bras dans une flexion forcée que l'on fait aisément disparaître, mais qui se produit aussitôt qu'on abandonne à elles-mêmes les parties paralysées. Les paralysies des autres muscles sont assez rares.

Il est fort rare que la paralysie soit un accident primitif, presque toujours elle succède à des coliques et ne se produit guère que chez des individus depuis longtemps soumis aux émanations saturnines.

La paralysie saturnine enlèverait très-rapidement aux muscles frappés la propriété de se contracter sous l'influence de l'électricité (Duchenne). Elle produit très-rapidement leur atrophie.

Dans des cas rares l'intoxication saturnine altère certains sens spéciaux et produit une surdité ou une amaurose passagères.

La maladie est toujours apyrétique ; elle peut cependant donner lieu à certaines *endocardites*, souvent le timbre des claquements calculaires est plus sec, le pouls a moins d'ampleur.

Les coliques, les paralysies et les accidents cérébraux ne se rattachent à aucune lésion anatomique appréciable.

Marche. — L'action du plomb sur l'organisme s'effectue plus ou moins rapidement; il existe à cet égard des prédispositions spéciales. Certaines personnes s'y exposent indéfiniment sans danger; chez d'autres les accidents surviennent presque aussitôt.

Les accidents débutent souvent par les coliques, parfois l'anémie saturnine la précède pendant un temps plus ou moins long. Abandonnées à elles-mêmes, les coliques peuvent se prolonger plusieurs semaines, mais un traitement convenable abrége beaucoup leur durée.

Les paralysies saturnines ont une marche lente et progressive, leur durée est indéterminée, elles peuvent disparaître en quelques jours ou persister pendant des années ou même toute la vie; la guérison peut être complète ou incomplète.

Les accidents cérébraux qui caractérisent l'encéphalopathie saturnine sont toujours très-graves; plus de la moitié des malades y succombent et le *pronostic* doit toujours être réservé, car on a vu des accidents foudroyants succéder en quelques heures aux phénomènes les plus bénins; plus la vie se prolonge, moins le pronostic est grave, car souvent les cas mortels le sont en deux ou trois jours.

Diagnostic. — La colique de plomb se distingue aisément de *l'entérite, la dysenterie*, etc., par la constipation opiniâtre qui l'accompagne; elle ressemble davantage à un *étranglement interne*, mais la colique saturnine ne détermine pas de vomissements stercoraux; de plus, la marche des accidents et les circonstances particulières au milieu desquelles se développe la colique mettront sur la voie du diagnostic.

La *gastralgie* et *l'enteralgie* étant, comme la colique saturnine, une névrose des nerfs de l'estomac et de l'intestin, le diagnostic se fonde sur la nature des conditions au milieu desquelles se développe la colique.

La paralysie saturnine est facile à reconnaître vu la nature des accidents qui l'ont précédée, vu son siége limité aux extenseurs, etc.

On ne peut reconnaître la nature saturnine des accidents cérébraux que par la connaissance de l'empoisonnement saturnin sous le coup duquel se trouve le malade.

Traitement. — Prophylaxie. — Elle présente trois indications (Grisolle) : 1° se servir des procédés qui répandent le moins de particules métalliques dans l'atmosphère ; 2° renouveler fréquemment cette atmosphère ; 3° employer des moyens mécaniques pour s'opposer à la pénétration des molécules de plomb dans les poumons et l'estomac : mettre sur le nez et la bouche des éponges trempées dans de l'eau aiguisée avec de l'acide sulfurique, appareil Paulin, ne pas prendre ses repas dans un atelier, soins de propreté, bains sulfureux, etc.

Les coliques seront surtout traitées par les purgatifs, un mélange à parties égales de miel et de soufre (12 grammes par jour environ) donne souvent de bons résultats ; on peut aussi recourir au traitement de la Charité, traitement qui, depuis près de trois siècles, jouit d'une réputation méritée et se compose d'une foule de formules aujourd'hui un peu simplifiées. Il ne faut jamais négliger l'usage des bains sulfureux.

La paralysie saturnine sera traitée par l'électricité et aussi par le sulfate de strychnine administré à l'intérieur à la dose de 5 ou 10 milligrammes.

2° Belladone, Datura, Jusquiame, Tabac.

Symptômes. — Surexcitation cérébrale, rougeur de la face, céphalalgie, œil étincelant, conjonctive injectée, pupille insensible et dilatée, amaurose, diplopie, délire, bouche écumeuse, gesticulations, hallucinations, démarche incertaine, vomissement, selles, miction involontaire ou rétention d'urines, lipothymies, paralysie, coma.

Remèdes. — Émétique ; décoctions astringentes ; solution d'iodures de potassium ioduré ; combattre le narcotisme par les infusions chaudes aromatiques, les alcooliques, les préparations ammoniacales, l'acétate d'ammoniaque ; café noir.

CHAMPIGNONS. — Nous regrettons de ne pas pouvoir donner à nos lecteurs la magnifique gravure que M. le docteur Corlieu a reproduite dans son livre. Nous lui empruntons cependant le tableau suivant qui fera toujours distinguer la vraie et la fausse oronge :

ORONGE VRAIE (comestible).	FAUSSE ORONGE (vénéneuse).
La volve se déchirant au sommet du chapeau le laisse nu ; la volve tout entière autour du pédicule.	La volve se déchire en deux parties le long du bord du chapeau : l'une le coiffe ; l'autre entoure la base du pédicule, sous forme de bordure.
Chapeau : nu, ou portant de larges lambeaux qui ne persistent pas.	*Chapeau :* muni de la coiffe d'abord, puis couvert de ses débris, qui s'écartent les uns des autres par suite du développement, et simulent des verrues.
Surface du chapeau sèche et striée.	Surface du chapeau visqueuse, non striée.
Lames : jaune-jonquille.	*Lames :* blanches.
Odeur : douce.	*Odeur :* nulle
Saveur : agréable.	*Saveur :* salée.

Cet empoisonnement se manifeste par des troubles de la vue, la pâleur, les sueurs froides, les syncopes, les tremblements, le délire, le vertige, les battements du cœur.

Remèdes : Vomitifs énergiques, huile de ricin. — Puis infusions de café, quelques gouttes d'éther sur du sucre.

Faire prendre tous les quarts d'heure la potion suivante :

℞ Eau gommeuse	100 gr.	
Huile d'amandes.	10	
Éther sulfurique	10	(Jeannel).

On croit généralement que les champignons ne sont pas vénéneux quand ils ne noircissent pas une cuiller d'argent plongée dans l'eau bouillante qui les contient. Cette opinion est absolument erronée et tous les jours elle engendre des malheurs lamentables (Tardieu).

Empoisonnement par les principaux narcotiques (*opium*, *laudanum*, *morphine*). *Symptômes généraux* : Sommeil, démangeaisons, soif, nausées.

Remèdes : Émétique (0 gr., 10 à 0,25 dissous dans un verre d'eau fraîche ou tiède) : chatouiller le fond de la gorge ; quand le malade aura vomi, combattre le poison qui sera resté, à l'aide de la décoction de noix de galle (1 gr. pour un verre), café en abondance. Puis, quand on supposera que tout le poison a été rendu, faire boire de l'eau acidulée avec le jus de citron ou le vinaigre. Empêcher le malade de dormir.

Empoisonnement par les cantharides. — *Remèdes :* Vomitifs, eau albumineuse, éther sur du sucre.

Acide prussique. — Traitement : Inspirations d'ammoniaque. — Affusions d'eau froide sur la tête.

Strychnine, *noix vomique* : essayer teinture d'iode, le tannin et le chloroforme.

DEUXIÈME SECTION

ASPHYXIES

Dans l'asphyxie, le premier venu peut être appelé, en l'absence du médecin, à administrer d'urgence les premiers soins ; aussi regardons-nous l'instruction qui y a rapport comme de première utilité.

Il y a plusieurs sortes d'asphyxies, celles occasionnées par l'absence d'air d'abord, par l'excès de la chaleur ou du froid, par les gaz délétères, tels que l'acide carbonique, le gaz d'éclairage, le charbon de bois, les émanations des fosses d'aisances ; l'asphyxie par strangulation, par suffocation, et celle que produit la foudre.

Dans le cas d'asphyxie par absence d'air, air confiné, excès de chaleur, méphitisme, acide carbonique, la première chose à faire, avant tout, c'est d'ouvrir vivement portes et fenêtres, ensuite fricionner fortement le malade, des pieds à la tête, avec une brosse de crin, pendant que l'on prépare des sinapismes de farine de moutarde que l'on appliquera aux cuisses, à la région du cœur même, le long de la colonne vertébrale ; on mettra de l'eau chaude aux pieds ou un fer chaud, en continuant toujours les frictions que l'on pourra faire encore avec l'eau sédative ; les ventouses, les aspersions, l'électrisation, les inhalations d'eau ammoniacale, de vinaigre, d'acide acétique, les lavements vinaigrés ou salés, et en général tout ce qui peut stimuler le sang vivement est salutaire ; nous conseillons en outre de fustiger le patient ; les meilleurs moyens en pareil cas sont les plus prompts. Il faut aussi le réchauffer par un bon feu, et l'entourer de couvertures de laine, et aussitôt qu'on le pourra, lui faire avaler une boisson chaude excitante, thé, punch, vin chaud, etc. On a encore conseillé de provoquer la respiration artificiellement, en faisant alternativement des mouvements de pression sur le thorax et le ventre, l'insufflation de l'air dans le thorax, bouche à bouche, ou au moyen d'un tube et d'un soufflet. Le difficile est souvent d'écarter les mâchoires qui sont convulsivement serrées. Enfin, disons en terminant que le meilleur moyen, si on l'avait toujours à sa disposition, serait l'électricité. C'est pourquoi nous avons conseillé de mettre dans toutes les boîtes de secours, dans les caissons d'ambulances et notamment dans tous les postes de police des villes, une petite machine portative de Gaiffe (pile au bi-sulfate de mercure).

Dans les cas d'asphyxie par le froid, il faudra employer les mêmes moyens, mais agir avec la plus grande prudence. Il serait on ne peut plus dangereux de ramener brusquement la chaleur par un bain à haute température, ou par de l'air très-chaud. Il faut opérer progressivement. Une réaction brusque tuerait infailliblement le malade, comme cela s'est vu dans les congélations. Dans le traitement de l'asphyxie par la chaleur, les transitions brusques auraient un inconvénient analogue.

Contre l'asphyxie par strangulation ou par la foudre on emploiera les mêmes moyens.

Dans l'asphyxie par suffocation, produite par un corps étranger, la première chose à faire est d'enlever celui-ci, au moyen d'une longue pince, d'une baleine, d'une tige de fer recourbé, d'une forte clef longue de tige, et si l'on ne peut y parvenir, de gagner du temps en facilitant l'entrée de l'air au moyen d'une baguette, creuse s'il est possible, pleine si l'on n'a pas mieux, au moyen de laquelle on fait pression pour faciliter, si peu que ce soit, l'entrée de l'air. Cette opération n'est pas d'une difficulté extrême, mais réclame le plus grand sang-froid.

Quelquefois, par une forte secousse, telle que celle de la toux, de l'éternuement, le corps étranger est rejeté au dehors. C'est pourquoi nous avons conseillé un peu de poivre dans le nez. (Éternuement).

Les noyés seront débarrassés vivement de tous leurs vêtements, placés entre deux couvertures de laine chauffées, couchés, non sur le dos ni sur le ventre, mais bien sur le côté, plutôt penchés en avant qu'en arrière, mais jamais la tête en bas ; on débarrassera la bouche des mucosités qui l'obstruent ; on provoquera le vomissement par un doigt poussé dans l'arrière-gorge, puis ensuite on agira par les moyens ordinaires usités pour l'asphyxie : frictions, inhalations, respiration artificiellement provoquée, électrisation, etc., etc. La première pensée sera de ramener vivement la chaleur par tous les moyens possibles, air chaud, grand feu, briques chaudes, etc.

TROISIÈME SECTION

MALADIES INTERNES

1° *Fièvre* : Remèdes : Boissons acidulées. — Voici une excellente formule :

℞ Crême de tartre . . . . 8 gr.
Sucre candi. 15

Ajoutez quelques tranches d'orange ou de citron frais.

Eau bouillante. . . . . 1 litre.

Laisser infuser et découler.

Diète. — Repos au lit.

Si la fièvre est continue, mêmes boissons, puis compresses froides, imbibées d'eau sédative sur le front. — Diète.

2° *Grippe*. — Remèdes : bourrache, tilleul en infusions. — Repos. Diète. Sulfate de quinine (0,50 à 1 gr.) pendant 3 jours. — Potions calmantes, synapismes.

3° *Variole*. — Nous citerons ici, vu l'importance de cette maladie, un article parfaitement fait de M. Corlieu dans son aide-mémoire. Disons cependant, avant tout, que, pour la variole et la varioloïde, le traitement est presque entièrement expectant. La diète et les boissons émollientes et acidulées suffisent.

Symptomes. — Cinq périodes :

1° *Incubation*, 9 à 11 jours.

2° *Invasion* : Frissons, puis chaleur vive ; céphalalgie ; douleurs lombaires ; nausées, vomissements ; constipation, quelquefois convulsions, délire, coma, hémorrhagies : 2 à 3 jours.

3° *Éruption* : Taches, saillies rouges au menton, autour des lèvres, puis au front, au cou, au tronc, aux membres, et sur les muqueuses de la bouche, du pharynx, des bronches, occasionnant l'éternuement, le crachotement, une toux rauque, etc. Disparition de la fièvre; abaissement de température après l'éruption; quelquefois hémorrhagies ou phlegmasies viscérales; vers le quatrième jour de l'éruption, ombilication des pustules; tuméfaction de la peau: éruption discrète ou confluente; durée 5 jours.

4° *Suppuration:* Retour de la fièvre dite secondaire; gonflement considérable de la face, des membres; salivation, difficulté de parler, de respirer, d'avaler; liquide opaque, purulent, séreux, sanguin dans les pustules; quelquefois diarrhée, délire, chaleur vive. Complications: affaissement des pustules, prostration, frissons, délire, diarrhée fétide, infection purulente; hémorrhagies; pneumonie, laryngite ulcéreuse.

5° *Dessiccation:* Du 9ᵉ au 10ᵉ jour après l'invasion, les pustules se crèvent, se vident, se tarissent, se dessèchent; disparition du gonflement de la peau; quelquefois ulcération de la peau; plaies saignantes; abcès plus ou moins volumineux; quelques complications consécutives; otorrhée purulente, carie du rocher; ophthalmies, etc.

Variétés de la variole: 1° Variole discrète ou confluente; — 2° V maligne ou axatique avec exagération des symptômes nerveux; — 3° V. adynamique; — 4° V. hémorrhagique; — 5° V. cristalline; — 6° V. emphysémateuse; — 7° V. verruqueuse, tuberculeuse.

Ne pas confondre avec varioloïde, scarlatine, rougeole, varicelle.

Traitement. — Repos au lit; chaleur ordinaire; tisane tiède, sauge, mauve, violettes, bourrache, queues de cerises; lait coupé, eau de groseilles tiède. — Traiter le lumbago par les frictions huileuses, calmantes, additionnées de chloroforme, de térébenthine. Lotions fréquentes des yeux, des narines, de la face avec l'eau de guimauve tiède, la glycérine, l'huile d'olive; gargarismes avec l'eau de guimauve, l'eau d'orge et le miel rosat. Envelopper les pieds et les mains de cataplasmes, onctions huileuses; ouate ou flanelle. Maintenir la liberté du ventre à l'aide de lavements émollients ou laxatifs; diète. — Ouvrir les pustules de la face et badigeonner avec l'huile ou la glycérine.

Tremper, dans l'ammoniaque ordinaire à 25°, un linge en toile de lin ou de coton, avec ouvertures pour le nez, les yeux, la bouche; placer ce masque pendant 4 minutes sur la face; après ce temps le remplacer par un autre trempé dans le liniment oléo-calcaire (Em. Duval) employé pour prévenir les cicatrices. — Collodion élastique dès le début (Robert-Latour).

Complications. — Si les symptômes généraux sont très-intenses et le sujet vigoureux: émission sanguine très-rarement; grands bains ou lotions alcalines chaudes sur le corps.

Contre l'ataxie : potions calmantes additionnées de teinture de musc ou de castoréum (1 gr.); lavements de valériane additionnés d'asa fœtida (2 à 4 gr.), de camphre (2 à 4 gr.).

Contre l'adynamie : extrait hydroalcoolique de quinquina (4 gr.) en potion; sulfate de quinine (0,25 à 1 gr.); vin ou sirop de quinquina, vins généreux.

Contre l'insomnie et les douleurs : opiacées; en cas d'alcoolisme, alcoolature d'aconit (2 à 5 gr.), eau de laurier-cerise, sirop d'éther, d'acétate d'ammoniaque.

℞	Acétate d'ammoniaque	15 gr.
	Sirop d'éther	20 —
	— de capillaire.	20 —
	Hydrolat de menthe.	aa 20 —
	— de fleurs d'oranger	(aa 20 —)
	— de mélisse	50 — (Sédillot).

Si l'éruption se fait avec peine, si la peau est sèche : tisane de bourrache, de fleurs de sureau, de sauge avec 10 à 15 grammes d'acétate d'ammoniaque, lotions chaudes.

Cautériser avec le nitrate d'argent les *pustules palpébrales* et conjonctivales; si elles sont nombreuses, injections avec la solution de nitrate d'argent (0,05 à 0,10 pour 100). Traitement analogue des pustules des narines et du conduit auditif.

Contre l'angine varioleuse : gargarismes au borate de soude (10 gr.) dans la variole discrète, au chlorate de potasse (10 gr.) dans la variole confluente.

Contre la laryngite varioleuse : cautérisation avec la solution de nitrate d'argent (2 gr. pour 15) une ou deux fois en 24 heures.

Contre le délire : acétate d'ammoniaque (15 à 25 gr.), teinture de musc (1 gr.), camphre (1 à 4 gr.) ; extrait thébaïque (0,05 à 0,15) ; vésicatoires aux mollets.

A la période de suppuration : lotions chlorurées, goudronnées, phéniquées (1 pour 150). A l'intérieur permanganate de potasse (0,10 à 0,25), acide phénique (0,25 à 1 gr.) par jour en potion pendant huit jours. Dans la variole confluente, administrer la potion phéniquée dès le début (Chauffard).

Contre la pneumonie varioleuse : vésicatoires, ipéca, plutôt que tartre stibié ; potion à l'alcool, au cognac.

A la fin, bains additionnés de liqueur de Labarraque, 1 litre.

4° *Rougeole.* Les symptômes se partagent en trois phases :

1° Frissons, maux de tête, fièvre. Inflammation des muqueuses conjonctivale, nasale, bronchique et pharyngienne. Durée 1 à 4 jours.

2° Taches rouges, qui disparaissent sous la pression du doigt, tuméfaction de la face, augmentation des symptômes de la 1re période, pouls élevé.

3° Desquamation du 9e au 10e jour, plus de fièvre, décoloration des taches.

Remèdes. (Dr H. Cotin). Lorsque la rougeole est bénigne, ce qui est le plus ordinaire, il n'y a aucun traitement actif à faire, et de simples, mais sévères précautions suffisent dès qu'apparaissent les symptômes fébriles qui la peuvent faire soupçonner. On fera coucher le malade et on lui fera garder le lit. On préservera ses yeux d'une trop vive lumière à cause de l'état d'irritation dans laquelle ils sont déjà et que cette dernière pourrait exaspérer au point d'amener une véritable ophthalmie morbilleuse. On couvrira le malade suffisamment, mais sans excès. On se gardera de l'exciter aux grandes sueurs en l'accablant de couvertures, en le gorgeant de boissons chaudes et excitantes, dans le but de provoquer une éruption plus abondante. Une éruption modérée vaut d'ailleurs mieux qu'une éruption très-abondante, qui n'annonce d'ordinaire que la violence du mouvement fébrile et est par cela même d'un caractère sérieux. On n'imitera cependant pas non plus certaines pratiques des pays étrangers qui consistent à presque découvrir le malade, à lui faire des lotions fraîches, sous prétexte de diminuer la chaleur fébrile; car, on s'expose ainsi à empêcher l'éruption de sortir, à la supprimer, et à déterminer une inflammation pulmonaire. On se gardera également de l'incurie de certaines gens qui laissent sortir leurs enfants et ne prennent aucune précaution.

Le malade fera usage de boissons émollientes, à une température chaude, telles que les infusions pectorales de mauve, de violette, de bourrache, des quatre-fleurs. On lui fera garder la diète, à moins que ce ne soit un enfant, et alors celle-ci sera moins rigoureuse. Si la bronchite est intense, on se comportera comme il a été dit au traitement de cette maladie . Lorsque cette bronchite est très-intense, avant l'apparition de l'éruption on se trouve très-bien de donner un vomitif, et, dans ce cas, l'ipécacuanha mérite la préférence; sous forme de sirop et par cuillerées à café, jusqu'à production de vomissements. Après l'âge de trois ou quatre ans, on le donne de préférence en poudre, à la dose d'autant de fois cinq ou six centigrammes que l'individu a d'années, le tout partagé en trois ou quatre doses. Le vomitif produit une poussée à la peau qui hâte souvent l'apparition de l'éruption, ce qui est un avantage et la fait sortir plus régulièrement. S'il était arrivé qu'on se fût trompé, qu'on n'eût affaire qu'à un rhume, à une fièvre catarrhale au lieu du début d'une rougeole, il n'y aurait aucunement lieu de regretter d'avoir employé le vomitif; car il produit toujours de bons effets, même en cette circonstance.

Il faut se garder d'appliquer des sangsues aux oreilles ou au siége ; nous faisons cette remarque pour certaines contrées de l'Amérique surtout, où il est d'usage d'appliquer des sangsues au début de toute indisposition avant d'appeler le médecin. Les évacuations sanguines apportent souvent du trouble au développement normal des éruptions.

Il faut tenir à une température modérée la pièce où le malade est couché ; on renouvelle l'air deux fois par jour, en prenant garde toutefois qu'il ne se refroidisse. En été on peut aérer davantage.

L'apparition de l'éruption n'apporte aucune modification aux moyens à employer. Si elle sortait difficilement, on insisterait sur les boissons chaudes un peu excitantes, les fleurs de bourrache ou de sureau.

En cas de rentrée de l'éruption, il faut employer les moyens propres à la rappeler. Si cette rétrocession est due à une des complications graves de la rougeole que nous avons signalées, c'est celle-ci qu'il faut combattre ; mais le médecin seul peut employer les moyens appropriés. S'il s'agissait d'une fluxion de poitrine ou point de côté, il serait utile avant son arrivée, si l'on présume qu'elle doit se faire attendre, de recourir à une méthode dont nous avons déjà parlé pour le rhume grave des enfants ; elle consiste à faire fondre 5 centigr. d'émétique dans un verre d'eau que l'on sucre ; on en donnera une cuillerée à café toutes les dix minutes jusqu'à ce qu'il y ait de forts hauts-de-cœur ou un commencement de vomissement ; puis on s'arrête. Si l'enfant est à la seconde dentition, on procède par cuillerées à thé. On répète matin et soir.

Les moyens propres à rappeler directement l'éruption disparue sont les sinapismes, promenés en grand nombre sur les membres, et les cataplasmes bien chauds appliqués sur la poitrine et le ventre. Le bain de vapeur sous les draps serait très-indiqué si l'on avait la possibilité d'y recourir. Si l'éruption s'est supprimée sous l'influence d'un refroidissement, c'est encore le cas d'employer le bain de vapeur, ou, à son défaut, un bain chaud aiguisé d'une ou deux bonnes poignées de farine de moutarde. On ferait des frictions sèches avec de la flanelle, on promènerait des sinapismes, comme dans le cas précédent.

Si, durant l'emploi de ces moyens, on trouvait que le malade ne va pas plus mal, on ne s'y acharnerait pas plusieurs heures de suite ; on le laisserait en repos ; car il arrive fréquemment que la rentrée de la rougeole n'est suivie d'aucun phénomène grave.

S'il existait une prostration, on donnerait un peu de café ou de thé bien chaud pour exciter, et ensuite, par cuillerées, de l'eau sucrée dans laquelle on aurait versé huit à dix gouttes d'alcali volatil pour la contenance d'un verre.

A la diarrhée qui survient dans le cours de l'éruption, on opposera la diète absolue, l'eau de riz gommée, et, si elle ne s'arrête pas, le sirop diacode, une, deux ou trois cuillerées à café, suivant l'âge ; une à bouche chez l'adulte. Les vomissements demanderaient les mêmes moyens.

Les convulsions ne peuvent guère être combattues, en dehors du contrôle du médecin, que par les sinapismes aux extrémités inférieures.

Il n'y a rien à changer aux moyens simples que nous avons indiqués dans la période de desquamation, quand toutefois elle a lieu, car elle manque souvent ; mais il ne faut rien relâcher pour cela des précautions, ni maintenant ni pendant plusieurs semaines. La convalescence des fièvres éruptives demande autant de soin que la maladie elle-même. Pourquoi ? En voici la raison :

Une éruption est une maladie qui a sa crise à la peau ; c'est en quelque sorte une maladie de la peau. La conséquence immédiate de la maladie est de fatiguer l'organe qui en est le siége, de le débiliter, ou au moins d'en altérer les fonctions. La peau, après une crise telle qu'une rougeole, une scarlatine, une variole, a perdu une partie de son ton, surtout s'il y a eu desquamation ; car celle-ci n'est qu'une exfoliation de l'épiderme. Croyez-vous que dans ces circonstances elle remplisse aussi bien ses fonctions qu'auparavant ? La chose n'est pas présumable. Le froid l'impressionne plus vivement, il y supprime la perspiration insensible qui s'y faisait déjà sans énergie, et apporte ainsi un germe de maladies internes. Les enfants que l'on sort prématurément sont exposés à la diarrhée, aux catarrhes pulmonaires interminables et à l'hydropisie.

Il n'y a donc rien d'exagéré dans l'arrêt suivant, qui fait proverbe à Paris :

Une éruption, c'est, en hiver, quatre semaines de lit, deux de chambre ; en été, deux de lit, deux de chambre.

5° *Roséole.* — Diètes, boissons douces et rafraîchissantes, accidentées. Le traitement est expectatif.

6° *Urticaire.* — Arrive souvent après ingestion de moules, d'œufs de poissons.

Symptômes. — Fièvre ; malaise ; embarras gastrique ; papules blanches, entourées d'un cercle rose ; cuissons ; démangeaisons.

Remèdes. — Diète ; bains tièdes. — Limonades alcalines ; boissons acidulées avec 1 ou 2 gr. d'acide sulfurique par litre. — Vomitif ou purgatif.

7° *Scarlatine.* — Symptômes : peau très-chaude, de 40 à 45 degrés. — Frissons, fièvre, maux de tête, nausées et vomissements dans la 1re période.

2e période. — Deux jours après le frisson initial, taches d'un rouge vif, non saillantes, au cou, à la poitrine, aux membres ; puis coloration écarlate uniforme de la peau, avec quelques intervalles de couleur normale ; prurit, tuméfaction de la face, des membres ; *rougeur vive du pharynx*, de la langue ; gonflement des amygdales souvent recouvertes de plaques pultacées ; engorgement des ganglions sous-maxillaires : très-fréquemment, vésicules miliaires autour du cou, aux aisselles.

3e période. — Après quatre ou cinq jours, décoloration, cessation de la fièvre, desquamation par plaques.

Remèdes (Corlieu). — Mêmes soins hygiéniques que pour la rougeole et la variole ; mais, après l'éruption, tenir plus longtemps les malades à l'abri du froid pour prévenir l'anasarque. Boissons acidulées, limonade, eau de groseilles, de framboises, violettes, mauve, coquelicots, orge miellée, tièdes ou fraîches. Ne pas pousser à la chaleur. Cataplasmes chauds ou sinapisés aux jambes. Badigeonner toutes les heures le fond de la gorge avec un pinceau trempé dans la glycérine ou dans :

℞	Miel rosat.	30 gr.
	Acide chlorhydrique . .	2 à 5 gr.

gargarismes. Ne laisser sortir les malades qu'après la desquamation.

Contre la pharyngite intense : 4 à 10 sangsues derrière les oreilles : laisser couler.

Contre l'angine gangréneuse : Collutoires avec :

℞		℞	
Décoction de quinquina	500 gr.	Nitrate d'argent. . . .	4 gr.
Acide chlorhydrique étendu	1gr, 25	Eau.	60 —
Miel rosat.	30 gr.		

injections de solution de nitrate d'argent dans les deux narines. A l'intérieur, sirop de quinquina; potion à l'extrait de quinquina (1 à 2 gr.), tisane de serpentaire.

Contre l'anasarque : Émissions sanguines générales; nitrate de potasse (5 à 15 gr.); sudorifiques :

℞		
	Calomel.	0gr,40 à 0gr,80
	Poudre de feuilles de digitale .	0gr,10 à 0gr,20
	Sucre pulvérisé	4 gr.

en 8 paquets; 1 toutes les 2 heures.

Contre les accidents cérébraux, *l'ataxie* : Lotions et affusions froides; envelopper dans le drap mouillé, 3 à 4 fois de suite à 15 minutes d'intervalle. — Sulfate de quinine (0,25 à 1 gr.), alterner le calomel (0,10) avec la poudre ci-dessous toutes les 2 heures :

℞		
	Extrait thébaïque.	0gr,10
	Musc	aa 1gr,00
	Oxyde de zinc	

en 10 paquets.

8° *Fièvre intermittente simple.* — *Remèdes.* — Sulfate de quinine, 0 gr. 25 à 1 gr. pendant cinq ou six jours dans le pain azyme, ou en pilules, le plus loin possible de l'accès à venir. Diminuer peu à peu.

℞ Extrait de quinquina. . . . (6 à 10 gr.) en bols.
Poudre de quinquina jaune (8 à 20 gr.) en 3 fois.
Acide arsénieux . . . . 1 gr.
Eau distillée . . . . 1000 —

une cuillerée à bouche toutes les deux heures (Boudin).

Pour les enfants, préférer les lavements de décoction de quinquina.

Contre la cachexie :

℞ Teinture d'écorce de quinquina. . 30 gr.
Teinture de cannelle. . . . . 4 —
Eau de Rabel. . . . . 3 —
Vin blanc . . . . 1 bouteille.

9° *Fièvre intermittente pernicieuse.*

Remèdes. — Sulfate de quinine à haute dose : 1, 2 ou 3 gr. par la bouche ou par lavements. — Agir vite. — La mort survient après le deuxième ou le troisième accès.

10° *Fièvre typhoïde.* — Vu la gravité exceptionnelle de cette affection, nous empruntons à la *Santé universelle* les détails qui suivent, dont nos lecteurs apprécieront la précision savante.

Cette maladie a son maximum de fréquence de dix-huit à trente ans ; elle est rare au-dessus de quarante ; elle est assez commune chez les enfants. Quoiqu'elle survienne le plus souvent sans cause bien appréciable, on a noté qu'à Paris elle sévit plus particulièrement sur les individus arrivés depuis quelques mois des départements, et surtout *sur ceux qui vivent dans de mauvaises conditions hygiéniques*, telles que celle de l'encombrement. Elle n'est point contagieuse, ou du moins ne l'est-elle que très-exceptionnellement ; car il faut noter qu'elle règne souvent épidémiquement, et ne pas s'étonner dès lors qu'elle atteigne sous le même toit des individus soumis aux mêmes influences. Il est prudent toutefois d'éloigner les enfants du foyer d'une famille infectée, parce qu'eux, plus que d'autres, semblent alors disposés à la contracter. On n'a cette maladie qu'une fois en sa vie.

Symptômes de la fièvre typhoïde. — La fièvre typhoïde est le plus souvent précédée, une semaine ou deux à l'avance, des signes précurseurs suivants : les individus perdent l'appétit et les forces ; ils deviennent tristes, abattus, peu aptes aux travaux physiques ou intellectuels ; ils ont des inquiétudes dans les membres, des frissons, parfois un peu de diarrhée alternant avec de la constipation, des maux de tête, des saignements de nez. Quand ces phénomènes, ou du moins la plupart d'entre eux, durent quelques jours, on peut prédire, presque à coup sûr, que l'individu qui en est atteint couve une fièvre typhoïde, encore bien qu'il n'ait pas tout à fait interrompu ses occupations habituelles.

Ire Période. — Après avoir ainsi langui quelque temps, et parfois aussi sans avoir présenté aucun des signes précurseurs que nous venons de signaler, les individus sont tout à coup frappés et forcés de prendre le lit par une sorte d'anéantissement. Ils ont un mal de tête plus ou moins violent. Leur physionomie exprime l'abattement ; leur intelligence est plus ou moins obtuse ; leurs réponses sont lentes, pénibles. Leurs forces sont prostrées ; ils sont le plus souvent immobiles dans le lit, couchés sur le dos ; ils ne peuvent se tenir debout ni même s'asseoir dans leur lit sans avoir des vertiges. La plupart ont des saignements de nez variant entre un simple suintement et des pertes de sang inquiétantes. La bouche est, chez eux, pâteuse, amère ; leur langue est blanchâtre ou jaunâtre, paresseuse à sortir de la bouche ; la soif est vive, l'appétit nul ; il y a souvent des nausées et des vomissements. Le ventre est ballonné, sonore, douloureux à la pression, le siége de coliques et de gargouillements. Il y a des selles liquides, jaunâtres, plus ou moins nombreuses. La peau est chaude et sèche ; le pouls dépasse ordinairement 100 pulsations par minute et peut aller beaucoup au delà ; il est mou, dépressible. Il y a généralement un peu de toux et d'expectoration. Le sommeil est nul, ou bien les malades sont assoupis.

Du septième au douzième jour on voit apparaître, chez la plupart des individus, une éruption de taches rosées de 1 à 5 millimètres de diamètre, arrondies, à peine saillantes, occupant ordinairement le tronc.

IIe Période. — Le mal de tête diminue ou disparaît ; mais les autres symptômes s'aggravent et il survient de nouveaux accidents, particulièrement du côté du système nerveux. La stupeur, l'immobilité et la prostration sont plus profondes; les malades sont devenus sourds, ils ont les membres agités de soubresauts; le délire se déclare, tantôt calme, tantôt furieux, et obligeant à enchaîner les malades; ou bien ceux-ci tombent dans la somnolence. La langue, dans cette période, devient tremblante; elle se sèche, et puis se recouvre ensuite, ainsi que les lèvres et les dents, d'un enduit gris, puis brun, puis noir brillant, auquel on a donné le nom de fuliginosités (de *fuligo*, suie). Récamier disait alors que les individus avaient les dents bottées. Ainsi recouverte, la langue est rapetissée, sèche, dure, crevassée. La sensation de la soif est émoussée. Le ventre continue à se ballonner: les intestins, distendus par des gaz, refoulent le diaphragme et gênent la respiration. La diarrhée persiste si elle n'augmente; les selles sont souvent involontaires. Le pouls est petit, faible.

C'est vers cette époque qu'apparaissent aux aines, aux aisselles, aux côtés du cou, quelquefois sur tout le tronc et même aux membres, ces petites vésicules transparentes, ayant l'aspect de petites perles, et qui sont dues au soulèvement de l'épiderme par un liquide. Comme elles ressemblent à des grains de millet, on leur a donné le nom de miliaires. Cet exanthème s'observe aussi dans d'autres maladies, le rhumatisme, la scarlatine, la suette, etc. Il est assez rare à Paris; il est au contraire très-commun dans les fièvres typhoïdes de quelques localités, à ce point même qu'il a valu à cette maladie le nom de *fièvre miliaire*, nom fautif, car cette éruption est un phénomène tout secondaire et sans importance aucune.

Il en est tout autrement des plaies, des ulcérations et des escharres (gangrènes) qui se forment aux points des téguments qui supportent le poids du corps du malade, c'est-à-dire au sacrum (bas du dos), aux fesses, aux talons, aux coudes. La peau de ees parties rougit d'abord, puis elle s'entame, elle tombe en une vraie gangrène; ou bien, au contraire, il se forme des abcès.

IIIe PÉRIODE. — C'est celle de la terminaison malheureuse ou heureuse de la maladie.

Si l'issue doit être funeste, tout s'aggrave encore; les traits s'altèrent, la parole est tremblante, la respiration s'embarrasse, la peau se couvre de sueurs visqueuses, les malades sont dans un état permanent d'assoupissement et succombent.

Le retour à la santé est annoncé par une diminution dans la stupeur; le malade recommence à prendre intérêt à ce qui l'entoure ; un sommeil calme succède au délire et à l'assoupissement; la langue s'humecte, le ballonnement du ventre diminue; les selles cessent d'être involontaires; le pouls perd sa fréquence, la peau sa chaleur; l'appétit renaît; les plaies ou ulcérations de la peau, s'il en existe, prennent un aspect rosé.

Traitement de la fièvre typhoïde. — La fièvre typhoïde est une sorte de fièvre éruptive interne qu'aucun traitement ne peut conjurer ni arrêter dans sa marche. Tout ce qu'on peut espérer, c'est d'en modérer les symptômes les plus graves, d'en écarter les complications et de prévenir les écarts qui sont plus funestes dans cette maladie que dans toute autre.

Plusieurs méthodes de traitement ont été dirigées contre elle, et l'indécision est encore telle pour plusieurs médecins que, voyant les cas graves se terminer presque constamment par la mort, quels que fussent les moyens employés, ils en sont venus à se demander si la nature ne faisait pas elle-même tous les frais de la guérison quand celle-ci a lieu, et ils ont adopté une nouvelle méthode, l'*expectation*, laquelle consiste à n'employer aucune médication active et à laisser la maladie suivre son cours naturel. Il faut avouer qu'en effet, dans certaines épidémies, tout ce qu'on avait vu précédemment réussir échoue ; on perd quelquefois la moitié des malades alors que depuis plusieurs années on en perdait un sur dix, et cela est bien fait pour dérouter et jeter dans le scepticisme. Mais il faut bien savoir que les épidémies sont en dehors des lois de la statistique, parce qu'elles sont en dehors de nos prévisions. Hippocrate expliquait ces faits inexplicables par son admirable argument, le θεῖον τί, c'est-à-dire quelque chose de surnaturel dont la cause remonte à Dieu. C'est l'ange exterminateur qui, le glaive tiré du fourreau, frappe sur les masses, sans tenir compte de nos tables de mortalité et de survie.

Tout en respectant les convictions de chacun, nous ne croyons point que l'expectation ou l'abandon du malade à la nature soit, dans tous les cas, la meilleure méthode de traitement de la fièvre typhoïde ; ce n'était pas celle de Récamier, du moins, et ce n'est pas la nôtre non plus. Il est cependant des circonstances où le médecin sage doit s'abstenir de toute médecine active. Cette abstention est bien autrement de rigueur et elle doit être la règle de conduite de ceux qui assistent les malades.

Il n'y a pas d'indication particulière à remplir dans la période d'incubation de la fièvre, tant que celle-ci n'existe pas, parce que la maladie est encore problématique, surtout pour des yeux inexercés. Il n'y a qu'à se conformer aux lois d'une hygiène plus sévère que d'habitude. Lorsque la fièvre typhoïde est déclarée, le malade doit être tenu au lit, légèrement couvert. On se gardera de le gorger de boissons chaudes pour le faire suer : on ne ferait que redoubler la fièvre. On lui donnera les boissons les plus propres à flatter son goût, celles qui sont excitantes exceptées. Les boissons le mieux appropriées à la circonstance sont les boissons acidulées et tempérantes, la limonade, l'orangeade, les solutions de sirops de groseilles, de cerises, de framboises ; l'eau d'orge, l'eau panée, pour les enfants surtout. Les malades appètent les boissons froides, et on doit les leur donner telles et abondantes s'ils le désirent, sans se préoccuper de la toux. On se gardera bien surtout de chercher à combattre les frissons et la faiblesse par le vin ; on provoquerait une réaction terrible qui serait suivie d'une prostration équivalente et tuerait le malade dans la plupart des cas. La faim est ordinairement nulle dans les fièvres graves. Il n'est pas de maladies où les écarts de la diète soient plus funestes que dans la fièvre typhoïde, parce que l'intestin y est le siége de lésions très-graves, et que le passage des aliments sur des organes ulcérés, comme l'est alors la muqueuse intestinale, est souvent mortel. Les perforations, les hémorrhagies intestinales tiennent fréquemment à cette cause. Il peut toutefois y avoir quelque exception en faveur des tout petits enfants qui ont peu de fièvre et manifestent de l'appétit : du lait coupé, du lait d'ânesse peuvent leur être donnés. Un moyen qui rentre dans le domaine de la médecine populaire et qu'il ne faut pas négliger, ce sont les lavements émollients. Ils débarrassent l'intestin et soulagent le malade. On les prépare avec de la guimauve, de la graine de lin. Tant qu'ils amènent avec eux des matières, il est bon de les renouveler matin et soir ; quand ils n'amènent plus rien, on peut se borner à un par jour. On les donne tièdes. Je ne connais qu'une circonstance où ils pourraient nuire, à cette température du moins, celui d'hémorrhagies intestinales. Il conviendrait alors de les remplacer par des lavements froids.

La température de l'appartement du malade doit être peu élevée, douce, l'air très-fréquemment renouvelé.

Il importe surtout d'entretenir une grande propreté autour des malades. On les doit changer fréquemment de position, parce qu'ils sont presque toujours hors d'état de le faire par eux-mêmes, et que ce changement est nécessaire pour empêcher que la peau s'entame aux parties sur lesquelles le corps repose. S'ils viennent à lâcher sous eux, il faut exercer une surveillance de tous les instants afin qu'ils ne croupissent pas dans la saleté. Comme le siége est alors très-exposé à s'entamer, on le lave avec de l'eau aiguisée d'eau-de-vie ou d'un peu de vin rouge. Si, malgré ces précautions, le siége s'excorie, il faut disposer le lit de manière à ce que les parties malades ne supportent plus le poids du corps, ou bien on se servira de coussins élastiques. S'il se forme des escharres, c'est-à-dire si des lambeaux de peau tendent à se séparer du corps, il faut les laver avec du vin aromatique et les saupoudrer de poudre de quinquina, et, à défaut de celle-ci, de poudre d'amidon ou de farine. Lorsque les lambeaux sont détachés, on panse la plaie avec du cérat ; si elle prend un aspect blafard, on la panse avec l'onguent styrax.

Il est à peine besoin de dire que, vu le danger que fait toujours courir la fièvre typhoïde, il faut s'empresser de faire administrer aux malades les secours religieux dès le début de la maladie, parce qu'à une époque plus avancée, ils sont presque toujours hors d'état d'en profiter par suite de l'affaissement des facultés intellectuelles chez eux.

Tels sont les moyens qui sont à la portée de toutes les intelligences et à l'aide desquels on peut, la nature aidant, conduire la maladie à bonne fin, ou, dans le cas contraire, se rendre le témoignage que l'on n'a, du moins, rien à se reprocher. Nous allons maintenant, pour répondre au désir de quelques personnes qui ont l'habitude des malades, et pour les cas où tout secours médical fait défaut, donner quelques détails sommaires sur les méthodes actives de traitement de la fièvre typhoïde, indiquer celle qui nous paraît la meilleure, et signaler quelques indications utiles pour certains cas particuliers, tout en recommandant une grande réserve.

Des diverses méthodes de traitement de la fièvre typhoïde. — Les traitements de la fièvre typhoïde employés depuis vingt à trente ans se réduisent à trois : les saignées, les toniques et les évacuants.

Des saignées. — Il y a des méthodes différentes de saigner dans la fièvre typhoïde : l'une que l'on a appelée les saignées coup sur coup, l'autre que l'on pourrait appeler la saignée discrète. Les saignées coup sur coup, qui n'ont jamais guère été employées que par une célébrité médicale de Paris, consistent à pratiquer quatre, cinq ou six saignées ou applications de sangsues dans l'espace de deux ou trois jours. On appelle cela juguler la maladie. Tout ce que nous pouvons dire de cette méthode, c'est qu'elle n'a pas trouvé d'imitateurs.

D'autres, plus modérés, se bornent à faire une, au plus deux saignées, au début du mal, lorsque l'individu est vigoureux, son pouls plein ou dur, sa face injectée, lorsqu'il y a, en un mot, les apparences de la forme inflammatoire et bilieuse. Mais ces apparences, avons-nous dit, sont trompeuses. Effrayés de la prostration qui se substitue d'ordinaire à cette force passagère, et n'obtenant aucun bénéfice qu'on pût raisonnablement attribuer à la saignée ou aux sangsues, la plupart des médecins ont renoncé à tirer du sang.

Des toniques ou antiputrides. — D'autres médecins, frappés de la prostration qui fait le fond de la fièvre typhoïde et de la putridité des humeurs, pensèrent que rien n'était mieux indiqué, pour son traitement, que l'emploi des toniques, tels que le quinquina, le camphre, le musc, les aromatiques, le vin, les spiritueux. Ils les prodiguaient à toutes les périodes de la maladie ; mais le succès n'a point répondu à leur attente. Cette méthode incendiaire ajoute encore à l'ardeur qui dévore les malades sans ajouter à leurs forces. De quarante malades ainsi traités, vingt-six succombèrent, et, des quatorze qui survécurent, il n'y en eût que trois qui retirèrent un bénéfice que l'on pût sans conteste attribuer aux stimulants. Cette méthode, encore suivie en Allemagne et en Angleterre, est actuellement répudiée en France.

Mais, si les toniques doivent être rejetés comme méthode générale de traitement, il est des cas cependant où ils rendent de précieux services. Seulement il importe de bien préciser ces cas. Ils se rencontrent dans la forme adynamique extrême, alors qu'il y a peu de chaleur à la peau, un pouls peu fréquent ou même lent, une diarrhée légère et peu de ballonnement du ventre. On a vu alors des malades ramenés des portes du tombeau par un peu de vin généreux, l'extrait de quinquina. Mais un médecin seul peut juger de ces indications si difficiles à saisir. Tout ce que peuvent les assistants, c'est de le laisser faire.

Les chlorures, employés comme antiputrides, n'ont jamais rendu les services qu'on en attendait.

Des évacuants, purgatifs, vomitifs. — Cette méthode était celle des anciens médecins. Il avait fallu le système incendiaire de Brown et le système sanguinaire de Broussais pour les faire oublier. Cependant MM. Bretonneau à Tours, et Lerminier à Paris, purgeaient leurs malades sans parvenir à rassurer les autres médecins, qui ne concevaient pas qu'on pût sans danger mettre ces substances purgatives en contact avec des intestins ulcérés. M. Delarroque arriva, quelques années plus tard, vers 1836, à triompher des répugnances des médecins, en publiant une masse de faits dont une partie de la génération actuelle a été témoin oculaire; car on allait à l'hôpital Necker voir purger les malades, et ce bon M. Delarroque en retint le nom de M. Purgon. Il prétendit ne perdre, grâce aux purgatifs, qu'un malade sur dix, ce qui contrastait avec les résultats des autres médecins, qui en accusaient une d'un tiers avec les saignées discrètes, l'expectation et les toniques par-ci par-là. On employa les purgatifs dans tous les hôpitaux de Paris, et l'on en fut si satisfait que cette méthode a fini par triompher des autres. Il ne faut pas croire, toutefois, qu'on ne perdra jamais avec elle qu'un malade sur dix ; les épidémies déroutent toujours les calculs; mais il s'agit ici des temps ordinaires. Or il nous a paru incontestable, comme à bien d'autres, qu'avec les purgatifs, on sauve plus de malades, que la maladie est chez eux sensiblement abrégée, que les individus paraissent plus soulagés et que les complications sont plus rares.

La méthode évacuante de M. Delarroque consiste à employer, dès le début, un éméto-catharique (émétique en lavage), puis à donner tous les jours suivants une bouteille d'eau de sedlitz à 30 grammes, ou 30 grammes d'huile de ricin. Il ne se laisse arrêter ni par les douleurs, ni par les coliques, ni par la diarrhée; tout au plus accorde-t-il un jour de répit, en cas de coliques trop vives ou de superpurgations. Peu de médecins emploient cette méthode dans toute sa rigueur; on ne purge d'ordinaire que tous les deux jours.

Il y a un temps opportun pour l'emploi des purgatifs : c'est depuis le début de la maladie jusqu'au moment où la langue se sèche et où les dents s'encroûtent. Ils ne sont plus alors d'aucune utilité. Ils sont particulièrement indiqués par le ballonnement du ventre, la constipation ou une diarrhée légère. Des selles excessives, une hémorrhagie intestinale les contre-indiquent.

Les bienfaits de cette méthode n'ont pas paru aussi évidents chez les enfants. Les purgatifs trop répétés paraîtraient enflammer l'intestin. Les avis sont, du reste, partagés à ce sujet.

11° *Rhumatisme articulaire aigu.*

Remèdes généraux — Si le malade est vigoureux, saignée de

350 gr. au début. Sulfate de quinine 0,10 à 0,15 toutes les heures (Bucquoi).

Remèdes locaux. — Recouvrir l'articulaire de ouate et de taffetas gomeux, liniment pour frictions avec laudanum, baume tranquille et chloroforme.

Badigeon :

Collodion élastique. . . .	30 gr.
Iodoforme	2 à 4 gr. (Moretin).

Boissons sudorifiques et émollientes :

Eau distillée	100 gr.
Sulfate de quinine	2 —
Acide sulfurique	1 ou 2 gouttes.
Sirop de limons	40 gr.

Saignées fréquentes (Bouillaud).

12° *Rhumatisme articulaire chronique.* — *Remèdes généraux et locaux.* — Ventouses, sangsues, cataplasmes laudanisés.

Quand les douleurs sont calmées, liniments avec les baumes opodeldoch ou Fioraventi. — Vésicatoires, badigeonnage à la teinture d'iode. Bains sudorifiques. — Bourrache.

Ici surtout l'emploi des eaux minérales est indispensable. Les eaux de Barèges, d'Aix en Savoie et d'Enghien; celles de Néris, de Vichy et du Mont-d'Or, sont les meilleures.

13° *Scrofule et lymphatisme* (Corlieu).

Symptômes. — 1° *Généraux* : Peau fine, blanchâtre, bouffissure, langueur, faiblesse générale, amaigrissement, diarrhée.

2° *Locaux* : Manifestations secondaires, *sur la peau*, érythème, engelures, eczéma, impétigo, acné, lupus ; — sur les *muqueuses* nasales, oculaires, auditives, laryngiennes, pharyngiennes, pulmonaires, intestinales, vaginales, d'où coryza avec gonflement de la lèvre supérieure, blépharites, conjonctivites, kératites, otorrhée, angines, amygdalites, bronchites, diarrhée, leucorrhée; — sur les *ganglions* cervicaux, maxillaires, axillaires, bronchiques, mésentériques, inguinaux, etc., d'où des adénites suivies ou non de suppuration, les abcès froids; sur les *os*, d'où périostites, ostéites, caries, nécroses, mal de Pott, incurvation du rachis; — sur les *articulations*, d'où arthrites, tumeurs blanches, — manifestations tertiaires *sur les viscères*, tuberculose.

Ne pas confondre avec adénite traumatique, syphilis, engorgement chronique des ganglions.

Traitement. — 1° *Général* : Huile de foie de morue, vin d'aunée, de gentiane, de raifort, antiscorbutique, de quinquina, ou sirop du même nom, *moins bons que le vin*.

℞		
	Sirop antiscorbutique ou de quinquina.	300 gr.
	Arséniate de soude	0gr,05 à 0,10

Une à cinq cuillerées à café par jour.

Tisane de feuilles de noyer (5 gr. pour un demi-litre), vin de feuilles de noyer (50 gr. pour une bouteille de Malaga ou de Lunel), extrait de feuilles de noyer (2 à 4 pilules de 0gr,20 chaque jour), sirop de feuilles de noyer (4 gr. d'extrait pour 300 de sirop simple). Sirops iodurés, sirops d'iodure de fer, d'iodure de potassium :

℞		
	Iodure de potassium. 0gr,25 à 1 g. (enfants).	2gr à 15gr (adultes).
	Sirop de gentiane ou d'écorces d'orange . . .	100 gr.

1 à 3 cuillerées chaque jour dans la tisane de houblon, pilules ou dragées de proto-iodure de fer; eau ferrugineuse.

Contre les manifestations cutanées : huile de foie de morue, vin de gentiane et sirop d'iodure de fer battus ensemble, 1 cuillerée à bouche de chacun : augmenter progressivement la dose de l'huile jusqu'à 4 ou 6 cuillerées par jour, sans augmenter le vin et le sirop; boire immédiatement une tasse de tisane de houblon ou feuilles de noyer (Devergie).

Chlorure de baryum :

℞		
	Chlorure de baryum. . .	0gr,05 à 0gr,35
	Eau distillée.	100 gr.

1 cuillerée toutes les deux heures; augmenter de 0,05 tous les deux ou trois jours; s'arrêter à 0,35.

Bains iodurés, salés, sulfureux, de décoction de varechs, de feuilles de noyer.

Bains pour enfants ; selon les âges, verser dans le bain :

℞ Iode.	2gr,50	3 gr.	3gr,75	5 gr.
Iodure de potassium	5 gr.	7 gr.	8gr,50	10 gr.
Eau distillée.	180 gr.	180 gr.	180 gr.	180 gr.

Pour les adultes :

℞ Iode	8 gr.	10 gr.	12 gr.	16 gr.
Iodure de potassium	16 gr.	20 gr.	24 gr.	32 gr.
Eau	180 gr.	180 gr.	180 gr.	180 gr.

2° *Local* : Contre l'adénite, pommade à l'extrait de feuilles de noyer (4 gr.), cataplasmes de feuilles de noyer; pommade à l'iodure de plomb ou de potassium (2 à 4 gr.) ; applications locales d'iode (0gr,01) enfermé dans des morceaux d'ouate et laissé en place pendant quarante-huit heures (Prieur).

℞ Iodure de chlorure mercureux. . . 4 gr.
Axonge. . . . . 10 gr.

en frictions. Dès qu'il y a formation de pus, ouvrir vite à l'aide d'une petite ponction pour éviter les cicatrices ; petits sétons, drainage ; ponctions multiples.

3° *Hygiénique et prophylactique* : Régime fortifiant ; viandes grillées ; vin vieux ; habitation aérée ; exercice à l'air ; gymnastique ; bains froids ; hydrothérapie ; frictions alcooliques sur les membres.

Eaux minérales. — Contre les affections ganglionnaires : Chlorurées sodiques : — en France : *Balaruc, Bourbonne, Bourbon-l'Archambault, la Bourboule, Salins, Niederbronn, Uriage.* — En Allemagne : *Hombourg, Kissingen, Kreuznach, Nauheim, Wiesbaden.* — Bains de mer. — Eaux iodo-bromurées : *Challes, Saxon.*

Contre les manifestations cutanées : Bains sulfureux, eaux sulfureuses : *Aix en Savoie, Cauterets, Barèges, Luchon.* — Si la scrofule est cutanée et subaiguë : *Amélie-les-Bains, Saint-Honoré, Allevard, Enghien, Pierrefonds.*

Contre les manifestations sur les muqueuses : Eaux chlorurées, sodiques d'abord, puis sulfureuses.

14° *Goutte.* — Le docteur Moyssac va nous fournir une intéressante étude sur ce sujet. Nous recommandons vivement les lignes suivantes, à l'attention de nos lecteurs :

Goutte. — La goutte est une maladie constitutionnelle, souvent héréditaire, caractérisée par trois éléments principaux qui sont : un *excès d'acide urique dans le sang;* des *attaques de fluxions articulaires* ayant pour siége principal le gros orteil; des *lésions viscérales très-diverses* dont les plus communes sont la dyspepsie et la gravelle.

Pathogénie. — La goutte est une maladie aristocratique; je ne pense pas qu'elle ait jamais frappé un paysan ou un ouvrier, et il serait peut-être difficile d'en trouver deux ou trois exemples parmi les milliers de malades en traitement dans les hôpitaux de Paris. C'est une des maladies dont l'étiologie est la mieux connue, et ses causes pourraient se résumer ainsi : défaut d'équilibre entre les dépenses et les recettes, *trop de recettes, pas assez de dépenses.*

La goutte s'observe chez les *gens riches* dont l'alimentation est trop abondante, trop azotée, qui font usage de café, de liqueurs, d'alcool, véritables aliments d'épargne, et qui ont en même temps une vie sédentaire; les deux conditions se réunissent ainsi pour produire la goutte puisque, d'une part, le combustible est introduit en trop grande quantité et que, de l'autre, on ne fait rien pour le brûler.

La goutte est fort rare chez la femme; les anciens considéraient le flux menstruel comme une évacuation préservatrice.

La goutte peut être *héréditaire;* elle se manifeste alors de vingt à trente ans; elle est bien plus souvent acquise et n'apparaît guère alors avant quarante ans. Garrod a remarqué que l'*intoxication saturnine* favorisait le développement de la goutte en restreignant l'élimination de l'acide urique par les reins.

Les *accès de goutte* éclatent souvent à l'occasion d'un excès de table, d'un refroidissement, d'une émotion, d'une indigestion, etc., parfois sans cause appréciable.

Anatomie pathologique. — Il faut étudier : 1° l'*état du sang;* 2° l'*état des jointures;* 3° l'*état des viscères.*

1° *État du sang.* — L'altération du sang est caractéristique : elle consiste dans la présence d'un *excès d'acide urique.* Ainsi, tandis que le sang normal ne contient que des traces d'acide urique, le sang des goutteux en renferme de 5 à 15 centigrammes pour 100 grammes.

Cet excès d'acide urique est surtout très-prononcé au début d'une attaque aiguë.

2° *État des jointures.* — Les altérations articulaires sont fort remarquables et ont pour caractère fondamental les *dépôts d'urates.* Les cartilages sont incrustés d'urates, de soude ou de chaux; ils sont durs, épaissis, la synoviale est sèche, rugueuse; de plus il se fait en dehors de la jointure, dans le tissu conjonctif périarticulaire, des *dépôts tophacés*, mobiles ou adhérents, constitués par des urates de soude, de chaux et d'ammoniaque et plus rarement par des carbonates de même nature. Ces altérations se rencontrent surtout dans les *petites jointures,* dans le *pavillon de l'oreille*, et même *sous les téguments;* elles sont d'autant plus accentuées que la maladie est plus ancienne.

3° *Altérations viscérales.* — Il est habituel de rencontrer à l'autopsie des goutteux plusieurs altérations viscérales; les plus communes sont : la *gravelle*, les *calculs rénaux,* les *néphrites* (Charcot a rencontré dans la substance tubuleuse des traînées blanchâtres d'urate de soude). On trouve également les altérations du *catarrhe chronique de l'estomac* ou de l'intestin, des hémorrhoïdes, la *dégénérescence athéromateuse* de l'endocarde ou des artères.

Symptômes. — Les conditions qui président au développement de la goutte ne peuvent se créer instantanément et, une fois établies, elles le sont souvent d'une façon définitive; aussi la goutte est-elle une affection essentiellement chronique, mais le malade n'est averti de son état que par une attaque aiguë.

L'étude de la maladie peut se diviser en trois parties : 1° *prodromes ;* 2° *attaques de goutte ;* 3° *désordres viscéraux*. Plusieurs auteurs divisent la goutte en aiguë et chronique, régulière et irrégulière.

1° *Prodromes.* — Si la goutte est héréditaire, on peut déjà chez le jeune homme reconnaître la prédisposition à des signes insignifiants en apparence, mais cependant d'une grande valeur pour qui sait interpréter : ce sont des *épistaxis*, des *éruptions diverses* (eczéma, ecthyma), des *migraines*, des *troubles digestifs*.

Les individus chez lesquels la goutte est acquise prennent de l'embonpoint, leur ventre grossit, ils ont des hémorrhoïdes, leurs digestions sont pénibles, suivies d'un besoin de sommeil insurmontable, ils éprouvent des douleurs articulaires vagues, leur caractère devient irritable.

2° *Attaques.* — Les choses en restent là pendant un temps plus ou moins long, lorsque, tout à coup, ou à la suite d'un excès de table, d'une émotion, d'une fatigue, etc., l'attaque éclate brusquement au milieu de la nuit. Le malade est éveillé subitement par une *douleur déchirante,* qui occupe le gros orteil, il éprouve des frissons et de la fièvre; d'abord supportable, la douleur acquiert bientôt une violence inouïe, c'est une sensation de déchirure, de brûlure ou de froid excessif; l'*orteil est enflé, chaud*, *rouge et luisant*, *les veines qui en partent forment sur le pied un lacis très-visible*, *le moindre contact est intolérable.*

Cette douleur dure quelques heures, puis le malade se rendort ; pendant la journée, il est fatigué, n'a pas d'appétit, et son orteil est endolori; mais la nuit ramène les douleurs et la fièvre. Faut-il ajouter que bien souvent la douleur ne présente pas ce degré d'acuité et qu'il est des attaques fort légères ?

L'urine est trouble ; elle renferme des sédiments, des cristaux d'urates; d'après Garrod, au moment de l'attaque, le sang contient beaucoup d'acide urique et l'urine n'en présente que fort peu; mais, vers la fin de l'attaque, l'urine contient beaucoup d'urates : il en résulterait une dépuration capable d'expliquer le sentiment de bien-être qui marque la fin des accès.

L'attaque est d'abord assez courte, elle ne dure guère qu'une dizaine de jours; son terme s'annonce par la diminution des accès nocturnes; l'orteil perd sa tension douloureuse, souvent l'épiderme s'exfolie. Il est assez rare que les deux orteils soient pris simultanément, il est bien plus rare encore que la goutte frappe primitivement d'autres jointures.

On a vu la goutte se borner à une seule attaque, le fait n'est pas commun; il est bien plus ordinaire de voir les accès se reproduire à des intervalles qui n'ont rien de fixe.

Nous venons de décrire une attaque violente, mais dans bien des cas leur intensité est moindre; la douleur est légère, il n'existe pas de fièvre, l'orteil est simplement œdématié. Ces attaques subaiguës ont généralement une durée plus longue que les premières, elles sont moins fidèles au gros orteil et peuvent frapper d'autres jointures et même des muscles.

3° *Etat des viscères.* — Les articulations atteintes de goutte présentent, au bout d'un certain temps, les altérations de l'arthrite sèche, elles ont perdu leur souplesse, leurs mouvements sont devenus difficiles; ils s'accompagnent de craquements, sur leur pourtour se développent des *nodosités*, des *tophus;* il s'en produit même très-fréquemment dans le pavillon de l'oreille.

L'appareil digestif est à peu près constamment troublé, ce sont des *dyspepsies plus ou moins intenses*, des *douleurs hépatiques*, des *hémorrhoïdes.* L'urine est sédimenteuse, elle renferme des graviers; les goutteux sont fréquemment atteints de *néphrites*, *pyélo-néphrites*, *cystites chroniques ; les artères deviennent athéromateuses.* Enfin ces personnes ont parfois le caractère irritable, inquiet, inégal.

Goutte anomale. — Une attaque bien franche de goutte peut cesser tout à coup et se trouver remplacée par des phénomènes très-bizarres, tels que : *accès de cardialgie,* d'*asthme,* d'*angine de poitrine*, par du *délire*, du *coma;* c'est une véritable métastase, la maladie s'est brusquement transportée d'un lieu dans un autre.

Chez d'autres malades, la goutte se manifeste tantôt par sa forme ordinaire, c'est-à-dire par la douleur du gros orteil, tantôt par les troubles divers dont nous venons de parler, c'est ce que l'on a nommé *goutte alternante.*

Ces formes anomales de la goutte sont souvent fort graves, car, se portant sur le cerveau ou le cœur, elles peuvent déterminer une mort subite ou très-rapide (*goutte remontée*).

Marche et terminaisons. — Rien de fixe, un goutteux peut vivre fort longtemps, être à peine incommodé par son état ou en souffrir au point de devenir infirme; la mort, qui n'arrive souvent qu'à un âge avancé, est occasionnée d'ordinaire par une complication viscérale, plus rarement par le transport de la goutte vers le cerveau ou le cœur.

Traitement. — Le traitement comprend trois indications principales : 1° combattre la prédisposition goutteuse; 2° adoucir ses manifestations; 3° les ramener vers les jointures ou la peau lorsqu'elles veulent frapper les viscères.

1° Pour lutter contre la prédisposition goutteuse, il faut à la fois diminuer la quantité des aliments susceptibles de former des urates, favoriser leur combustion et leur élimination. Pour cela on prescrira un *régime sobre*, *plus végétal qu'animal*, *on s'abstiendra de gibier*, de crustacés, de café, de liqueurs, on boira surtout de l'eau et quelques vins légers, on prescrira l'exercice au grand air, *l'hydrothérapie*. Une saison à Vichy, Carlsbad, Pougues, Plombières si le malade est dyspeptique. Contre les manifestations articulaires chroniques de la goutte on prescrira certaines eaux chlorurées sodiques (Kreuznach, Salies-de-Béarn), les bains de boue, etc.

Garrod recommande le carbonate de lithine en solution aqueuse à la dose de 50 centigrammes à 1 gramme par jour.

2° *Traitement de l'accès.* — Après avoir étendu sur l'orteil et sur les parties douloureuses un baume ou liniment calmant et l'avoir recouvert de ouate et de taffetas gommé, prescrivez une potion avec 20 ou 30 centigrammes d'extrait de semences de colchique, même dose de sulfate de quinine et 10 centigrammes de poudre de feuilles de digitale.

3° Si la goutte se portait sur les viscères, il faudrait la rappeler vers les jointures en appliquant à leur niveau des sinapismes et des vésicatoires ; on évitera donc de combattre directement les manifestations cutanées de la goutte, ce serait priver les urates d'une voie d'élimination inoffensive et préparer des métastases viscérales ; ces éruptions guériront avec la goutte elle-même.

15. *Scorbut.* — *Symptômes :* 1° *Généraux.* État cachectique, faiblesse, pâleur ; lassitude ; douleurs vagues articulaires ; œdème des pieds, de la face ; constipation ; palpitations, refroidissement général.

2° *Locaux.* — *A la peau :* Taches noires, jaunâtres, ecchymoses, ulcérations. — *Sur les muqueuses :* Teinte violacée, hémorrhagies ; gonflement, ramollissement, ulcérations des gencives, avec fétidité de l'haleine, ébranlement et chute des dents. Infiltration du tissu sous-cutané, épanchements sanguins dans les muscles. (Corlieu.)

Remèdes : Légumes verts, fruits acidulés ; amers. Exercice fréquent ; frictions sur les membres avec l'eau-de-vie camphrée ; pansement des ulcérations de la face, du corps, avec de la poudre de quinquina et du vin aromatique.

Gargarisme :

℞	Eau de sauge.	120 grammes.
	Alcoolat de cochléaria	8 grammes.
	Acide chlorhydrique faible. .	60 centigr.
	Miel rosat	30 grammes.

16. *Chlorose. Anémie.* — Maladie des jeunes gens, et particulièrement des demoiselles, qui a lieu le plus souvent au moment de la croissance, et qui en est aussi la conséquence.

Elle peut être provoquée par une croissance ou une fatigue prématurée, par une nourriture insuffisante.

Elle peut être encore la suite de certaines maladies, telles que fièvre muqueuse, fièvre typhoïde, rougeole, scarlatine, etc. L'air confiné, l'humidité, l'absence de lumière, la paresse, les mauvaises habitudes, une vie sédentaire, le dépit ou les émotions tristes, et enfin, en général, toute cause qui est un obstacle à une nutrition active et réparatrice, peuvent produire la chlorose. Chez les jeunes filles, la menstruation trop abondante ou irrégulière est une cause de chlorose.

On ne guérit la chiorose ou l'anémie qu'en rendant la nutrition plus active et plus substantielle. Le fer et toutes ses préparations ont désormais montré toute leur impuissance contre cette affection. Nous n'en dirons pas autant de l'huile de foie de morue et des corps gras, du quinquina en tisane, et surtout d'une nourriture tonique, abondante et variée, jointe à l'exercice régulier, aux bains, à l'hydrothérapie, etc.

Quand la chlorose n'est pas une maladie propre, elle est toujours le corollaire de maladies graves, aiguës ou chroniques. Il ne faut jamais oublier que la chlorose est souvent le berceau de toutes les maladies à venir.

17. *Migraine.* (Dehaut.) — Pendant un accès de migraine, quelle que soit sa cause, il faut se mettre dans le repos le plus absolu, pour obtenir du soulagement. Il faut se retirer dans une pièce où l'on ne laissera pénétrer ni bruit ni lumière; où l'on obtiendra une obscurité et un silence complets, en fermant portes, fenêtres, persiennes, volets, etc. Le malade se couchera et ne gardera personne auprès de lui; il aura seulement à sa portée de l'eau sucrée, dans laquelle on ajoutera deux cuillerées à café de bonne eau de fleur d'oranger, et qu'il boira par petites gorgées; il restera à la diète et tâchera d'obtenir le repos le plus absolu, jusqu'à la fin de l'accès.

Une fois l'accès terminé, le traitement consiste à empêcher le retour de nouvelles attaques, car cette maladie n'est pas incurable, comme on le croit en général; le traitement purgatif peut la guérir radicalement, mais ce n'est pas toujours sans peine, et certains malades ont besoin d'une grande persévérance. Au reste, toute la difficulté consiste dans la durée du traitement, car il est très-simple : il n'y a rien à ajouter au purgatif, qui doit être employé avec constance et modération. La durée du traitement varie beaucoup; certaines personnes sont délivrées de leurs accès après quelques semaines de purgation, tandis que d'autres ont besoin de plusieurs mois, et quelquefois même d'une année, lorsque le mal est très-ancien ou d'une ténacité exceptionnelle. On ne doit cependant pas hésiter à entreprendre ce traitement ; car, en supposant qu'on se trouve au nombre des plus difficiles à guérir et qu'on manque de la constance nécessaire pour aller jusqu'au bout, on y gagne toujours une grande amélioration dans l'état général de la santé, et s'il survient de nouveaux accès, ils sont beaucoup plus faibles. Nous pensons que tous les malades pourraient arriver à une guérison complète, en continuant sufffisamment cette médication.

L'usage du bromure de potassium amène ici de très-heureux résultats. Dès les premiers indices de l'accès, on peut en prendre 2 grammes dans un verre d'eau sucrée. Si cette dose suffit, on la continue à chaque menace d'un nouvel accès.

Traitement général :

Repos et silence. Infusion de genièvre, de centaurée ; café, thé.

℞	Sulfate de quinine.	3 grammes.
	Poudre de digitale.	1 gr.,50.
	Sirop de sucre.	q. s. (quantité suffisante).

en 30 pilules, 1 chaque soir pendant 3 mois. (Serres, Debout.)

Ou bien :

℞	Nitrate d'argent.	0 gr.,30 centigr.
	Sel ammoniac.	0 gr.,60 —
	Extrait de gentiane	q. s.

en 10 pilules, 2 ou 3 en 24 heures. (Socquet.)

18. *Épilepsie.* — Cete terrible maladie est, hélas ! trop fréquente. Voici, d'après M. le docteur Jules Massé, les symptômes et les causes de l'épilepsie.

Les symptômes de cette cruelle maladie sont en général assez connus, non pas cependant dans toutes leurs particularités. Les plus communs consistent dans une chute ordinairement précédée d'un cri, avec perte de connaissance, de sentiment et des convulsions rapides, brusques, saccadées ; sortie par la bouche d'une écume souvent mêlée d'un sang exhalé par la bouche, la gorge ou les bronches, ou provenant d'une morsure de la langue. Après quelques minutes de durée, les convulsions sont remplacées par le coma, ou assoupissement profond dont on ne peut tirer le malade; le coma, après une ou deux heures de durée, fait place à une sorte d'hébétement, de stupeur, de somnolence. Au bout de quelques heures, la connaissance revient et avec elle progressivement la sensibilité.

Telle est l'attaque ordinaire d'épilepsie. Il y a des particularités qui ne sont pas les mêmes chez tous. Il y a des épileptiques qui sont pris tout à coup comme s'ils étaient frappés de la foudre ; les autres éprouvent des prodromes d'une durée variable. Ces prodromes consistent dans une douleur locale que rien n'explique, ou dans quelque trouble nerveux, qui semble se propager en remontant vers les centres, ou quelque sensation insolite de l'ouïe, de la vue, ou plus rarement des autres sens. C'est une sorte de faveur faite à ces malades, qui leur permet de connaître à l'avance leur ennemi, de se mettre à l'écart, ou au moins de se disposer de manière à se faire en tombant le moins de mal possible.

La perte de connaissance est toujours complète; la sensibilité est également suspendue ; aussi les épileptiques, jusqu'au jour où ils savent de quel genre de maladie ils sont atteints, ne se rendent-ils aucun compte, en revenant à eux, des blessures qu'ils se sont faites.

Dans les intervalles des crises, les épileptiques, une fois soulagés de la fatigue de l'accès, ne sont plus à proprement parler malades; mais beaucoup offrent néanmoins certaines particularités. La honte qu'ils ont de leur état, l'horreur qu'ils savent trop bien qu'ils inspirent, leur font parfois fuir le commerce de leurs semblables et leur altèrent le caractère.

Certains auteurs nient que l'épilepsie purement nerveuse apporte aucun trouble sérieux aux facultés intellectuelles, et à l'appui de leur assertion ils citent Jules César, Mahomet, Pétrarque, Fabius Colonna, Redi, qui étaient épileptiques. Nommer ces hommes fameux, c'est assez dire que l'épilepsie peut laisser à l'intelligence toute son étendue, toute sa netteté, au génie toute sa grandeur et sa fécondité. Mais il n'en est pas moins vrai aussi que, chez la plupart des épileptiques, des désordres intellectuels finissent, après un temps variable, par se surajouter aux troubles nerveux. Ce fait s'observe surtout chez les épileptiques dont les accès sont très-souvent répétés. La congestion sanguine qui en est le résultat n'ayant pas le temps de se dissiper dans l'intervalle de ces derniers, les malades tombent dans un état d'hébétude habituelle. L'épilepsie a été rangée parmi les maladies nerveuses, parce qu'elle n'a pas de lésion matérielle constante à laquelle on puisse la rattacher, comme on le fait pour l'apoplexie ; mais les médecins, qui, par leur position, ont été à même de faire l'autopsie d'un grand nombre de ces malheureux, s'accordent à dire qu'il en est peu chez lesquels on ne trouve quelque lésion matérielle de l'encéphale, qui explique la folie de leurs dernières années, aussi bien que l'incurabilité presque constante de cette maladie. La distinction de l'épilepsie en nerveuse ou essentielle et en organique, très-rationnelle en théorie, ne sert guère en pratique, puisqu'il n'est que rarement possible, un épileptique étant donné, de savoir s'il a ou non une lésion cérébrale.

Tout ce qui précède s'applique à l'épilepsie régulière, complète. Il est d'autres épilepsies qu'on désigne sous le nom d'incomplètes, parce qu'elles ne présentent que quelques-uns des symptômes de la maladie. Telle est surtout celle que l'on désigne sous le nom de *vertige épileptique*. Ce n'est souvent, comme l'indique son nom, qu'une sorte de vertige qui s'empare de la personne et lui trouble complétement l'intelligence, l'interrompt dans une phrase commencée, dans un acte qu'elle exécutait. Au bout d'un certain temps, l'individu achève sa phrase comme s'il n'y avait pas eu d'interruption. Quelquefois il y a chute ou inclinaison d'un côté du corps. Les vertiges épileptiques, moins graves au premier aperçu que les grands accès, annoncent un degré plus avancé de la maladie ; ils mènent plus vite à des troubles intellectuels, parce qu'ils se répètent beaucoup plus fréquemment que les autres ; ils se montrent quelquefois même plusieurs fois dans les vingt-quatre heures; tandis que les accès du haut-mal sont ordinairement séparés par des intervalles de plusieurs jours, de plusieurs semaines et même de plusieurs mois, au début, du moins[1].

Causes de l'épilepsie. — L'épilepsie est avant tout une maladie éminemment transmissible. Une descendance épileptique est donc avec raison considérée dans le monde comme une prédisposition héréditaire. Un certain nombre d'individus sont épileptiques de naissance. Il est assez rare que les enfants en soient affectés au-dessous de trois ou quatre ans; c'est de dix à vingt ans qu'elle fait le plus communément explosion. On voit peu de vieillards épileptiques, parce que ces malades ne vivent en général guère passé l'âge adulte ou l'âge mûr, et parce que chez quelques-uns aussi la maladie s'use.

On a beaucoup exagéré le nombre des épilepsies par imitation, c'est-à-dire de celles développées par la seule vue d'un individu atteint d'un accès d'épilepsie. Cependant le fait a été observé. C'est donc un spectacle qu'il faut soigneusement éviter, aux individus nerveux surtout.

La cause la plus commune de l'explosion de l'épilepsie, c'est la frayeur. Plus des trois quarts des épilepsies sont dues à cette cause.

Certains abus, certains plaisirs illicites sont une cause des plus puissantes, non peut-être qu'ils en déterminent par eux-mêmes l'explosion, mais parce qu'ils y prédisposent; de telle sorte que la maladie éclatera plutôt chez eux, à la suite d'une frayeur, par exemple, que chez les individus modérés en tout.

L'ivrognerie, passée en état habituel, mène fréquemment à l'épilepsie. Cette espèce d'épilepsie est moins incurable que les autres.

Quelques cas semblent prouver que l'épilepsie peut être déterminée par une affection vermineuse, par le ver solitaire surtout. Les individus qui travaillent les préparations de plomb sont exposés à contracter, outre

1. Il ne faut pas confondre avec le vertige épileptique une forme particulière de vertige appelé stomacal, et qui est une sorte de dyspepsie ou de gastralgie, presque toujours due à des acidités ou aigreurs.

la colique de plomb, une espèce d'épilepsie dite, à cause de cela, saturnine, qui est des plus graves, car les malades succombent presque toujours au bout de quelques jours, au milieu d'accès incessamment répétés.

L'épilepsie est une maladie beaucoup plus fréquente qu'on ne l'imagine communément. Mais, tandis que les épileptiques des classes obligées de s'adonner à un travail extérieur pour vivre rendent leur misère publique, ceux des classes supérieures la soustraient avec soin à tous les regards, ce qui fait qu'ils y paraissent moins exposés.

Pronostic de l'épilepsie. — Le pronostic de l'épilepsie est grave à tous égards. Il est inutile d'insister là-dessus. Disons plutôt quelques mots sur le degré de sa curabilité.

L'épilepsie n'est point incurable d'une manière absolue. On la voit quelquefois guérir, sans que cependant l'on possède un moyen réellement curatif; plus souvent on n'arrive qu'à amender la maladie.

La gravité de l'épilepsie augmente en raison de l'âge de l'individu et de l'ancienneté du mal. Le pronostic le moins grave est celui de l'épilepsie de la première enfance; vient ensuite l'épilepsie des adultes; l'épilepsie contractée au moment de l'établissement de la puberté est plus difficile à guérir ou à amender que celle des âges précédents. La plus incurable de toutes paraît être celle qui se développe après cinquante ans.

L'épilepsie qui se rattache évidemment à une lésion matérielle des centres nerveux partage l'incurabilité de celle-ci. Celle qui se développe sous l'influence de circonstances qui peuvent être écartées présente les meilleures chances de guérison, par exemple celle qui est produite par une maladie vénérienne, par les excès alcooliques ou autres. Celle qui est produite par le plomb est la plus grave de toutes, parce que les accès en sont si répétés que le malade y succombe d'ordinaire en peu de jours. Mais, s'il surmonte ces accidents, on a quelques chances de le guérir par le traitement des maladies saturnines.

Traitement de l'épilepsie. — De ce que l'épilepsie est le plus ordinairement incurable, il faut bien se garder de conclure qu'il est inutile de la traiter. Des praticiens qui, par habitude, soignent beaucoup d'épileptiques, affirment en avoir guéri un vingtième environ et en avoir soulagé un bien plus grand nombre. D'autres paraissent avoir été plus heureux.

Dans le traitement de l'épilepsie, il faut agir en vue de l'accès et en vue de la maladie considérée dans son ensemble.

L'accès nous offre lui-même trois sources d'indications : les prodromes s'il en existe, l'accès lui-même, puis ses suites.

C'est aux malades d'abord ou à ceux qui les entourent qu'incombe le soin de rechercher s'il n'existe point quelques signes avant-coureurs de l'attaque.

Si ces signes sont ceux d'une tendance à la pléthore, à la congestion sanguine au cerveau, on peut faire avorter ou éloigner l'accès par la saignée du bras, par les ventouses scarifiées à la nuque, par des applications de sangsues derrière les oreilles, à l'anus, par des purgatifs, des sinapismes aux extrémités, et un régime rafraîchissant.

Il faut rechercher, avec grand soin aussi si ces accès ne se reproduisent pas dans certaines circonstances particulières. Ainsi Esquirol a noté un cas dans lequel les accès épileptiques ont été éloignés et guéris chez une personne dont la maladie revenait tous les soirs au commencement de son sommeil : il suffit pour cela de retarder l'heure de son coucher. Chez quelques individus les accès se produisent invariablement à la suite de certains actes qu'il faut alors savoir écarter ; sur d'autres, c'est à la suite d'une impression sur quelqu'un des sens, celui de la vue surtout : il faut savoir les y soustraire.

Si l'accès a pour prodromes quelque sensation locale, qui, après avoir subsisté pendant un temps plus ou moins long, en quelque partie, soit du tronc, soit de la tête, soit des membres, donne lieu à une sensation de translation vers le cerveau, il faut essayer d'éteindre le mal dans son point de départ par des applications locales qui dénaturent cette sensation, par la compression ou par des ventouses.

Un des moyens qui font le mieux avorter l'accès, lorsque la sensation part des extrémités, c'est une ligature fortement serrée autour du bras ou de la cuisse.

Quand l'accès d'épilepsie est déclaré, les assistants doivent se borner à faire qu'il soit le moins dommageable possible au malade. En effet, on tient celui-ci couché, autant que faire se peut; on le maintient avec force sans chercher à lutter avec lui, et en empêchant qu'il se blesse. Quand l'accès se prolonge beaucoup, ou quand des accès, se répétant coup sur coup, entraînent une forte congestion à la tête, il faut faire une saignée, à moins toutefois que l'individu ne soit en état d'ivresse.

Une pratique qui arrête quelquefois les convulsions tout net consiste à bander les yeux du malade avec une cravate noire.

Après l'accès il faut laisser le malade dormir tranquillement dans un lieu obscur et frais.

Arrivons maintenant au traitement de l'épilepsie dans l'intervalle des accès.

Il faut, avant de recourir à une méthode quelconque, examiner avec grand soin *si le début de l'épilepsie ne se rattacherait point à quelque circonstance particulière, susceptible d'être écartée.* Ainsi Portal rapporte qu'un malade ne guérit de son épilepsie que quand il fut naturellement débarrassé d'un grain de plomb qui s'était logé dans le cou à la suite d'un coup de feu. On trouve d'assez nombreuses observations guéries par l'extraction de corps étrangers.

L'épilepsie vénérienne a présenté quelques cas de guérison par l'emploi des moyens spécifiques indiqués dans cette maladie : l'épilepsie due à des vers, par l'emploi des vermifuges. Le Père Debreyne conseille même qu'on ne néglige jamais d'employer ces derniers dans le traitement d'une épilepsie quelconque et même de faire le traitement du tænia.

L'épilepsie des ivrognes est combattue par l'emploi journalier de l'ammoniaque liquide à la dose de 5 à 10 gouttes et plus dans un verre d'eau sucrée. Ce moyen compte quelques succès.

Il a quelquefois suffi d'un changement complet des habitudes de la vie pour guérir l'épilepsie. M. Ferrus a observé deux cas de guérison obtenus chez des jeunes gens qui avaient embrassé l'agriculture. Un jeune homme se débarrassa de l'épilepsie en embrassant l'état militaire. Les voyages et le changement de séjour ont opéré des guérisons incontestables.

Nous avons rapporté ces faits pour montrer qu'il y a, en certains cas, possibilité de tracer une méthode rationnelle de traitement; mais dans beaucoup de cas aussi il n'y a aucune indication spéciale, et l'on est alors forcé de recourir aux moyens empiriques.

Les moyens curatifs les plus sûrs sont ceux-ci : saignées générales: antispasmodiques, valériane en poudre (4 à 20 gr. par jour); oxyde de zinc, 1 à 4 grammes.

Datura stramonium. 0,05 à 1 gramme de belladone.

℞ Oxyde de zinc	3 grammes
Poudre de valériane	6 grammes.
Castoréum	0gr.,60.

3 doses : 1 le matin, 1 à midi, 1 le soir.

℞ Extrait de belladone	4 grammes.
Poudre de gomme	2 grammes.

120 pilules : 1 à 6 par jour.

Bromure de potassium, 5 à 6 grammes par jour progressivement avant le repas. Continuer des années; quelques diurétiques. (Corlieu.)

Voir si l'épilepsie tient à une tumeur cérébrale, à une maladie du cerveau, à une intoxication syphilitique ou saturnine ; agir en conséquence suivant les règles de l'étiologie.

19° *Convulsions.* — Maladie qui a lieu particulièrement chez les enfants aux époques de la dentition. Cette maladie est caractérisée par la raideur des membres, des mouvements incohérents des muscles de tout le corps, avec diminution ou abolition de la sensibilité et de l'intelligence.

Lorsque les muscles de la poitrine sont contractés en même temps que tous les autres, la respiration est suspendue par saccades, arrêtée même quelquefois, au point de rendre l'asphyxie imminente. Pour le public, la cause de tous ces désordres est due à la présence des vers dans l'intestin ou ailleurs. Cela peut en effet arriver dans quelques cas rares, mais non d'une façon absolue. La véritable cause est un épanchement dans les centres nerveux et particulièrement dans le cerveau; c'est une sorte de *méningite* dont les accidents ultimes ont été préparés de longue main, par des vices de nutrition ou des causes morales, et souvent les deux en même temps. L'administration inopportune de médicaments énergiques peut être une cause déterminante.

Il va sans dire qu'il faut consulter le médecin pour une affection aussi grave. Avant son arrivée, ou en son absence, on posera force sinapismes avec farine de moutarde aux pieds, aux cuisses; on fera des aspersions d'eau froide au visage, des frictions le long de la colonne vertébrale avec de l'eau coupée par moitié avec l'alcali, ou bien avec l'essence de térébenthine; si les accidents paraissent se prolonger, et qu'il y ait imminence de suffocation, on donnera dans l'intervalle quelques petites tasses d'infusion de camomille, et on mettra deux ou trois sangsues à l'anus. Si l'on a passé heureusement une si rude alerte, on fera en sorte que par un traitement sérieux et suivi, elle ne se renouvelle pas.

Mais ce qu'il faut faire, c'est d'éviter que ces accidents terribles se produisent. Pour cela il faut éviter pour les enfants, et surtoût pour les nourrices, toute espèce d'émotions, et particulièrement la colère.

Il ne faut pas qu'une nourrice prenne de café, ni abuse de vin pur, de vin blanc surtout; elle ne devra jamais prendre d'alcools, et si l'on croit saisir chez l'enfant quelques petits phénomènes nerveux, on traitera l'enfant ou bien la nourrice, et quelquefois les deux en même temps.

20° *Névralgies*[1]. — Ces maladies, qui font parfois éprouver de si douloureuses tortures, peuvent se produire dans toutes les parties du corps pourvues de nerfs; mais, c'est à la tête, au tronc, et dans la région *sciatique* qu'elles sont le plus fréquentes. Les névralgies n'atteignent pas ceux qui ont le sang riche et pur : la cause prédisposante de ces affec-

1. Dehaut.

tions est donc, comme toujours, une certaine impureté du sang, laquelle se fixe sur un nerf, par suite de quelque cause accidentelle, telle que l'action du froid.

En général, les névralgies ont une grande tendance à traîner en longueur, à récidiver, à ne pas guérir; il faut donc que ceux qui en sont affectés s'empressent de se bien soigner, s'ils ne veulent pas éprouver de grandes difficultés pour se rétablir. Nous ajoutons qu'il est important que le traitement ne soit pas interrompu trop tôt, car elles ont aussi une tendance à la récidive. Certaines névralgies ont une ténacité opiniâtre, et souvent tous les moyens imaginables sont mis en œuvre sans succès. Dans ces cas difficiles, les purgatifs actifs et répétés donnent les résultats les plus satisfaisants et les plus durables; aussi, est-ce dans ces pénibles affections qu'une purgation spéciale se montre supérieure aux autres moyens analogues. Le traitement doit être mené avec une énergie proportionnée à la violence des douleurs; il faut tâcher d'obtenir *six selles* par vingt-quatre heures, et prendre une alimentation qui permette de ne pas en éprouver de fatigue. Pour la *goutte sciatique*, qui est la névralgie la plus gênante, on tâchera d'obtenir des selles en plus grand nombre, si l'alimentation le permet. Toutefois, si le malade a le sang très-appauvri et très-peu fort, la purgation devra être conduite avec moins d'activité, et le soulagement sera moins prompt. Dans ces cas, le *fer* et le *vin cordial* sont utiles.

Les vraies névralgies cèdent plus ou moins vite à la médication purgative; le soulagement est même quelquefois très-rapide; mais, d'autres fois, il se fait attendre, et alors nous recommandons, comme auxiliaires, la tisane de *genièvre*.

Enfin, dans quelques cas, les névralgies affectent une *périodicité* remarquable; les crises reviennent à jour fixe, à heure fixe, laissant des intervalles de calme parfait. Ceux qui ont le bonheur de se trouver dans ce cas réussissent, presque toujours, à *couper* les accès avec le sulfate de quinine, et nous les engageons à employer ce remède, sans hésiter. Toutefois nous devons avertir que c'est plutôt là un *calmant* précieux qu'un moyen de guérison radicale, et que, si on veut s'assurer contre la récidive, il est bon de suivre la médication purgative pendant assez longtemps pour que le sang soit fortement modifié en bien. Les deux remèdes peuvent être pris concurremment : le sulfate de quinine à jeun, *une dizaine d'heures* avant l'accès, et le purgatif en mangeant, quelques heures après le sulfate de quinine.

Un demi-gramme de sulfate de quinine suffit généralement, pour une dose; on peut même débuter par *un quart de gramme*, sauf à augmenter. On peut en prendre plusieurs jours de suite.

Remarque. — Il n'est pas toujours facile de distinguer une vraie névralgie d'un *rhumatisme;* mais, dans ce cas encore, la confusion n'a aucun inconvénient, puisque le traitement est le même. La distinction n'a de l'importance que dans le cas de *périodicité* dont nous venons de parler, à cause du *sulfate de quinine*, qui ne produit aucun effet utile, quand cette périodicité n'existe pas.

Nous arrêterons là cette première classe de maladies. Nous avons passé sous silence, et avec intention, un grand nombre d'affections diathéniques et constitutionnelles telles que la syphilis, etc. Il ne nous paraît pas séant qu'un livre, qui s'adresse surtout à la famille, contienne les détails et la description des causes et des effets de cette maladie honteuse.

Les personnes atteintes du diabète devront surtout faire usage du traitement hygiénique conseillé par MM. les Drs Dolbeau et Mallez.

Quant aux névroses caractérisées par les troubles de l'intelligence, on devra user avec discrétion des remèdes proprement dits et recourir surtout à un traitement psychologique approprié aux tendances du malade. Il faut lui prodiguer les distractions, les changements de lieux, faire appel, en un mot, à ce que MM. les Drs Delasiauve, Blanche et Trélat appellent la médecine du bon-sens.

APPENDICE A LA TROISIÈME SECTION

DE LA RAGE

Le savant auteur du *Manuel de pathologie* nous fournit les renseignements suivants :

La rage est une affection virulente qui ne se développe pas spontanément chez l'homme, et qui lui est communiquée par la morsure d'animaux enragés.

Étiologie. — La rage se produit spontanément chez le chien, le loup, le chat, le renard, bien plus rarement chez le cochon, le cheval et le bœuf, sous une influence encore inconnue ; *elle ne peut se transmettre que par inoculation;* or les chiens enragés, obéissant à une tendance irrésistible, se jettent sur les animaux, sur les personnes qui se trouvent à leur portée et les mordent; la morsure offre au virus contenu dans la salive une voie d'absorption.

Tout individu mordu par un animal enragé ne contracte pas fatalement la rage ; sur 100 personnes mordues, c'est à peine si 20 ou 30 succombent : 1° *le virus n'a pas été mis en contact avec la, plaie*, soit qu'en ce moment la salive de l'animal n'en contenait pas, soit qu'il ait été arrêté par les vêtements; 2° ou bien, chose plus difficile à admettre, *la personne atteinte ne présentait pas les conditions de receptivité organique* indispensables au développement de la rage.

La transmission de la rage de l'homme à l'homme n'est pas prouvée; il est même fort difficile d'inoculer la rage de l'homme à un animal.

Le simple contact de la salive, du sang, etc., sur une peau saine et pourvue de son épiderme ne suffit pas pour développer la rage, pas plus que l'ingestion de la chair d'animaux enragés; *l'inoculation est nécessaire.*

Le sexe, le tempérament, l'âge ne semble pas avoir d'influence sur le développement de la maladie, qui est en somme assez rare, puisque en France on n'en observe guère que 20 à 30 cas par année.

Anatomie pathologique. — La rage n'a pas de caractère anatomique spécial. A l'autopsie, on rencontre des *congestions* dans les centres nerveux et les organes respiratoires, mais elles se rattachent aux efforts convulsifs du malade et à l'asphyxie qui a mis un terme à son existence.

De même que dans la plupart des intoxications aiguës, le cadavre, après avoir présenté une rigidité remarquable, se putréfie très-vite; le sang, extrêmement fluide, transsude hors des vaisseaux, imbibe la plupart des organes, et produit des sugillations étendues.

Symptômes. — *Incubation.* — Entre le moment de la morsure et la première manifestation des symptômes, il s'écoule toujours un certain laps de temps; c'est la période d'incubation, dont la durée, fort variable, peut être, en moyenne, évaluée à quarante jours; par exception, on l'a vue se prolonger pendant plusieurs mois, de quatre à six; par contre, on a vu, surtout parmi les jeunes enfants, la rage éclater en quelques jours[1].

Dans la période d'incubation, il est surtout deux choses à noter : l'*état de la morsure* et les *lysses*.

État de la morsure. — Elle se comporte comme une plaie ordinaire; mais, deux ou trois jours avant le développement des accidents, elle devient blafarde, sanieuse, les bourgeons se flétrissent; si la plaie était déjà cicatrisée, ce qui est fréquent vu la durée de l'incubation, la cicatrice devient rouge, violacée; elle se tuméfie, et, sur son pourtour s'élèvent des vésicules que l'on a comparées à celles de la pustule maligne.

1. Cette différence dans la durée de l'incubation est difficile à expliquer, on a prétendu que le virus agit en excitant les filets nerveux et que, suivant la respectivité du malade, cette excitation gagnait plus ou moins rapidement ou plus ou moins efficacement le mésocéphale (Fuchs). A l'appui de cette opinion on pourrait invoquer le succès de certaines cautérisations pratiquées plusieurs jours après la morsure,

Enfin certains malades y éprouvent de vives douleurs à irradiations multiples ; cette apparition de la douleur dans la plaie a été de tout temps considérée comme un des premiers symptômes de la rage.

Les *lysses* (λυσσα, rage) sont des vésicules ou des vésico-pustules qui se développent du troisième au neuvième jour de l'incubation sur les parties latérales et inférieures de la langue de chaque côté du frein ; contrairement à l'opinion ancienne, leur cautérisation ne préserve pas de la rage. L'existence des lysses est d'ailleurs rare, et l'inoculation de leur sérosité ne peut produire la maladie.

Rage confirmée. — La rage présente trois périodes désignées sous les noms de : 1° *période de mélancolie ;* 2° *période d'hydrophobie ;* 3° *période de paralysie ou d'asphyxie.*

1° *Période de mélancolie.* — Le changement de caractère est la première manifestation de la rage ; le malade, inquiet sur son sort, en proie à une profonde terreur, cherche vainement à écarter ses sombres pensées ; les cauchemars les plus affreux, les angoisses les plus vives ne lui laissent pas un instant de repos. Bientôt la *respiration devient saccadée, entrecoupée*, le malade éprouve un sentiment de tension ou de poids sur la paroi antérieure de la poitrine ; c'est là le premier indice de l'excitation anormale de la moelle allongée ; elle marque le début de la deuxième période. La période de mélancolie ne dure guère que deux ou trois jours.

2° *Période d'hydrophobie.* — Dans cette période, l'angoisse augmente ; mais le phénomène le plus remarquable, celui qui a valu à la maladie le nom d'hydrophobie, et qui est vraiment pathognomonique, c'est à la fois l'épouvante et l'horreur qu'inspire au malade la vue des liquides et en même temps sa soif inexprimable ; à chaque instant, il renouvelle ses tentatives ; mais, au moment où il porte le liquide à ses lèvres, ses traits se contractent, ses membres tremblent, ses yeux expriment la terreur la plus profonde ; une affreuse constriction étreint sa gorge, et il ne peut avaler une seule goutte de liquide ; [il est pris d'un *crachotement continuel* que l'on a précisément attribué à cette difficulté de la déglutition. Pour quelques physiologistes, cette dysphagie se rattache à un spasme des muscles inspirateurs.

Bientôt surviennent des *accès convulsifs* comparables à ceux du tétanos ou de l'épilepsie; ces accès se produisent soit à la vue de l'eau, à la suite d'une tentative de déglutition ou même par le seul souvenir d'une crise passée. D'abord courts et éloignés, au bout de quelques heures les accès se rapprochent et se prolongent; il s'y joint souvent des irritations vénériennes, de la dysurie, de la constipation; bien que le pouls soit fréquent, il y a rarement de la fièvre.

L'*état moral* des malades est assez variable; les uns sont pris d'une tendresse extrême pour leur famille; ils lui font des adieux déchirants, et attendent la mort avec une résignation touchante; d'autres sont furieux, leur face est congestionnée, leurs yeux brillent; ils veulent quitter leur lit et se précipiter sur les gens qui les entourent; mais c'est là une exception assez rare, bien que le public soit porté à croire qu'il en est toujours ainsi.

La durée de ce stade est de un à deux jours.

3° *Période de paralysie.* — Épuisé par les convulsions, le malheureux patient tombe épuisé sur son lit; sa peau est couverte d'une sueur visqueuse, ses yeux sont éteints, une écume blanchâtre s'écoule de ses lèvres, il est pris d'un léger tremblement, et bientôt il succombe dans le coma, ou bien il meurt asphyxié à la suite d'un spasme.

Terminaison. — Chez l'homme, la mort arrive constamment dans les quatre jours qui suivent la difficulté de la déglutition.

Diagnostic. — La connaissance des antécédents, la succession des trois périodes de mélancolie, d'hydrophobie et de paralysie permettent de distinguer la rage des dysphagies liées à l'hystérie, à l'alcoolisme, à certaines maladies cérébrales, etc.

On a vu des personnes nerveuses qui, par terreur de la rage, éprouvaient des crises de dysphagie, mais le début brusque des accidents, leur durée qui se prolonge au delà de quatre jours, l'absence de convulsions générales feront éviter l'erreur. L'horreur des liquides a été aussi observée chez certains maniaques, mais chez le maniaque il y a perte de la raison, tandis que chez l'individu enragé l'intelligence reste intacte.

Traitement. — Lorsque la rage est déclarée, nous sommes impuissants à la guérir; tout doit donc être mis en jeu pour prévenir son développement. Il faut donc:

1° *Cautériser la morsure le plus promptement et le plus profondément possible:*

2° *Laisser suppurer la plaie.*

La cautérisation doit être faite avec le fer rougi à blanc. Alors même que la morsure date de plusieurs jours, il faut encore cautériser, car nous avons vu que, par une exception toute spéciale, le virus rabique mettait un temps long et variable avant d'agir: il est donc probable qu'il est pendant longtemps susceptible d'être détruit par le feu.

QUATRIÈME SECTION

MALADIES DES RÉGIONS ET DES ORGANES

I

MALADIES DE LA TÊTE

1° *Méningites simples.* — *Symptômes:* Céphalalgie continue localisée le plus souvent au front, arrachant des cris aigus. Vomissements bilieux, abondants; langue sèche, sale, constipation; rétraction du ventre; tache méningitique. Intelligence pervertie; agitation, délire, somnolence, perte de connaissance. Pupilles dilatées, ou contractées, ou immobiles; vision troublée, abolie, strabisme. Affaiblissement musculaire; contractions; convulsions; anesthésie. Face animée; yeux hagards; traits contractés; effroi; égarement; grimaces; stupeur; rire hébété; sécheresse des narines; alternatives de rougeur et de pâleur. Respiration irrégulière; pouls vif d'abord, puis irrégulier; peau sèche.

Remèdes. — Saignées au bras; sangsues derrière les oreilles; compresses froides sur la tête; sinapismes aux pieds.

Lavements purgatifs. — Purgatifs: Calomel (0gr,05 à 0gr,15) en 5 ou 6 fois chez les enfants. — 0gr,50, 0gr,75 pour les adultes.

Résine de jalap. 0gr,50. — Eau de Sedlitz.

Boissons rafraichissantes. — Sirop de groseilles.

Vésicatoires aux mollets. — Sinapismes.

Frictions à l'onguent napolitain sous les aisselles et sur les côtés du cou.

Contre les vomissements. — Extraits thébaïques; chlorhydrate de morphine, 0gr,03 en potion.

Grands bains.

Nous ne dirons rien de la méningite rhumatismale et de la méningite tuberculeuse.

2° *Congestion cérébrale.* — *Symptômes:* Éblouissement; vertiges; face rouge; injection des conjonctives; perte de connaissance; hébétude; résolution des membres.

Remèdes (Corlieu). — Une ou deux saignées du bras, quelquefois du pied; sangsues à l'anus, à la partie interne des cuisses, surtout quand la congestion sera survenue peu après la disparition d'un flux habituel. Purgatifs: huile de ricin (30 à 60 gr.); sulfate de soude ou de magnésie (30 à 50 gr.); huile de croton (une à deux gouttes dans une tasse de bouillon). Boissons rafraîchissantes additionnées de bicarbonate de soude ou de nitrate de potasse (2 gr. par litre). Coucher le malade la tête haute, sur un oreiller de crin ou d'avoine; température peu élevée, air frais, compresses froides sur la tête, révulsifs aux membres inférieurs, aux bras ou sur les côtés de la poitrine en cas de varices aux jambes. Lavements laxatifs, diète.

3° *Apoplexie; coups de sang.* — Transport du sang à la tête: menace d'apoplexie. Épanchement du sang dans le cerveau, apoplexie complète, perte de la connaissance, du sentiment, du mouvement, paralysie de la moitié droite ou gauche du corps.

Apoplexie de la moelle épinière : dans ce cas, la moitié inférieure du corps est tout à coup paralysée ; le malade n'urine point ou ses urines coulent continuellement sans qu'il puisse les retenir ; les selles sont supprimées, et on est obligé de les provoquer par des boissons ou des lavements irritants.

Quand un individu est frappé d'un coup de sang, il faut, en attendant un médecin, placer le malade dans une position presque assise ; — asperger la tête avec de l'eau vinaigrée froide, glacée, s'il est possible ; — appliquer des compresses trempées dans de l'eau éthérée (une ou deux cuillerées à bouche d'éther dans une tasse d'eau) ; — appliquer très-promptement des sangsues à l'anus et derrière les oreilles, et des sinapismes purs aux bras, entre les deux épaules, sur les cuisses ; — donner un lavement purgatif avec deux onces (65 grammes) de sulfate de soude dans un demi-litre d'eau.

4° *Maladie des yeux.* — On comprend communément, sous le nom générique d'ophthalmie, toutes les inflammations qui se développent sur les yeux, quels qu'en soient l'aspect, la forme ou le caractère ; mais, dans le langage scientifique, ces inflammations présentent un nombre considérable d'espèces.

Sous le rapport des symptômes spéciaux, on dit : ophthalmie sèche, qui ne donne lieu à un écoulement, ni de larmes, ni d'humeurs ; humide, qui est accompagnée d'une abondante sécrétion de larmes et d'une grande sensibilité de l'œil ; purulente, qui est caractérisée par un écoulement continuel d'humeurs ou de pus, comme dans les ophthalmies scrofuleuses ou syphilitiques, et des nouveau-nés.

Sous le rapport de l'organe ou tissu de l'œil qui est atteint, on dit : une conjonctive, soit inflammation de la conjonctive des paupières de l'œil ; iritis, inflammation de l'iris, etc.

Enfin, sous le rapport de l'intensité de la durée des symptômes, on distingue une ophthalmie en aiguë et en chronique.

Les ophthalmies qui exigent surtout l'emploi d'un médicament spécial et énergique, tel que le *Rob Boyveau-Laffecteur*, sont celles qui reconnaissent pour cause un vice contagieux, rhumatismal ou scrofuleux, ou qui ont passé à l'état chronique, celles, en un mot, qui se montrent réfractaires à toutes les médications généralement prescrites par les hommes de l'art les plus expérimentés. Son efficacité ne sera pas moins assurée lorsque l'affection sera le résultat d'un vice dartreux répercuté, ou la suite d'une maladie grave, telle que la petite vérole confluente, de la suppression du flux menstruel ou hémorroïdal, ou d'une sueur rentrée.

Pour l'inflammation ou rougeur des paupières : frictions sur les paupières avec gros comme la tête d'une épingle de la pommade suivante :

℞	Précipité rouge.	1 gramme.
	Axonge	16 grammes.

Mêlez.

Pour l'inflammation des paupières et du blanc de l'œil avec suppuration et larmes : purgatifs fréquents ; vésicatoire derrière le cou : bassiner les yeux avec :

℞	Décoction froide de guimauve et de pavot . . .	1 verre.
	Mucilage de coing.	15 grammes.

Pour l'ophthalmie chronique : collyre :

℞	Nitrate d'argent cristallisé	$0^{gr.}$,25
	Eau de roses distillée.	50 grammes.

Nous ne nous étendrons point sur la cataracte. La présence du médecin est ici indispensable.

Cette maladie consiste dans l'opacité du cristallin ; les causes déterminantes sont : une congestion de sang dans les infiniment petits vaisseaux qui parcourent la capsule qui l'enveloppe, une inflammation légère chronique de cette même capsule, un vice scrofuleux, rachitique, dartreux ou rhumatismal, ou bien encore la suppression d'écoulements habituels, etc.

On devra employer des médicaments qui, en même temps qu'ils seront d'une efficacité certaine pour détruire les vices constitutionnels, la dégénérescence des humeurs, les effets d'une affection dartreuse, rachitique ou scrofuleuse, neutraliseront l'action de ces causes sur les organes de la vue.

Si la cataracte ne fait que commencer, on devra appliquer un large vésicatoire entre les deux épaules, et frictionner matin et soir le pourtour de l'œil avec gros comme un petit pois de la pommade suivante :

♃ Pommade hydrargire double. . . . . 15 grammes.
Extrait de belladone . . . . 0gr.,15. Mêlez.

Il importe de distinguer soigneusement la cataracte de l'amaurose. Les premiers soins que l'on peut donner au malade doivent s'inspirer de cette distinction.

L'amaurose est la paralysie de la rétine, d'où résulte la perte totale ou incomplète de la vue, suivant que la paralysie est elle-même incomplète ou absolue.

La paralysie peut affecter non-seulement la rétine, mais encore le nerf optique ou la partie du cerveau dans laquelle celui ci prend naissance.

La perte ou l'affaiblissement de la vue, qui en est nécessairement la suite, survient tantôt graduellement à la longue, tantôt brusquement et au moment où l'on s'y attend le moins.

Si l'on a affaire à des personnes fortes, robustes, et que l'on ait des motifs de penser qu'il y a surabondance de sang, on aura recours à la saignée, aux sangsues à l'anus, aux ventouses scarifiées au front, aux tempes, à la nuque; s'il y a suppression des règles, on cherchera à les rappeler. Mais ensuite il faudra, d'une part, réveiller la sensibilité éteinte des parties malades, au moyen de poudres, de pilules ou de pommades excitantes, et, d'autre part, faire un usage prolongé de dépuratifs propres à détruire la cause du mal, des principes morbides qui infectent l'économie.

♃ Collyre : Strychnine. . . . . 0gr.,10.
Acide arctique. . . . . 4 grammes
Eau de clématite . . . . 30 grammes.

3 fois par jour, faire tomber quelques gouttes de ce collyre dans les yeux.

Séton à la nuque.

Voici, suivant le Guide du médecin praticien, les signes distinctifs de la cataracte et de l'amaurose :

Cataracte. — 1° *Signes objectifs.* — Le cataracté a une démarche spéciale, il baisse la tête, il cache les yeux, pour intercepter les rayons lumineux et dilater la pupille; ses yeux ont une direction presque toujours normale.

L'iris se dilate et se contracte bien; la belladone agit vite sur elle.

Une bougie placée devant l'œil (procédé de Sanson) doit s'y refléter sous la forme de trois images : une droite antérieure, due à la cornée; une moyenne renversée, produite par la face postérieure du cristallin; une droite postérieure, due à la surface antérieure du cristallin. Si l'une ou l'autre des deux dernières images vient à faire défaut, il existe une cataracte.

L'éclairage oblique fait découvrir les opacités (signe pathognomonique).

2° *Signes subjectifs.* — Le cataracté perd peu à peu la vue; il voit un nuage, un brouillard, une gaze interposés entre l'œil et les objets. L'altération de la vue est proportionnelle à l'opacité.

Le cataracté voit mieux dans une demi-obscurité.

Les objets éclairés semblent au cataracté obscurcis et troubles. Il n'est pas rare d'observer de la diplopie monoculaire.

Les douleurs orbitaires ou circumorbitaires sont peu intenses.

Amaurose. — 1° L'amaurotique regarde en avant et en haut; sa tête est immobile, il a l'air hébété; il y a souvent un léger strabisme, de l'incertitude dans les mouvements oculaires.

La pupille est dilatée et paresseuse; la belladone ne l'influence que lentement.

En général, les trois images restent nettes.

Absence complète d'opacité, quelquefois couleur jaunâtre, mais qui n'intercepte pas les rayons lumineux.

2° L'amaurose a souvent une attaque brusque; au lieu de nuages, ce sont des taches noires que voit le malade; dans l'obscurité, ces taches deviennent lumineuses.

L'amaurotique recherche la lumière.

Les objets éclairés apparaissent irisés, brisés, rayonnants. La diplopie monoculaire est rare.

Ces douleurs sont fréquentes dans l'amaurose. (Dr Valleix.)

Le docteur Galezowski a composé quatre tableaux de classification des yeux, suivant leur pouvoir réfringent. Ces tableaux sont indispenpensables à consulter pour le choix des lunettes. Nous les reproduisons ci-après en rendant un public hommage à la science de l'éminent praticien.

TABLEAU A. CLASSIFICATION DES YEUX SUIVANT LEUR POUVOIR RÉFRINGENT. — CHOIX DES LUNETTES (GALEZOWSKI.)

A. **ŒIL NORMAL** ou **EMMETROPE**, dans lequel les rayons parallèles, venant des objets éloignés, font leur foyer sur la rétine. En d'autres termes, la rétine se trouve au foyer principal du cristallin.

SIGNES DISTINCTIFS :

a. La vision est très-claire pour les objets éloignés pendant un repos absolu.

b. La vision des objets rapprochés est aussi très-nette ; elle se fait au moyen du muscle accommodateur, qui augmente la courbure du cristallin.

c. La distance de la vision distincte, pour les objets rapprochés, est de 8 pouces.

Troubles de la réfraction dans l'œil emmétrope.

1. Fatigue de l'accommodation.

SYMPTOMES : *a.* Possibilité de lire n° 1 ou 2 de Giraud-Teulon pendant quelques minutes. Aussitôt trouble de la vue.
b. Vision distincte au loin.
c. Piccotements dans les angles externes des yeux ; douleur et pesanteur au front et aux tempes pendant le travail.
d. Congestion consécutive de la conjonctive et de la rétine.

CAUSES.
a. Différence des foyers.
b. Asthénopie musculaire.
c. Taches de la cornée.
d. Chloro-anémie.

TRAITEMENT.
a. Se servir des lunettes n°s 80, 72, 60, 48 ou 42 convexes.
b. Corriger l'asthénopie et la différence des foyers,
c. Repos fréquent des yeux pendant le travail.
d. Bon régime et toniques.

2. Presbytie, caractérisée par l'éloignement progressif du point rapproché de la vision distincte.
Accommodation impossible à cause de la densité considérable du cristallin occasionnée par un âge avancé (40 à 50 ans).

SYMPTÔMES : *a.* Impossibilité de distinguer les petits objets, sans lunettes.
b. Pour lire, on doit éloigner le livre de 12 à 14 pouces.
c. La vision à distance et au loin est nette.
d. Nécessité, pour le travail, d'une très-forte lumière. Les presbytes placent souvent la lampe entre le livre et les yeux (Desmarres père).
e. Pupille fortement resserrée.
f. La presbytie est constante dans l'emmétropie, vers l'âge de 40 à 50 ans ; plus rare dans la myopie et l'hypermétropie.

TRAITEMENT.
Nécessité de choisir les lunettes suivantes, pour le travail, dès le début :

PRESBYTIE FAIBLE	PRESBYTIE FORTE
Quand la distance de la vision nette ne dépasse pas 12 pouces : n°s 36, 30, 24, 20 ou 15 biconvexes.	La distance de la vision nette dépasse les 12 pouces : n°s 16, 14, 13, 12, 11 et 10 biconvexes.

3. Paralysie du muscle accommodateur, spontanée ou artificielle.

SYMPTÔMES : *a.* Ressemblance avec la presbytie. On ne la reconnaît que par sa marche le plus souvent subite et l'âge du malade.
b. La vision de près est trouble. Au loin, normale, à moins qu'elle ne soit déclarée dans un œil myope ou hypermétrope.
c. Mydriase, ou affaiblissement des mouvements pupillaires.

CAUSES.
a. Les affections diphtéritiques, syphilitiques ou cérébrales (Follin.)
b. Instillation d'atropine.
c. Cause traumatique.

TRAITEMENT.
Combattre la cause et exercer les yeux à travailler avec n° 10 bi-convexe, et puis avec des verres plus faibles.

4. Spasme du muscle accommodateur

Cet état est produit par la contraction du muscle accommodateur, spontanée ou artificielle, à l'aide des préparations d'opium et de calabar. Il s'ensuit une myopie (Graefe). Les yeux se fatiguent beaucoup en travaillant. — *Traitement.* Préparation de belladone collyre.

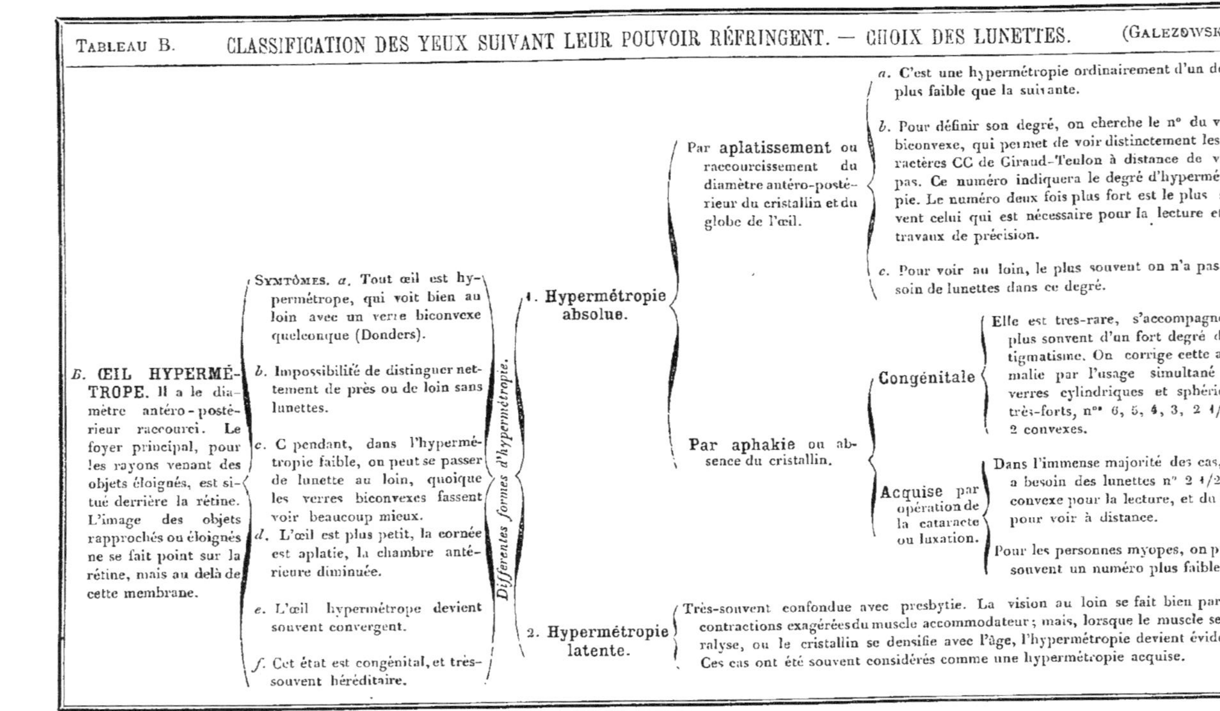

TABLEAU B. CLASSIFICATION DES YEUX SUIVANT LEUR POUVOIR RÉFRINGENT. — CHOIX DES LUNETTES. (GALEZOWSKI).

B. ŒIL HYPERMÉTROPE. Il a le diamètre antéro-postérieur raccourci. Le foyer principal, pour les rayons venant des objets éloignés, est situé derrière la rétine. L'image des objets rapprochés ou éloignés ne se fait point sur la rétine, mais au delà de cette membrane.

- SYMPTÔMES. *a.* Tout œil est hypermétrope, qui voit bien au loin avec un verre biconvexe quelconque (Donders).
- *b.* Impossibilité de distinguer nettement de près ou de loin sans lunettes.
- *c.* Cependant, dans l'hypermétropie faible, on peut se passer de lunette au loin, quoique les verres biconvexes fassent voir beaucoup mieux.
- *d.* L'œil est plus petit, la cornée est aplatie, la chambre antérieure diminuée.
- *e.* L'œil hypermétrope devient souvent convergent.
- *f.* Cet état est congénital, et très-souvent héréditaire.

Différentes formes d'hypermétropie.

- **1. Hypermétropie absolue.**
  - Par **aplatissement** ou raccourcissement du diamètre antéro-postérieur du cristallin et du globe de l'œil.
    - *a.* C'est une hypermétropie ordinairement d'un degré plus faible que la suivante.
    - *b.* Pour définir son degré, on cherche le n° du verre biconvexe, qui permet de voir distinctement les caractères CC de Giraud-Teulon à distance de vingt pas. Ce numéro indiquera le degré d'hypermétropie. Le numéro deux fois plus fort est le plus souvent celui qui est nécessaire pour la lecture et les travaux de précision.
    - *c.* Pour voir au loin, le plus souvent on n'a pas besoin de lunettes dans ce degré.
  - **Par aphakie** ou absence du cristallin.
    - **Congénitale**. Elle est très-rare, s'accompagne le plus souvent d'un fort degré d'astigmatisme. On corrige cette anomalie par l'usage simultané des verres cylindriques et sphériques très-forts, n°s 6, 5, 4, 3, 2 1/2 et 2 convexes.
    - **Acquise** par opération de la cataracte ou luxation.
      - Dans l'immense majorité des cas, on a besoin des lunettes n° 2 1/2 biconvexe pour la lecture, et du n° 5 pour voir à distance.
      - Pour les personnes myopes, on prend souvent un numéro plus faible.
- **2. Hypermétropie latente.** Très-souvent confondue avec presbytie. La vision au loin se fait bien par des contractions exagérées du muscle accommodateur ; mais, lorsque le muscle se paralyse, ou le cristallin se densifie avec l'âge, l'hypermétropie devient évidente. Ces cas ont été souvent considérés comme une hypermétropie acquise.

TABLEAU C. CLASSIFICATION DES YEUX SUIVANT LEUR POUVOIR RÉFRINGENT. — CHOIX DES LUNETTES. (GALEZOWSKI).

C. ŒIL MYOPE.

Il a son diamètre antéro - postérieur allongé. La rétine se trouve derrière le foyer principal. Les rayons parallèles, venant des objets éloignés, se rassemblent au-devant de la rétine, dans le corps vitré. Cet état est toujours congénital.

SYMPTÔMES. *a.* **Vision confuse au loin.**

b. Possibilité de distinguer les petits objets, en les rapprochant de l'œil de 3 à 6 pouces.

c. Projection des yeux en avant, et leur convergence.

d. Clignement et rapprochement des paupières.

e. Vision plus nette dans un demi-jour.

f. Chambre antérieure très-grande. Cornée bombée.

g. Pupille largement dilatée.

h. Très-souvent déviation d'un œil en dehors.

i. A l'**ophthalmoscope**: staphylôme postérieur. Quand le staphylôme manque, la pupille se présente très-petite.

k. Le meilleur signe de myopie, c'est la possibilité de voir au loin avec un verre concave quelconque. Une personne qui voit bien au loin avec un verre concave, même le plus faible, est myope (Donders).

Différentes formes de myopie.

Myopie absolue.

1. **Myopie moyenne** ou ordinaire. — Besoin des lunettes concaves. N°s 16, 14, 12, 11, 10 ou 8.

2. **Myopie forte.** — Besoin des lunettes : n°s 7, 6, 5, 4 1/2, 4 concaves.

3. **Myopie extrême** ou hypermyopie. — Lunettes n°s 3 1/2, 3, 2 1/2, 2, 1 3/4. *N. B.* — Ces lunettes ne peuvent corriger que très-incomplétement la vision. Il y a toujours dans ce degré une affection congénitale ou acquise du nerf optique (Donders).

Myopie relative ou à distance.

a. La vision pour les objets rapprochés se fait à la distance de l'œil normal (8 à 10 pouces).

b. La myopie n'existe que pour les objets éloignés (à 15, 20 ou 30 pas).

c. Avec l'âge, le point rapproché de la vision distincte s'éloigne, et il y a presbytie pour les objets rapprochés et myopie pour les objets éloignés.

Lunettes concaves : n°s 18, 20, 24, 30, 36, pour voir au loin. A un âge plus avancé, les verres convexes pour le travail.

REMARQUES :

a. Pour la lecture, l'écriture, etc., il n'y a pas besoin de lunettes.

b. Nécessité des lunettes pour la vision à distance.

c. Les meilleurs verres sont ceux qui, en facilitant la vision, rapetissent très-peu ou point les objets.

d. Dans une myopie élevée, on corrige d'abord un tiers de l'étendue accommodative, puis un autre tiers, etc. (Giraud-Teulon).

TABLEAU D. CLASSIFICATION DES YEUX SUIVANT LEUR POUVOIR RÉFRINGENT. — CHOIX DES LUNETTES. (GALEZOWSKI).

D. ŒIL ASTIGMATIQUE.

(ASTIGMATISME.)

Dans cette anomalie, la puissance de réfraction est plus forte dans un des méridiens du système dioptrique de l'œil que dans l'autre. Supposons que dans le méridien horizontal la réfraction est celle de l'œil normal, tandis que dans le méridien vertical elle est plus forte: le foyer des rayons, passant par le 1er méridien (horizontal), se fera sur la rétine ; celui des rayons situés dans le 2e méridien (vertical) se fera au-devant de la rétine, dans le corps vitré. Tous les rayons lumineux d'un objet ne convergeront donc pas au même point; il y aura diffusion de l'image et trouble de la vue, caractérisant l'**astigmatisme**.

Particularités et variétés d'astigmatisme :

a. L'astigmatisme dépend de la courbure asymétrique de la cornée.

b. Presque tous les yeux ont un léger degré d'astigmatisme qui ne gêne pas la vision. On l'appelle *astigmatisme normal.*

c. *L'astigmatisme anormal* est celui dans lequel la vision est troublée d'une manière sensible.

d. *L'astigmatisme est irrégulier* lorsqu'il existe une différence de réfraction dans les diverses sections d'un même méridien. Il dépend presque toujours d'un vice de conformation du cristallin. Il peut être aussi consécutif aux maladies de la cornée.

e. L'astigmatisme régulier anormal se divise en *astigmatisme myopique*, lorsqu'un méridien est myope et l'autre normal ; *astigmatisme hypermétropique*, quand un des méridiens est hypermétrope, et l'autre normal ; et *astigmatisme mixte*, lorsqu'un méridien est myope et l'autre hypermétrope.

Signes subjectifs et objectifs de l'astigmatisme anormal.

a. Les lignes verticales et horizontales ne sont pas vues à la même distance.

b. Absence de l'acuïté normale de la vision. Les caractères n° CC de Giraud-Teulon, à vingt pas, et les petits caractères, de près, ne sont pas distingués.

c. Cet état existe depuis l'enfance, et il est toujours congénital.

d. Les malades clignent des paupières comme les myopes; ils les rapprochent et les tiennent à peine entr'ouvertes.

e. Un trou d'épingle percé dans un écran obscur se présente comme une ellipse.

f. A l'opthalmoscope, on aperçoit la pupille par un simple éclairage direct du miroir.

g. A l'image renversée, la pupille se présente ovale dans le diamètre horizontal, et elle est en même temps plus grande.

h. Les vaisseaux horizontaux de la pupille et les verticaux se voient à une distance différente (Knapp).

i. La vision est améliorée au moyen d'une fente étroite, placée dans la direction d'un des méridiens ou à l'aide d'un verre cylindrique approprié.

Diagnostic et choix des verres dans un astigmatisme.

a. Par voie d'exclusion, on détermine qu'il ne s'agit ni de myopie (voir *C*), ni d'hypermétropie (voir *B*), ni de presbytie (voir *A.* 2).

b. On cherche ensuite la direction des méridiens principaux à l'aide d'une fente étroite ou d'un verre cylindrique, le plus souvent convexe, n° 8 ou 10.

c. A l'aide d'une fente et d'un verre sphérique, on détermine la distance du *punctum remotissimum* de la vision. Le numéro de ce verre sphérique indique le numéro du verre cylindrique nécessaire pour corriger chaque méridien.

d. Après avoir trouvé chaque méridien, on formule la prescription : Porter des verres dont une surface est convexe cylindrique n° X, axe vertical, et l'autre surface convexe n° Y, etc.

e. Dans un astigmatisme hypermétropique simple, le plus souvent la surface sphérique est de la même force que la surface cylindrique, ou à peu près.

f. L'astigmatisme hypermétropique se rencontre le plus souvent entre 8 et 22 convexe.

g. Dans le plus grand nombre des cas, l'axe du verre cylindrique doit être placé verticalement.

5° *Maladies de l'oreille.* — 1° Écoulements. — Remèdes : Irrigations.

♃ Sous-acétate de plomb. $0^{gr},50$
Eau distillée. . . . . . 100 gr.
Diss.

♃ Sulfate de cuivre. . . 4 gr.
Eau de roses. . . . . 100 —
Diss.

♃ Pierre divine . . . . . 1 gr.
Eau de roses . . . . . 100 —
Miel rosat. . . . . . 30 —
Diss.

♃ Eau distillée. . . . . 100 gr.
Teinture d'iode . . . 10 —
Iodure de potassium . $6^{gr},50$
Diss.

♃ Sulfate de zinc. . . . . 1 gr.
Eau . . . . 100 —
Diss.

♃ Alun. . . . . 2 à 5 gr
Eau. . . . . 100 —
Diss.

Contre les vers parasitaires et l'écoulement fétide :

♃ Eau. . . . . 250 gr.
Acide phénique. . . . . 1 — (Prat.)

Quand l'écoulement n'est ni vert ni fétide, employer l'une après l'autre, à quelques jours d'intervalle, les injections suivantes (Triquet) :

♃ Tannin. . . . . $1^{gr},20$
Eau de roses . . . . . $2^{gr},50$

♃ Alun . . . . 15 gr.
Eau. . . . . 100 —

2° Contre les douleurs névralgiques : Boulettes laudanisées; cataplasmes laudanisés; vésicatoires morphinés.

6° *Saignements de nez.* — *Remèdes :* Si l'écoulement est peu abondant ou supplémentaire, expectation. Si l'écoulement est considérable, placer le malade à l'air frais, la tête haute ; compresses froides sur le front, les tempes; éther ou chloroforme sur le front; tenir élevé le bras du côté où se produit l'hémorrhagie; injection de quelques gouttes de perchlorure de fer très-dilué; faire priser l'alun, la poudre de ratanhia, de gomme, de tannin mélangés; sinapismes, ventouses sèches entre les épaules; introduire dans le nez des bourdonnets de charpie ou d'amadou mouillés et trempés dans les poudres ci-dessus, dans l'eau de Rabel, dans le perchlorure de fer.

Si l'hémorrhagie persiste, appeler un médecin qui fera le tamponnement des fosses nasales.

7° *Coryza.* — *Remèdes :* Tisanes pectorales, de mauves et violettes; bains de pieds synapisés; synapismes entre les épaules; onctions sur les lèvres avec une pommade émolliente.

Si le coryza est chronique : Bains de pieds synapisés fréquents pour rappeler la sueur aux pieds. — Faire priser les poudres suivantes :

℞ Camphre.	0gr,40	℞ Précipité blanc. . . .	1gr,20
Résine de gaïac	0gr,50	Oxyde rouge de mercure.	0gr,60
Germandrée maritime.	0gr,30	Sucre candi	15 gr.
Sucre blanc	0gr,30	Mêlez. (Trousseau.)	
Mêlez (Schneider.)			

Fumigations excitantes; injections térébenthinées, injections de liqueur de Van Swieten (une cuillerée à café pour un verre d'eau chaude); cautérisation (Corlieu).

8° *Muguet.* — Remèdes : Gargarismes mucilagineux; bains collutoires :

℞ Borate de soude. . . . .
Miel. . . . . } 10 grammes.

9° *Aphthes.* — Petites ulcérations douloureuses environnées d'une auréole inflammatoire.

Remèdes : Gargarismes au chlorate de potasse et l'eau gommeuse. Cautérisation.

10° *Adénite.* — *Symptômes.* — Tumeurs superficielles du cou, qui s'ouvrent quelquefois en laissant écouler un pus albumineux.

Remèdes : Pommades :

℞ Iodure de potassium.	4 gr.
Axonge.	30 —
℞ Iodure de plomb.	3 gr.
Axonge.	25 gr.

℞		
℞	Axonge	30 gr.
	Chlorhydrate d'ammoniaque	2 gr.
	Camphre en poudre	1 gr. (Prat).

Couvrir l'abcès de ouate et de flanelle.

Oreillon. — Gonflement du tissu cellulaire qui enveloppe la glande parotide, au côté de la joue, au-dessous de l'oreille; il affecte particulièrement les enfants dans les saisons froides et humides, et disparaît le plus souvent au bout de huit jours. Quelquefois épidémique. Sujet à se déplacer. Repos; application de ouate pour garantir du froid; s'il persiste, emplâtres de Vigo, de ciguë, frictions avec une pommade à l'iodure de potassium ou de plomb. — Peut survenir dans le cours du typhus ou des fièvres graves et suppurer; le traiter alors comme les abcès chauds.

APPENDICE AUX MALADIES DE LA TÊTE.

1° *Angine.* — Voici ce que l'on doit faire en attendant l'arrivée du médecin : 1° Dès qu'un enfant a le moindre mal de gorge, c'est d'appeler le médecin en toute hâte. 2° Potion gommeuse, 120 grammes; chlorate de potasse, 4 grammes, à prendre toutes les heures, ou même plus souvent, par cuillerée. On peut répéter cette potion tous les jours; elle peut s'allier avec tous les autres traitements. Seule, elle a guéri. 3° Si l'on aperçoit, au fond de la gorge ou sur les côtés, des plaques blanches, on les cautérisera en les touchant avec un pinceau fait avec quelques brins de charpie attachés solidement à un petit bout de bois, et avec la solution suivante : Eau distillée, 10 grammes; nitrate d'argent, 5 grammes; on répétera cette cautérisation deux ou trois fois par jour. Pour la faire plus commodément, on abaisse la langue avec le manche d'une cuiller, ou mieux encore, on apprend au malade à abaisser la langue en chassant sa respiration la bouche grande ouverte. 4° A défaut de cautérisation, on peut encore, au moyen d'un tuyau de plume, souffler fortement au fond de la gorge un mélange par parties égales de poudre d'alun et de sucre mêlés, deux fois par jour. 5° Éviter avec grand soin de recevoir sur les lèvres, dans le nez ou dans les yeux, la salive du malade. Éviter encore d'embrasser les malades, de recevoir de trop près leur respiration, car cette maladie est contagieuse.

2° *Croup.* — (Voir à l'hygiène de l'enfance).

II

MALADIES DE LA RÉGION THORACIQUE.

1° *Bronchite.* — *Symptômes.* — La bronchite peut se présenter sous divers aspects, tantôt elle est légère au point de constituer à peine une maladie, tantôt elle est plus sérieuse; elle peut être aiguë et se terminer en quelques jours, ou bien elle est chronique et se prolonge durant des années; ces formes chroniques s'établissent d'emblée ou à la suite de plusieurs atteintes de bronchites aiguës.

L'inflammation chronique des bronches est une maladie très-fréquente, surtout chez les gens âgés, et elle se produit sous plusieurs influences, telles sont: la *persistance d'action des causes capables de produire la bronchite aiguë*, chaque atteinte expose à de nouvelles dont la résolution devient de plus en plus difficile et l'état chronique se trouve ainsi définitivement constitué (*refroidissements*, *habitations dans des lieux froids et humides*). Certains *tempéraments* sont très-prédisposés aux inflammations catarrhales (*herpétisme*, *goutte*). Les *maladies du cœur*, par la gêne qu'elles apportent à la circulation pulmonaire, déterminent habituellement des bronchites chroniques; elles sont très-communes vers la fin du *mal de Brigth.*

Remèdes. — *Bronchite aiguë.* — Si elle est légère, on se bornera à quelques précautions hygiéniques et à l'usage de boissons pectorales (sirop de gomme ou de guimauve avec du lait ou du rhum) prises le soir de façon à déterminer de la diaphorèse. Un bain de vapeur pris au début a pu arrêter la maladie : quelques préparations opiacées seront très-utiles. Si la bronchite s'accompagne d'un mouvement fébrile, il faudra garder le repos dans la chambre ou au lit; Grisolle conseille pour calmer les douleurs sternales d'appliquer un cataplasme émollient sur le devant de la poitrine. Les vomitifs (ipéca 1gr,50) seront très-utiles. On pourra également avoir recours aux révulsifs.

Bronchite chronique. — Les gens qui en sont atteints veilleront avec une sollicitude toute particulière à éviter les refroidissements et les sueurs. On pourra se servir des potions et des pâtes pectorales, des préparations opiacées employées avec modération. Il est toujours utile de recourir à l'application de révulsifs sur la poitrine (ventouses sèches ou scarifiées, si l'individu était pléthorique, vésicatoires, emplâtres de thapsia, frictions irritantes, aromatiques, etc.).

On peut faciliter l'expectoration par le kermès (trois ou quatre dragées de 2 centig. 1/2), la gomme ammoniaque, l'oxymel scillitique, les tisanes de lichen, d'hysope, de polygala ; l'usage habituel de boissons balsamiques (goudron, térébenthine, etc.). L'usage des eaux sulfureuses et des préparations arsenicales peut êre également fort utile.

Si la respiration est gênée, on pourra fumer du datura stramonium ou respirer des vapeurs ammoniacales. (Mettez deux cuillerées d'ammoniaque liquide dans un verre d'eau tiède).

Au moment des paroxysmes, il faudrait recourir au traitement des bronchites aiguës.

2° *Coqueluche.* — Dès que la coqueluche s'est manisfestée, on isolera le malade, et, s'il est possible, on l'enverra à la campagne; le changement de résidence a souvent guéri des coqueluches rebelles à toute médication.

Le traitement présente quatre indications principales : 1° calmer les quintes de toux; 2° prévenir l'accumulation des mucosités dans les bronches; 3° s'opposer aux complications phlegmasiques; 4° soutenir les forces du malade.

On y arrive en administrant des vomitifs répétés, certains sirops dont les plus recommandables sont ceux de Desessarts, qui renferment de l'ipéca, du séné, du coquelicot, du sulfate de magnésie, etc..., celui de Davreux, formé d'ipéca, de laurier-cerise, d'aconit; une cuillerée à café d'heure en heure pour les jeunes enfants.

Les bains tièdes prolongés, les fumigations de datura, de papier nitré, le bromure de potassium, le chloral, la belladone, etc., sont très-utiles.

Dans la convalescence, il est indispensable de soutenir les forces du malade par une alimentation tonique et l'exercice au grand air.

3° *Asthme.* — Difficulté de respirer, étouffement, oppression de la poitrine, respiration plus ou moins courte, toux sèche, râpeuse, très-fatigante (asthme sec), ou bien très-grasse, accompagnée d'une expectoration extrêmement abondante (asthme humide).

Ces symptômes caractéristiques de l'asthme sont permanents, mais ils augmentent au commencement de l'automne, aussitôt que le temps devient pluvieux, froid et brumeux; ils prennent un haut degré de gravité en hiver, donnent lieu à une oppression très-considérable, à une toux continuelle, à une expectoration des plus copieuses, à une fièvre plus ou moins forte, qui paraissent mettre le malade dans le plus grand danger; puis, aussitôt les premiers rayons d'un soleil printanier, ces symptômes diminuent graduellement, et, à l'exception d'une toux peu fréquente et d'une oppression insupportable, les malades passent le printemps et l'été dans un état de santé assez satisfaisant.

Pour favoriser l'expulsion des mucosités et des crachats, on prendra toutes les demi-heures une cuillerée à bouche du looch suivant : racine de polygala, 8 grammes; faites infuser un quart d'heure dans 200 grammes d'eau; passez et ajoutez 4 grammes de gomme ammoniaque et 60 grammes de sirop de baume de Tolu.

4° *Pneumonie* et *Phthisie.* — Lorsque le terme pneumonie est employé seul, il s'applique à la pneumonie fibrineuse, c'est-à-dire à l'inflammation aiguë du tissu pulmonaire à début franc, à allures rapides, devenant rarement chronique et caractérisée par un *exsudat fibrineux coagulable* qui transforme en un bloc compacte une région plus ou moins étendue du poumon, souvent tout un lobe, d'où le nom de *pneumonie lobaire* employé par quelques auteurs.

Étiologie. — Maladie très-commune, s'observant à tout âge, mais plutôt chez les vieillards et les enfants, plus fréquente chez l'homme en raison des conditions spéciales dans lesquelles il se trouve placé. La pneumonie survient encore souvent dans *le cours de certaines maladies*, rhumatisme, typhus, fièvres éruptives, etc.; probablement l'affaiblissement et le décubitus prolongé, en congestionnant les poumons, favorisent l'explosion de ces pneumonies secondaires.

Elle est plus commune dans les climats tempérés, vers le commencement et la fin de l'hiver : *les refroidissements ont une influence certaine sur son développement, mais à la condition d'une prédisposition dont la nature nous échappe.* Très-souvent la pneumonie survient sans cause appréciable.

La pneumonie peut être *traumatique* et succéder aux plaies de poitrine et même aux simples contusions du thorax; le même effet pourrait résulter de l'inhalation de gaz trop irritants.

Anatomie pathologique. — Laennec admet trois degrés dans la pneumonie : *engouement*, l'*hépatisation rouge* et l'*hépatisation grise*. Jaccoud admet quatre degrés : 1° *fluxion et exsudation;* 2° *coagulation de l'exsudat;* 3° *liquéfaction et élimination;* 4° *transformation purulente.*

Siége. — La pneumonie est plus fréquente à gauche qu'à droite; une fois sur huit elle occupe simultanément les deux poumons (pneumonie double). Le lobe inférieur est le point le plus souvent atteint : chose remarquable, les *pneumonies du sommet* s'observent surtout chez les vieillards, les alcooliques et en général les gens affaiblis. L'inflammation peut se circonscrire au centre du poumon (*pneumonie centrale*).

Symptômes. — Au milieu d'une santé parfaite ou quelquefois troublée par une bronchite légère, la pneumonie éclate brusquement par un *frisson intense, prolongé, mais unique*, c'est le début de *la fièvre* qui s'accompagne de chaleur, céphalagie, courbature et d'une *élévation croissante de température* (de 39,40 et même 41 degrés). Quand le thermomètre cesse de s'élever, on peut en conclure que l'exsudation est terminée et que la période d'état commence.

La pneumonie se caractérise alors par *la fièvre dont nous venons de parler*, *par une douleur de côté*, de *la dyspnée*, de *la toux*, *des crachats spéciaux et des signes physiques*.

1° *Douleur de côté*. — Ne manquant guère que dans quelques pneumonies du sommet, elle est vive, aiguë, s'exagère par tout mouvement du thorax, siége souvent près du mamelon et a été attribuée à un point névralgique ou pleurétique concomitant. Elle diminue et s'efface en peu de jours.

2° *Dyspnée*. — Elle est proportionnée à l'étendue de la lésion; moins marquée que dans la bronchite capillaire, elle nécessite une dilatation des ailes du nez qui, jointe à la rougeur des pommettes, donne au malade une physionomie particulière (*facies pneumonique*). La dyspnée s'explique par la diminution du champ de l'hématose, la douleur de côté qui gêne les excursions du thorax et le mouvement fébrile qui consume une plus grande quantité d'oxygène.

3° *Toux et crachats*. — La toux est un symptôme constant et elle s'accompagne de *crachats pathognomoniques*; ce qui leur donne ce caractère, c'est leur *viscosité* qui les fait adhérer au vase au point qu'on peut le renverser sans les détacher, c'est *surtout leur couleur rouillée comparable à du sucre d'orge*, *de la brique pilée*, de la marmelade d'abricots et, dans les cas graves, *à du jus de pruneaux* ou de réglisse; ces crachats sont constitués par l'exsudat fibrineux coloré par le sang. Ils peuvent manquer chez les vieillards, les gens cachectiques et dans certaines pneumonies du sommet.

4° *Signes physiques*. — Ils n'existent que lorsque la phlegmasie occupe la surface du poumon; tant qu'elle est centrale, les signes rationnels peuvent seuls la faire reconnaître.

Par la *palpation* on constate une *exagération des vibrations vo-*

cales qui atteint son maximum lors de l'hépatisation ; cette exagération des vibrations qui s'explique par la condensation du tissu pulmonaire est importante au diagnostic, car dans la pleurésie il y a, suivant l'abondance de l'épanchement, diminution ou absence de vibrations (Monneret).

La *percussion* permet de circonscrire la phlegmasie ; elle donne au niveau des points malades un *son obscur* qui peut devenir *complétement mat*, sauf chez quelques vieillards à poitrine sonore.

L'*auscultation* révèle un affaiblissement du murmure respiratoire et presque aussitôt un râle spécial, le *rale crépitant*, formé d'une multitude de bulles fines, sèches, égales, produisant un bruit analogue à celui du sel que l'on projette sur des charbons ardents ou d'une mèche de cheveux que l'on froisse dans l'oreille; *le rale crépitant ne s'entend que pendant l'inspiration*, ce qui le différencie de certains frottements pleurétiques qui, ayant à peu près le même timbre, se font entendre dans les deux temps. *Le rale crépitant caractérise l'engouement;* il est produit par le déplissement des alvéoles que l'exsudat fibrineux commence à agglutiner. L'*hépatisation s'annonce par un souffle bronchique ou tubaire* semblable à celui que l'on produit en soufflant dans un tube de bois ou d'airain, entendu d'abord dans l'expiration, puis *presque inclusivement dans l'inspiration;* le souffle bronchique est dû au retentissement de l'air dans les grosses bronches, lorsque les vésicules sont devenues imperméables par la coagulation de l'exsudat; parfois le souffle bronchique est mêlé à des râles crépitants et sous-crépitants, ce qui indique une coagulation imparfaite de l'exsudat ou un certain degré d'œdème.

L'auscultation de la *voix* donnait un retentissement particulier dans la période d'engouement; dans l'hépatisation la voix devient diffuse, non articulée, à timbre métallique ; c'est ce que l'on nomme de la *bronchophonie.*

Le *pouls* est habituellement à 100, 120, il peut atteindre 130 et 140 ; souvent ample et résistant, il peut être petit et faible, ce qui indique soit une adynamie, soit une surcharge veineuse (Jaccoud), c'est la fausse faiblesse des anciens; dans ce cas, les contractions cardiaques seront énergiques, et, si l'on comprime fortement la radiale vers son tiers inférieur, on peut sentir au-dessous du point comprimé une pulsation rétrograde, c'est le sang de la cubitale que les anastomoses palmaires conduisent dans le bout inférieur de la radiale. *Cette stase veineuse* explique encore : 1° la *teinte violacée de la face ;* 2° *certaines formes de délire et de congestion* cérébrale ; 3° l'*ictère* par congestion du foie (la jaunisse, fréquente dans la pneumonie, est souvent occasionnée par la coexistence d'un catarrhe gastro-intestinal) ; 4° *la présence de l'albumine dans l'urine.*

L'*urine* de la pneumonie est en outre remarquable par l'augmentation de l'urée qui s'élève de 30 grammes (moyenne physiologique en vingt-quatre heures) à plus de 45 grammes et par la diminution des chlorures qui de 11 grammes tombent à 1.

Marche, durée, terminaisons. — La pneumonie présente trois périodes dans son évolution, c'est aussi vrai au point de vue anatomique que clinique. De plus, elle ne reste guère limitée aux parties primitivement frappées, elle gagne les parties voisines et peut même envahir les deux poumons.

L'*engouement ou exsudation* (première période) se traduit par le râle crépitant, l'exagération des vibrations thoraciques, la résonnance de la voix, de la toux, la submatité, la fièvre et l'élévation croissante de la température ; sa durée est de trois à quatre jours. Rien n'est plus rare que de voir la phlegmasie s'arrêter à ce stade, l'*hépatisation rouge* (deuxième période) survient presque constamment ; on la reconnaît à la température de 39 à 40 degrés, à la persistance de la fièvre et au souffle tubaire qui peut encore être çà et là mélangé de râle crépitant ; la durée de cette période varie de trois à sept jours.

Arrivée à ce point, la pneumonie peut se terminer.

1° *Par résolution :* l'exsudat fibrineux est éliminé, et le tissu pulmonaire redevient perméable, c'est ce que l'on reconnaît à la chute de la fièvre, à l'affaiblissement brusque de la température qui revient en quelques heures à 38 et 37 degrés, à un râle crépitant à grosses bulles (*crepitans redux*), *enfin et surtout au bon état général du malade qui sent parfaitement le retour de la santé.* L'urine peut encore être albumineuse, ceci tiendrait à l'élimination par les reins des substances albuminoïdes accumulées dans les poumons. Parfois on constate, comme phénomènes critiques, des sueurs profuses, un *herpès labialis.* Les crachats perdent leur viscosité, deviennent gris-jaunâtre et renferment des corpuscules purulents, granuleux et des cellules graisseuses. Dans ce cas, la durée totale de la pneumonie aura été de sept à onze jours, plus quelques jours de convalescence.

2° Par *suppuration* ou hépatisation grise (troisième période). — Elle n'a pas de signe pathognomonique, mais on la reconnaît à l'aggravation du mauvais état général, à la fièvre, à la température qui reste élevée au lieu de présenter la décroissance remarquable dont nous avons parlé. Le souffle tubaire est souvent mélangé à de gros râles produits par les mucosités qui s'accumulent dans les bronches ; les crachats prennent une teinte jus de pruneaux ; il survient du *délire*, phénomène très-fréquent chez les alcooliques et dans les pneumonies doubles, plus souvent un collapsus, et le malade meurt. Cependant la suppuration peut s'enkyster, et la pneumonie se terminer par abcès (il y aura alors persistance de la matité dans un point circonscrit ; à ce niveau, absence de tout bruit ou souffle bronchique) ; très-souvent l'abcès s'ouvre à travers les bronches et le pus est rejeté par des quintes de toux, c'est une *vomique*, puis il reste une excavation reconnaissable au gargouillement, à la pectoriloquie, au souffle et à la voix caverneuse.

3° Par *passage à l'état chronique*, ce qui est très-rare, et par pneumonie caséeuse.

4° Par *gangrène.*

Formes. — Si la pneumonie est compliquée de troubles gastro-intestinaux, elle a été dite *bilieuse; typhoide et adynamique*, lorsque la prostration constitue le symptôme capital ; *ataxique*, lorsque c'est le délire. On aurait vu des pneumonies rattachées à des érysipèles et disparaissant avec une grande rapidité. Enfin il y a une sorte de pneumonie très-fréquente aux deux âges extrêmes de la vie, c'est la *pneumonie catarrhale;*

son début est insidieux, précédé par une période catarrhale qui dure plusieurs jours, puis la fièvre redouble, etc. ; nous en avons fait une étude spéciale.

Pronostic. — La pneumonie est toujours une maladie sérieuse ; les conditions qui aggravent le pronostic sont l'étendue de la phlegmasie, son extension aux deux poumons, la persistance d'une température élevée (40°), les crachats jus de pruneaux, la débilité du malade : *les pneumonies secondaires*, c'est-à-dire celles qui surviennent dans le cours d'une maladie chronique, sont souvent mortelles.

Diagnostic. — Les crachats rouillés sont le symptôme pathognomonique de la pneumonie, car ils mettent sous les yeux de l'observateur l'exsudat fibrineux ; mais ils ne sont pas absolument constants. De plus, la pneumonie peut être méconnue parce qu'on ne la recherche pas, l'attention étant détournée soit par l'existence d'une maladie antérieure, soit par le peu d'intensité des troubles respiratoires, ainsi que cela arrive fréquemment chez les vieillards et les buveurs. L'examen du thorax est donc indispensable chez tout individu atteint de fièvre, surtout lorsqu'il s'agit d'un enfant, d'un vieillard, d'un buveur ou d'une personne déjà malade qui présenterait une aggravation dans son état habituel.

Traitement. — La pneumonie est une maladie à cycle défini, elle peut guérir seule ; toutefois l'expectation pure et simple ne nous semble pas recommandable ; chaque cas présente des indications spéciales auxquelles il convient d'obéir.

Chez un individu très-fort, très-vigoureux, pléthorique, dont le pouls est plein et dur, la respiration gênée, une *large saignée* pratiquée au début de la maladie pourra être très-utile ; en toute autre circonstance nous la blâmerions.

L'intensité de la fièvre réclame l'usage de la *digitale* que l'on administre en infusion à la dose de 60 centigrammes à 1 gramme dans une potion de 120 grammes.

Le *tartre stibié* ou *émétique* a joui d'une réputation fameuse dans le traitement de la pneumonie ; il rend, en effet, de grands services, et cela dans les pneumonies de tous les âges (Grisolle), surtout lorsque le mouvement fébrile offre une certaine intensité; on l'emploie à la dose de 10 centigrammes chez les enfants, et en progression croissante suivant l'âge, jusqu'à 40 centigrammes chez le vieillard dans une potion gommeuse de 120 grammes qu'on donne par cuillerées d'heure en heure; en très-peu de temps les malades vomissent et vont à la selle. Il ne faut pas prolonger l'usage de la digitale ou du tartre stibié au delà de quarante-huit heures, car on affaiblirait le malade.

Les larges *vésicatoires* sont d'un usage général; Grisolle les conseille dans les pneumonies de tous les âges; il les applique dans la période d'état.

L'*état des forces* doit être surveillé avec le plus grand soin; chez les gens faibles, dans les pneumonies secondaires, dans les formes typhoïdes; chez les buveurs, il faut soutenir les forces par l'usage de l'alcool; cette médication dite de Todd a été préconisée par Béhier; elle peut rendre, dans les circonstances que nous venons d'indiquer, les plus grands services (dose 40 à 100 gr.), avec une demi-bouteille ou plus de vin de Bordeaux, du bouillon, un peu de lait, et 1 ou 2 grammes d'extrait mou de quinquina.

Chez les gens *très-nerveux*, et dans les *cas de délire*, on emploie avec avantage les bains tièdes, le musc (dose de 50 centigrammes à 1 gramme), la potion de Todd additionnée de quelques gouttes de laudanum.

Si la défervescence de la maladie ne s'effectue pas régulièrement; si elle traîne en longueur, il faut administrer le kermès, la gomme ammoniaque et insister sur les toniques et les révulsifs cutanés.

Phthisie pulmonaire[1]. — *Symptôme de la phthisie* — La phthisie débute, dans la plupart des cas, d'une manière lente et obscure, souvent inaperçue. C'est d'abord une petite toux sèche, plus prononcée le matin et surtout le soir, remarquable plutôt par sa persistance que par son intensité. Un amaigrissement peu prononcé et quelques sueurs dans les der-

1. Docteurs Cottin et Massé.

nières heures du sommeil commencent à donner à cette toux un caractère plus significatif. D'autres fois, le signe avant-coureur ou initial de la maladie sera une hémoptysie ou crachement de sang plus ou moins abondant, qui pourra n'être suivi immédiatement d'aucun autre symptôme, mais qui se reproduira au bout d'un temps très-variable. La toux vient alors, d'abord sèche ou suivie d'une expectoration peu abondante de crachats mousseux. La toux est fréquente, surtout le soir et dans la nuit; elle s'accompagne de dyspnée ou sentiment d'oppression très-pénible. C'est ce symptôme qui, par sa persistance et son accroissement, indique les progrès de la maladie. Les malades accusent fréquemment des douleurs plus ou moins vives dans le dos, entre les épaules ou sur un des côtés de la poitrine.

La percussion des parois de la poitrine avec les doigts, et l'application de l'oreille ou auscultation fournissent des signes très-précieux, les seuls qui puissent donner la certitude de l'existence de la phthisie. Mais ces signes ne sont bien saisissables qu'à un degré déjà avancé du développement des tubercules, c'est-à-dire lorsqu'ils sont déjà nombreux ou volumineux. Aussi la maladie est-elle ordinairement depuis longtemps soupçonnée lorsque, après de légères nuances dans les bruits respiratoires, on constate, par l'auscultation, un râle crépitant léger, puis des craquements secs d'abord, ensuite de plus en plus humides, indices de l'infiltration tuberculeuse. Cependant les malades ont maigri; leur visage s'est décoloré, excepté aux pommettes, où il reste parfois une rougeur assez vive. Il survient presque constamment, pendant la nuit, des sueurs très-fatigantes, et parfois une diarrhée sympathique qui ne persiste pas.

Tels sont les symptômes que l'on assigne d'ordinaire à ce que l'on appelle la première période de la phthisie, celle de l'évolution des tubercules, de leur accroissement, tandis que l'on appelle seconde période celle où ils se ramollissent et s'évacuent au dehors. La première période se prolonge pendant un temps quelquefois très-long, plusieurs mois, plusieurs années même.

Le ramollissement des tubercules ou seconde période de la phthisie s'annonce par une toux plus fréquente et plus grasse. Les crachats sont opaques, verdâtres, striés de lignes jaunes ou mélangés d'une matière blanche semblable à des grains de riz. La difficulté pour respirer et l'oppression sont plus fortes. Le son est tout à fait obscur ou nul à la percussion sous les clavicules et au sommet du dos en arrière. L'oreille, appliquée sur ces points, perçoit des craquements humides abondants, dus au déplacement de la matière tuberculeuse ramollie et infiltrée. La fièvre apparaît, ou, si elle existait déjà, elle acquiert plus d'intensité. Elle se montre surtout le soir, sous forme d'accès précédés de frisson et suivis de sueur. Ces frissons sont parfois assez réguliers pour constituer une fièvre intermittente quotidienne.

Lorsque la fièvre des phthisiques est persistante, les fonctions digestives s'altèrent, l'appétit se perd, il survient des vomissements, plus souvent de la diarrhée qui ne cesse plus. A une époque avancée de la seconde période les crachats des phthisiques offrent quelque chose de caractéristique. Si on fait cracher ces malades dans un vase creux, on voit, au milieu d'un liquide clair abondant, surnager des crachats arrondis, ayant quelque rapport avec les fleurs desséchées de camomille. L'oreille appliquée sur le sommet de leur poitrine, au point où correspond une caverne, entend un râle caverneux et un véritable gargouillement de liquide ; leur voix, quand ils parlent, arrive, à l'oreille de celui qui les ausculte, absolument comme s'ils l'émettaient à l'extrémité d'un tube dont l'autre extrémité aboutirait à l'oreille de celui qui écoute. On a désigné ce phénomène sous le nom de pectoriloquie ou voix de poitrine.

Les phthisiques, dans les derniers temps de leur maladie, sont épuisés tout à la fois par l'expectoration, assez abondante pour remplir une assiette dans les vingt-quatre heures, par les sueurs, la fièvre, et surtout la diarrhée. Ils succombent ordinairement au milieu de ces symptômes ; d'autres fois, presque subitement, dans une syncope.

Tout le monde connaît l'illusion dont se bercent la plupart des phthisiques sur leur position. Elle contraste avec la tendance à l'hypochondrie que manifestent les individus atteints d'affections des organes abdominaux, et surtout de dyspepsie.

Les phthisiques périssent parfois de quelque complication survenue dans le cours de leur maladie, par exemple d'une perforation intestinale, qui viendra faire épancher dans le péritoine les matières contenues dans l'intestin ; la mort a lieu en quelques jours. D'autres fois le poumon se perfore, et le pus des cavernes s'épanche dans la plèvre.

Durée de la phthisie. — La phthisie a presque toujours une marche lente. Elle est le plus ordinairement interrompue dans son cours par des améliorations notables. Cette marche intermittente, rare dans l'enfance et la jeunesse, est plus commune chez les adultes et chez les vieillards. C'est ce qui a fait croire à plusieurs médecins que presque aucun phthisique ne succombait à une première attaque de l'affection tuberculeuse. La maladie, suivant eux, se compose ordinairement de plusieurs poussées tuberculeuses, dont les premières sont prises pour des rhumes et peuvent même avoir lieu sans causer de toux ni d'expectoration. La phthisie, en effet, comme la plupart des autres maladies aiguës ou chroniques, comme la pleurésie, entre autres, peut exister à l'état latent, et arriver ainsi jusqu'à une époque avancée de la seconde période, jusqu'à la formation des cavernes ; mais presque toujours alors les malades maigrissent, dépérissent, ont de la diarrhée, une fièvre hectique ; et ces symptômes, vu l'extrême fréquence de la phthisie, doivent appeler l'attention sur la poitrine.

La phthisie suit quelquefois une marche aiguë, c'est-à-dire qu'au lieu de durer un ou deux ans, comme on le voit pour la plupart des cas, elle se termine en quelques semaines. Ces phthisies aiguës, qu'on désigne vulgairement sous le nom de *phthisies galopantes*, sont souvent le produit d'affections tuberculeuses des poumons, qui, latentes d'abord, pendant un temps plus ou moins long, se démasquent tout à coup, tantôt spontanément, tantôt à la suite d'une maladie aiguë, comme une fluxion de poitrine, plus souvent une pleurésie, une rougeole. Une autre forme de phthisie aiguë est celle où la production de tubercules miliaires est si abondante et si rapide que les malades succombent promptement en présentant tous les symptômes de la bronchite capillaire ou catarrhe suffocant, avant que les tubercules aient eu le temps de parcourir toutes leurs phases.

La marche de la phthisie est généralement d'autant plus rapide que l'individu est plus jeune; ainsi les phthisies aiguës sont plus fréquentes chez les enfants que chez les adultes : on les a vues chez les premiers ne durer que deux ou trois septenaires.

La phthisie, chez les personnes arrivées à la période moyenne de la vie, suit souvent une marche très-chronique, c'est-à-dire qu'elle peut se prolonger cinq, dix, quinze, vingt, trente et même quarante ans. Nous avons soigné des phthisiques de soixante-douze ans. Ces individus éprouvent de temps en temps des recrudescences pendant lesquelles ils maigrissent et ont de la fièvre hectique; puis, peu à peu ils se rétablissent. Les cas de ce genre, peu communs, ne s'observent guère que chez ceux qui jouissent d'une certaine aisance. Ces individus, malingres et d'une santé délicate, arrivent néanmoins à un âge avancé et succombent quelquefois à une maladie étrangère à celle des organes respiratoires.

La phthisie est-elle curable? — La phthisie a toujours passé et passe encore dans l'opinion publique pour une maladie incurable; cependant des faits assez nombreux ont aujourd'hui mis hors de doute que la phthisie était susceptible de guérison. On a constaté des traces incontestables de cette heureuse terminaison en faisant l'autopsie d'individus qui avaient succombé à d'autres maladies. La guérison de la phthisie peut s'opérer lorsque les tubercules existent encore à l'état cru, ou bien après leur ramollissement et leur évacuation. Dans le premier cas, ils sont comme séquestrés par une membrane, ou bien ils subissent une transformation crétacée, comme pierreuse; dans le second, le produit morbide est évacué, et la caverne s'oblitère par un véritable travail de cicatrisation. On ne peut guère, toutefois, espérer la guérison que lorsque la maladie est circonscrite.

La guérison de la phthisie est malheureusement encore un fait très-exceptionnel, et la mort est l'issue presque constante de cette cruelle maladie. Cependant, au point de vue même de l'incurabilité ordinaire, il y a des différences à établir dans le pronostic; celui-ci s'aggravera ou s'atténuera suivant l'âge du malade et les circonstances dans lesquelles il se trouve. La marche de la maladie étant beaucoup plus lente après quarante ans qu'auparavant, son pronostic sera relativement moins grave dans la seconde moitié de la vie que dans la première. La fortune, ou du moins l'aisance, met aussi le malade à même de mieux se défendre contre ses progrès et d'en retarder la marche. La phthisie manifestement héréditaire est d'un pronostic plus grave que celle qui est acquise; cependant elle n'est pas absolument incurable. Les symptômes les plus fâcheux de la maladie sont l'abondance et la fréquence des crachements ou vomissements de sang, les sueurs copieuses, la fièvre et la diarrhée persistante.

Causes de la phthisie. — Les causes de la production des tubercules dans les poumons sont, comme celles de l'affection tuberculeuse en général, mal précisées. On ne peut guère que signaler à quelles influences elles se rallient le plus fréquemment.

Aucun âge n'est à l'abri de la phthisie. Rare avant la troisième année de la vie, elle devient ensuite assez commune, quoique souvent confondue alors avec d'autres maladies aiguës. Un peu stationnaire vers la puberté, la phthisie devient plus meurtrière vers la vingtième année. Plus rare de trente à quarante ans, elle redevient assez fréquente de quarante à cinquante.

Les hommes robustes ne sont pas aussi exempts de la prédisposition à la phthisie qu'on se l'imagine ordinairement : nous l'avons vue chez des forts des halles. Il est cependant vrai de dire qu'elle est beaucoup plus commune chez les individus faiblement constitués, lymphatiques. On a décrit comme caractères extérieurs annonçant cette fâcheuse prédisposition, la blancheur éclatante de la peau, la rougeur vive des pommettes, l'étroitesse de la poitrine, la gracilité des membres et du tronc. La vérité est qu'on ne possède à ce sujet aucune donnée scientifique positive.

La phthisie est éminemment héréditaire. Quoique les enfants nés de parents phthisiques ne soient pas nécessairement voués à la maladie de leurs ascendants, un grand nombre, cependant, sont emportés tôt ou tard par cette maladie. On voit fréquemment aussi la phthisie emporter successivement tous les enfants d'une même famille, quoique le père et la mère soient habituellement bien portants et bien constitués. Ce fait est inexplicable.

Il est aujourd'hui avéré que la phthisie est commune dans presque tous les pays du globe; mais sa fréquence n'est pas la même en tous lieux, et elle est beaucoup moins grande dans les régions très-froides que dans les zones tempérées. Ainsi la mortalité par la phthisie n'est que d'un quinzième de la population à Stockholm et à Berlin, tandis qu'elle est d'un cinquième à Londres et à Paris. Elle n'est guère moindre à Marseille et dans le midi de l'Europe; mais elle paraît très-rare en Égypte et au Mexique. La phthisie sévit particulièrement sur ceux qui émigrent d'un climat chaud dans un climat plus froid, comme les nègres.

La phthisie est moins commune dans les campagnes que dans les grandes villes. Des habitations étroites et encombrées, froides et humides ont une influence marquée sur la production de cette maladie. C'est à cette circonstance et aux autres causes débilitantes, telles qu'une nourriture grossière, insuffisante, travaux excessifs, privations de toute sorte, qu'il faut attribuer la fréquence incomparablement plus grande de la phthisie dans la classe pauvre que dans les classes aisées. Le défaut d'exercice et la reclusion auxquels certains individus sont condamnés par leur profession exercent aussi une influence très-marquée. Beaucoup d'animaux réduits à l'état de domesticité ou de captivité meurent phthisiques : telles sont surtout les vaches des nourrisseurs de Paris. Ces animaux, il est vrai, sont soumis en outre à une production forcée de lait, qui est une cause d'épuisement. L'allaitement peut aussi, chez la femme, hâter l'explosion de la phthisie.

On a cru autrefois à la contagion de la phthisie, et l'on y croit même encore en certains pays, comme Naples, où l'on séquestre dans les hôpitaux spéciaux ceux qui en sont atteints. Les médecins en France font profession de n'y point croire, et il est au moins certain qu'elle n'est point contagieuse par le contact passager, tel que celui qui peut s'établir entre le malade et son médecin et même ceux qui le soignent; mais il y a quelques réserves à faire pour la cohabitation, telle que celle des époux ou de parents très-proches. Il est donc prudent d'éviter de coucher dans la même atmosphère que des phthisiques arrivés surtout à une période avancée de la maladie. D'ailleurs, les miasmes qui s'exhalent de leur corps ne peuvent qu'être nuisibles.

Traitement de la phthisie. — Nous avons dit que la guérison de la phthisie n'était pas impossible; on ne doit donc jamais désespérer d'obtenir ce résultat, même à une époque avancée de cette maladie, puisqu'il est démontré que les cavernes tuberculeuses sont encore susceptibles de cicatrisation. Alors même qu'il n'est guère présumable qu'on y arrive, il faut au moins chercher à pallier les souffrances des malheureux qui en sont atteints, surtout dans la dernière période.

Pour mettre quelque ordre dans l'exposé du traitement de la phthisie, nous le partagerons en deux : 1° traitement général; 2° traitement spécial ou palliatif, celui qui se borne à calmer certains symptômes.

Nous passerons sous silence la plupart des moyens thérapeutiques qui ont été préconisés contre la phthisie, parce que cela nous entraînerait trop loin, et que le choix, parmi eux, est du ressort du médecin; aucun d'ailleurs ne mérite le nom de spécifique. Nous ne pouvons cependant nous dispenser de dire quelques mots de deux ou trois des plus employés.

Le médicament qui a obtenu le plus de vogue est, sans contredit, l'huile de foie de morue. On ne peut dire que cette huile guérisse sûrement la phthisie, mais elle produit des améliorations très-remarquables, et c'est toujours un acheminement vers une guérison possible. Chez un très-grand nombre de malades les forces et l'embonpoint reviennent sous son influence. Elle peut s'employer à toutes les périodes de la phthisie, pourvu qu'il n'y ait pas de fièvre ni de diarrhée persistantes. Il est peu de malades qui, avec de la bonne volonté, ne puissent s'y accoutumer; il en existe cependant: chez la plupart, après quelques semaines de son emploi, elle n'est plus bien digérée. Il faut alors la suspendre dix ou quinze jours et la reprendre ensuite. La dose est de 1 à 3 cuillerées à bouche par jour.

Les eaux minérales sulfureuses ou autres sont une médication complexe, qui agit par l'influence du voyage, du changement de lieu et de l'air de la localité, et ensuite par celle des éléments minéralisateurs. Leur prescription demande un examen sérieux de la part du médecin; car, si elles sont incontestablement utiles dans quelques cas, elles sont inutiles ou nuisibles dans beaucoup d'autres. Sans prétendre spécifier ces cas, nous pouvons dire, d'une manière générale, que les voyages aux eaux ne conviennent qu'à une première période peu avancée de la maladie et exigent surtout l'absence de fièvre; autrement la marche de la maladie est plutôt précipitée qu'enrayée. Les sources qui paraissent le mieux convenir sont, pour les tempéraments lymphatiques ou peu irritables, Eaux-Bonnes, la Raillère, la Bassère, Amélie-les-Bains, le Mont-Dore, Enghien et Pierrefonds près Paris. Pour les tempéraments pléthoriques et irritables, ce sont plutôt Ems, Soden, Weilbach, Salzbrun, Weissembourg, Penticouse.

Une médication encore trop peu connue et trop peu appréciée en France, c'est la cure dite du *petit-lait*. Les établissements consacrés à ce traitement sont situés, pour la plupart, en Allemagne et en Suisse. Ce sont Gaïs, Gonten, Heinrichsbab, Weisbad, Kreuz, le Righi, Interlaken, Ischl, Schlangenbad, Baden-Baden et Reyburg. Presque toutes ces stations sont situées au milieu des forêts, de sorte que les malades y respirent un air très-pur. La cure du petit-lait a, d'ailleurs, sur celle des eaux thermales l'avantage de profiter aux phthisiques, même arrivés au dernier degré de la tuberculisation, pourvu qu'ils soient transportables.

On fait assez souvent suivre la cure du petit-lait ou celle d'une eau minérale quelconque d'une *cure du raisin*, qui consiste à faire prendre aux malades 1 à 3 kilogrammes de raisin dont ils rejettent l'écorce et les pepins. Ainsi mangé le raisin perd toutes ses propriétés relâchantes et produit même de la constipation. On a surtout recours à cette cure quand le pouls reste fréquent, la peau chaude et sèche.

On peut suivre la cure au raisin aussi bien en France qu'en Allemagne. Aucun endroit n'est peut-être, pour la qualité du raisin, comparable à Fontainebleau ; mais on peut y recourir partout avec du raisin blanc, surtout de l'espèce du chasselas. La durée de cette cure est de quatre à six semaines ; le moment opportun est celui où le raisin commence à mûrir. On vante également, en Allemagne, la *cure des fraises*. Les fraises ont, d'ailleurs, toujours passé pour un fruit pectoral.

Une autre cure encore très-pratiquée en Allemagne, et qui passe pour donner de bons résultats, c'est la cure d'*inhalation des salines*. Elle consiste à aller respirer, dans les bâtiments de graduation et dans les galeries où se fait la coction des sels, les vapeurs plus ou moins muriatiques et iodées qui se répandent dans l'atmosphère. Les salines allemandes les mieux appropriées sont Kissingen, Nauheim, Kreuznach, Ischl, Elmen et Kosen. Mais il n'est plus besoin aujourd'hui d'aller aussi loin ; nous possédons, dans l'établissement des salines de Salins (Jura), dirigé par un des praticiens les plus éclairés et les plus consciencieux de Paris, le docteur Léger, médecin des hôpitaux de Paris, nous trouvons là, disons-nous, tous les avantages des salines d'Allemagne.

Plusieurs de nos établissements d'eaux minérales, et notamment Pierrefonds (Oise), sont pourvus de *salles dites de respiration* ou d'*inhalation*, destinées à faire vivre quelques heures par jour les malades dans une atmosphère chargée de principes médicamenteux, sulfureux ou salins, qui pénètrent jusqu'aux dernières ramifications des bronches et arrivent ainsi au foyer même du mal. L'avenir dira sans doute bientôt ce qu'on doit attendre de cette médication encore très-nouvelle.

Mais, de tous les moyens tentés jusqu'à ce jour contre la phthisie, il n'en est aucun qui ait été suivi plus souvent de la suspension ou de la cessation totale des accidents que le *changement de lieu.* On conseille généralement aux phthisiques des pays humides et froids d'aller habiter dans des climats plus doux; on les envoie le plus souvent en Italie, où ils habitent Rome, Pise ou Nice; ou bien ils vont à Pau ou à Hyères en Provence. On a beaucoup vanté l'île de Madère, à cause de la grande égalité de son climat. Cependant la phthisie est assez commune parmi les habitants du pays. Si, comme il semble assez naturel, on devait donner la préférence aux climats où la phthisie est le plus rare, ce serait l'Égypte ou le Mexique qu'il faudrait choisir, car cette maladie paraît y être très-exceptionnelle. Les médecins latins, et Celse en particulier, préconisaient beaucoup le séjour en Égypte, surtout à Alexandrie On voit par là que les phthisiques des climats déjà chauds, tels que le midi de la France et de l'Italie, doivent être envoyés dans des climats plus chauds encore.

Notez bien maintenant que nous n'avons pas prononcé jusqu'ici le nom de voyage; car ce n'est pas de séjours plus ou moins prolongés, mais en général limités au séjour d'une saison, que nous entendons parler. C'est une véritable *expatriation* que nous conseillons aux phthisiques. C'est peut-être une mesure rigoureuse, mais elle est seule réellement efficace dans une maladie aussi tenace que la phthisie. Nous pourrions citer de nombreux exemples qui prouveraient combien l'expatriation est puissante.

Un jeune homme, parti phthisique à Beyrouth, s'établit dans cette ville. La maladie s'y trouva si bien enrayée qu'il n'y pensait plus, et qu'après un séjour de trente ans dans cette ville il songea à revenir en France jouir de la fortune qu'il avait amassée en Orient; mais il eut à peine remis le pied dans sa patrie qu'il fut repris des symptômes de la phthisie. Après quelques tentatives de traitement infructueux il se décida à retourner finir ses jours à Beyrouth. Malheureusement il avait trop tardé: il mourut pendant la traversée.

Un homme qui se sentait mourir de phthisie, et qui se l'avouait, ce qui est rare, voulut au moins faire une bonne mort. A cet effet, il entra dans un couvent de chartreux; là il se rétablit et vécut encore dix années.

Un autre, entré phthisique à la Trappe de Staouéli, vit la maladie s'enrayer dans cette austère maison. Il eut la fâcheuse idée de rentrer en France; il ne tarda pas à y succomber.

On voit par ces exemples que la maladie n'est pas précisément guérie dans les pays chauds, mais elle y est suspendue. Les tubercules, grâce à l'heureuse influence du nouveau milieu atmosphérique, sont comme neutralisés. Il ne se fait plus de nouvelle poussée tuberculeuse. On ne meurt pas d'ailleurs pour quelques tubercules dans les poumons. Les élèves en médecine qui se livrent aux dissections pour apprendre l'anatomie, les médecins des hôpitaux qui font de nombreuses autopsies, rencontrent des tubercules chez une foule d'individus morts, dans un âge avancé, d'affections très-variées. La phthisie n'est pas constituée en réalité par quelques tubercules, mais par le grand nombre de ces derniers. L'existence des premiers tubercules reste ignorée pendant toute la vie de l'individu. Le tubercule est une production que l'on pourrait comparer à une mauvaise herbe; on ne s'aperçoit de ses ravages que quand il abonde. Or, mettez un malade dans des conditions peu propres à la germination ou au développement de ces produits, et vous arrêtez les effets désastreux du mal.

Ainsi, lorsqu'un jeune homme donne des craintes fondées de phthisie, le remède le plus efficace à opposer à une maladie qui pardonne si peu, c'est de l'envoyer dans les climats peu propres au développement des tubercules pulmonaires, et surtout en Égypte et au Mexique. Aujourd'hui, grâce au progrès de la civilisation, ces changements de lieux sont faciles. On va bien au loin, d'ailleurs, pour faire fortune ou même pour manger un morceau de pain: pourquoi ne le ferait-on pas quand il s'agit de vie ou de mort?

Aux malades qui ne peuvent s'expatrier on ne peut conseiller que l'habitation *permanente* à la campagne, si elle est possible, ou du moins dans un lieu aéré. L'air vif des lieux élevés passe pour ne pas leur convenir; c'est vrai en général. Cependant, lorsque la maladie est plutôt soupçonnée que bien constatée et dans la prédisposition héréditaire, il n'est pas nécessaire de quitter une localité élevée; l'air vif convient mieux qu'un air humide et bas. Ce dernier convient mieux à son tour quand la maladie est confirmée.

Le régime alimentaire des phthisiques est réglé sur l'état de leurs forces digestives. Tant qu'ils digèrent bien et n'ont pas de diarrhée, il n'y a rien à changer au régime habituel, sauf à insister de préférence sur les aliments réparateurs, les boissons généreuses. Le vin doit être vieux et coupé tantôt d'une macération amère, telle que celle de houblon, de gentiane, tantôt additionné d'une eau minérale un peu ferrugineuse et alcaline, comme l'eau de Spa, celle de Passy près Paris, etc. Quelques malades se trouvent bien de l'eau de goudron.

Le lait convient-il aux phthisiques? A cette question, point de réponse absolue. Récamier s'informait de ses malades s'il passait bien, et, dans l'affirmative, il en conseillait l'usage. Dans les grandes villes, il est, en général, assez mal supporté, surtout des individus lymphatiques, et s'il occasionne la diarrhée il n'y faut même pas songer; mais dans les campagnes il est mieux digéré. Nous avons vu des malades se trouver très-bien d'avoir usé pendant leur séjour à la campagne de deux ou trois tasses par jour de lait aromatisé d'une ou deux cuillerées d'eau de menthe, ou de lait dans lequel on avait fait bouillir une ou deux pincées de fleurs de sauge.

Il est à peine besoin de dire que les phthisiques doivent être entourés de tous les soins d'une bonne hygiène, fuir tous les excès. Ils éviteront aussi avec soin de s'exposer à s'enrhumer; car, bien que la bronchite ne produise pas précisément la phthisie, elle doit accélérer la marche des tubercules; d'ailleurs, au lieu de contracter un rhume, ils contractent quelquefois une pleurésie, dont l'influence sur la marche de la phthisie est encore plus incontestable. Ce n'est pas toutefois en s'entourant de ouate qu'ils éviteront les rhumes ; loin de là : il leur faut, au contraire, s'aguerrir contre les intempéries de l'air en les bravant avec les précautions convenables. Ainsi, comme le mouvement, la promenade au grand air sont nécessaires à ces malades, nous leur recommandons de sortir même par un temps de pluie, s'il est durable, en prenant soin de bien s'envelopper. La flanelle portée sur tout le corps les prémunit contre les sueurs rentrées, en même temps qu'elle excite à la peau un travail qui agit comme dérivatif du travail morbide du poumon. Les lotions froides que nous avons tant habitude de recommander contre les débilités générales, sont encore éminemment recommandables en cette circonstance, tant que le malade n'est pas alité. Nous les avons fait pratiquer à plusieurs phthisiques, et nous pouvons certifier qu'aucun ne s'en est mal trouvé, qu'il en est qui vivent encore depuis cinq, six ans, et se portent bien ; et, sans prétendre en faire un remède curatif de la phthisie, nous croyons qu'elles sont un adjuvant utile des autres moyens. Nous savons que la nature guérit la phthisie, mais nous ignorons comment elle le fait, et nous ne possédons aucun remède qui produise sûrement ce résultat. Il faut donc nous attacher moins à chercher un spécifique unique qu'à mettre le malade dans la position la plus favorable pour que la nature le guérisse, et nous dirons ensuite, comme Ambroise Paré : *Je le pansai, Dieu le guarit.*

Tout ce que nous venons de dire n'est, en quelque sorte, que le plan d'un traitement général, curatif de la phthisie. Il nous reste à parler du traitement palliatif et des divers remèdes à opposer aux accidents de cette cruelle maladie.

Dans la première période de la phthisie on fera usage de boissons douces, pectorales, faites avec la gomme, les plantes et les fruits pectoraux, avec le gruau, le lichen d'Islande, le *fucus crispus*. Sauf le cas de fièvre, les tisanes amères conviennent mieux que celles simplement émollientes. Ainsi on n'insistera pas trop sur les infusions de mauve, de guimauve, etc. ; on usera de préférence du lichen, du *fucus crispus*, du lierre terrestre, de l'hysope. Ces trois ou quatre dernières conviennent surtout lorsqu'il y a complication de bronchite. Dans les intervalles où le malade est sans toux marquée, on emploiera les tisanes amères, comme le houblon, la gentiane. Dans la seconde période, la fièvre oblige souvent de revenir aux tisanes émollientes ou même légèrement narcotiques, comme celle de coquelicot, aux gelées de lichen. Malgré la fièvre, on nourrira toujours quelque peu les malades.

Passons maintenant en revue les symptômes ou accidents les plus ordinaires de la phthisie pour en indiquer les remèdes.

Toux, insomnie. — Nous réunissons ensemble ces deux symptômes, parce que le second est presque toujours une conséquence du premier. Les narcotiques sont les meilleurs et presque les seuls remèdes à leur opposer. Nous conseillons d'abord l'emploi de la belladone sous forme d'extrait (2 à 5 centigrammes en pilules) ou de sirop (depuis une cuillerée à thé jusqu'à trois). La jusquiame et le datura, sous forme d'extraits, calment aussi la toux; mais il en faut ordinairement une dose double de celle des préparations de la belladone. Quand la belladone, la jusquiame et le datura ont épuisé leur action, ou lorsqu'ils sont impuissants, nous recourons à l'opium; d'autres commencent par ce dernier. L'opium doit s'employer d'abord, comme la belladone, à la plus petite dose possible, l'extrait à celle de 2 centig. poussés graduellement jusqu'à 5; le sirop diacode ou le sirop d'opium à celle d'une cuillerée à thé jusqu'à celle d'une cuillerée à bouche, ou une cuillerée et demie; le laudanum se prend à celle de 7 à 20 gouttes. On peut user aussi de l'infusion ou de la décoction d'une demi-tête à une tête de pavot. Ces divers narcotiques finissent souvent par s'user. On est obligé de les interrompre jusqu'à ce que l'accoutumance ait cessé; alors on y revient. On peut employer dans l'intervalle l'eau distillée de laurier-cerise, à la dose de 5 à 10 grammes par jour, ou le sirop prussique, à celle de 10 à 30 grammes. Il faut bien se garder, pour ce dernier, de donner une dose trop forte.

Hémoptysie ou *crachement de sang.* — Nous avons déjà parlé de cet accident, qui complique souvent la phthisie. Si elle est inquiétante et le malade d'ailleurs assez fort, une petite saignée de 125 à 200 grammes la fait souvent cesser. Si elle se prolonge, ou si elle affecte des individus débilités, il faut lui opposer un vomitif à titre de moyen perturbateur; le meilleur est l'ipécacuanha en poudre, à la dose de 1 gramme 1/2, pris en quatre fois. On emploie ensuite les astringents, les boissons acides, la décoction de bistorte, de ratanhia; la ligature des membres, comme moyen extrême. Un moyen assez souvent suivi de bon résultat consiste dans l'application d'un large vésicatoire sur le devant de la poitrine.

Douleurs de poitrine. — Ces douleurs tiennent tantôt à des pleurésies limitées, tantôt à une névralgie intercostale. Dans le premier cas, on applique quelques sangsues ou des ventouses scarifiées, ou des vésicatoires volants, suivant la force de l'individu. Les vésicatoires conviennent seuls dans le second cas. On est quelquefois obligé de les saupoudrer de morphine, à la dose de 1 à 3 centigrammes, après avoir enlevé l'épiderme.

Diarrhée. — Cet accident se lie presque toujours à la tuberculisation des intestins. Les tubercules, en se ramollissant et en se fondant, laissent après eux des ulcérations qui entretiennent une diarrhée très-rebelle. Il faut diminuer la quantité des aliments et ne donner que ceux qui, très-nutritifs, ne fournissent que peu ou point de résidus, comme les potages féculents, les gelées. On donnera enfin des boissons mucilagineuses, comme la décoction de riz, la décoction blanche. On associera à ces moyens les quarts de lavements amidonnés, additionnés de 5 à 15 gouttesde laudanum de Sydenham. On donne aussi dans le même but, par la bouche, le diascordium, à la dose de 1 gramme par jour, la thériaque à dose double, le sous-nitrate de bismuth à celle de 1 à 3 grammes.

Gastralgie, dyspepsie, vomissements. — Les fonctions digestives longtemps conservées chez quelques phthisiques s'altèrent plus ou moins rapidement chez d'autres. S'il y a de la dyspepsie, on réveillera l'énergie de l'estomac par des boissons amères et surtout par les eaux de Seltz, de Bussang, de Spa; s'il y a des aigreurs, on préférera les eaux de

Pougues, de Vichy. Les vomissements, quand ils sont opiniâtres, annoncent la présence de tubercules ramollis dans l'estomac. On leur oppose d'abord les préparations de belladone et d'opium aux doses indiquées pour la toux ; puis des boissons glacées, le lait pur ou coupé d'eau de Vichy, pris par cuillerées; on y joint, s'ils résistent, l'application sur l'épigastre d'un emplâtre de thériaque, d'opium, et finalement d'un vésicatoire volant.

Sueur. — Comme ce symptôme a surtout lieu la nuit, on devra recommander aux malades de boire très-peu à partir du soir et d'user de boissons très-amères, comme la macération à froid de quinquina ou de gentiane (5 grammes pour 1/2 litre d'eau), qui, tout en relevant les forces, invitent peu à boire. L'agaric blanc, à la dose de 25 à 50 centigrammes, pris le soir, réussit quelquefois à calmer les sueurs nocturnes.

Fièvre intermittente. — La fièvre intermittente, ordinairement quotidienne, des phthisiques réclame l'emploi du sulfate de quinine à la dose de 25 centigrammes à 1 gramme, pris à un aussi long intervalle que possible de l'accès. La quinine n'est pas toujours aussi héroïque que dans les fièvres intermittentes ordinaires, mais enfin elle réussit souvent.

Dyspnée ou oppression. — La difficulté quelquefois excessive de respirer peut tenir à une accumulation de crachats dans la trachée ou les bronches. Cet accident s'observe surtout dans les phthisies galopantes. On lui oppose l'ipécacuanha à la dose de 1 gramme 1/2, partagé en six doses dont on prend une toutes les deux heures, plus souvent si le cas est pressant, ou même toutes les dix minutes si l'asphyxie est imminente. On donne ensuite les infusions ou décoctions de polygala de Virginie ou de nos polygala indigènes, à la dose de 30 grammes par litre d'eau; on sucre avec le sirop de tolu ou celui d'hysope. On peut ajouter à cette boisson 15 à 30 grammes d'oxymel scilitique. L'expectoration est aussi facilitée par l'usage journalier de 2 ou 3 pastilles d'ipécacuanha ou de kermès. Si l'oppression ne paraît pas due à cette cause, on la modérera par des sinapismes promenés aux extrémités inférieures ou par l'administration de la belladone ou de l'opium, suivant les modes indiqués plus haut. On use aussi en pareil cas d'emplâtres narcotiques à l'opium ou à la belladone, ou à la ciguë, appliqués sur la poitrine. M. Trousseau recommande les cataplasmes saupoudrés de poudre de ciguë. D'autres fois, enfin, on calme mieux l'oppression par des applications irritantes faites sur la poitrine, comme le vésicatoire volant, l'emplâtre de poix de Bourgogne saupoudré de 1 gramme de tartre stibié, les frictions avec la pommade stibiée ou avec quelques gouttes d'huile de croton.

5° *Maladies du cœur.* — Ici il suffit de se borner à quelques indications très-générales. Nous aurions voulu résumer la savante étude de Bouillaud sur les hypertrophies, mais le cadre de cet ouvrage ne nous permet que de citer le nom de ce célèbre savant.

Nous parlerons des anévrismes, des palpitations nerveuses et de la cyanos.

Nous ne voulons parler ici que des palpitations nerveuses ou anormales, irrégulières, auxquelles beaucoup de personnes sont sujettes, sans être atteintes d'une lésion des organes de la circulation du sang.

On peut employer les moyens suivants qui conviennent dans tous les cas.

1° *Emplâtre :*

♃ Extrait alcoolique de belladone.	15	grammes.	Extrait alcoolique de digitale.	15	grammes.
Cire.	5	—	Axonge.	10	—

Faites fondre la cire, puis l'axonge, ajoutez les extraits, étendez le tout sur un linge ou de la peau et appliquez sur la région du cœur.

2° *Pilules :*

♃ Poudre de digitale.	10 décigr.	Sulfate de morphine.	10 centigr.
Poudre de valériane.	15 —	Sirop simple.	quant. suffis.

Faites 24 pilules dont on prend 2 par jour.

L'aorte est la principale artère du corps humain. Elle naît du ventricule gauche du cœur et se dirige d'abord en haut et à droite, ce qui constitue l'aorte ascendante; puis elle se recourbe à gauche et en arrière, passe au-devant de la colonne vertébrale et se recourbe de nouveau (crosse de l'aorte) de haut en bas sur le côté gauche de cette colonne, le long de laquelle elle descend ensuite verticalement (aorte descendante), pour sortir de la poitrine et pénétrer dans l'abdomen, où elle prend le nom d'aorte abdominale, jusqu'au niveau de la quatrième ou cinquième vertèbre lombaire, où elle se divise en deux grosses artères appelées iliaques primitives. Les grosses artères qui en naissent dans la poitrine sont l'artère innominée, la carotide et la sous-clavière gauches.

L'anévrisme de l'aorte, compris dans le terme générique de *maladies des gros vaisseaux*, est une affection organique qui consiste en une tumeur résultant de la dilatation partielle ou générale de ses tuniques.

Nous ne mentionnons guère cette maladie que pour mémoire, vu que sa description serait peu intelligible en dehors des connaissances anatomiques que son étude suppose. Elle se révèle par des symptômes variables suivant son siége près du cœur ou loin de cet organe, et qui ont d'autant plus de ressemblance avec ceux des maladies de l'organe central qu'elle en est plus rapprochée. Ainsi on observe des bruits de souffle râpeux, ou de timbre éclatant, de la difficulté à respirer, des palpitations, des syncopes. A une époque plus avancée, l'anévrisme aortique fait tumeur au dehors; il use et perfore le sternum ou les côtes. Nous en avons vu un dans le service de Récamier qui formait au devant de la poitrine une tumeur du volume et de la forme d'une tête de nouveau-né. Les malades succombent souvent avant que le mal en arrive à ce point, dans une sorte d'asphyxie lente, ou par les accidents résultant de la compression des nerfs voisins, mais le plus souvent par la rupture de l'anévrisme, soit dans la trachée, soit dans l'œsophage, l'estomac, la plèvre, le péritoine, et alors une hémoptysie violente, une hématémèse, un épanchement considérable de sang dans la plèvre, le péricarde, le péritoine ou le canal rachidien, arrêtent brusquement la vie.

Quoique cette terminaison fâcheuse des anévrismes de l'aorte soit à peu près constante, il ne faut pas désespérer d'une manière absolue de la guérison, qui peut s'opérer par l'oblitération partielle de l'aorte.

C'était en vue d'obtenir ce résultat qu'on employait autrefois les saignées portées jusqu'à l'épuisement des forces. Cette pratique a été modifiée de nos jours. Au lieu de pratiquer au malade de petites saignées à des distances assez rapprochées, on fait plusieurs saignées assez copieuses pour produire la syncope, afin que, pendant la durée de celle-ci, il se forme des caillots qui oblitèrent la tumeur. C'était dans le même but que Dupuytren faisait prendre l'acétate de plomb à l'intérieur, et l'appliquait même en topique, comme nous l'avons dit plus haut pour les maladies du cœur.

Le traitement curatif des anévrismes de l'aorte est trop incertain pour qu'on en puisse espérer de grands avantages, et l'on trouve rarement des malades qui consentent à s'y soumettre longtemps. On se borne donc, d'ordinaire, à un traitement palliatif, qui se rapproche beaucoup de celui des maladies organiques du cœur et qui se résume dans les règles d'une hygiène austère, telles qu'un régime très-doux, le repos du corps et de l'esprit, une continence absolue, et l'éloignement de toutes les circonstances qui provoqueraient une augmentation dans la rapidité de la circulation.

Quand la tumeur paraît à l'extérieur de la poitrine, il faut la soutenir sans la comprimer et se borner à la préserver des contusions. On pourrait alors y faire des applications astringentes froides ou à la glace, et recourir enfin à l'acupuncture électro-magnétique, qui paraît exercer une action directe sur la coagulation du sang.

Cyanose. — Ce nom de *cyanose* vient du mot grec κύανος, *bleu*, et s'est longtemps appliqué aux lésions qui s'accompagnent d'une coloration bleuâtre de la peau; mais, comme le choléra est souvent dans ce cas, on a restreint le nom proprement dit de cyanose à une lésion organique du cœur, d'où résulte le mélange du sang artériel et du sang veineux.

Nous avons indiqué plus haut les rôles des deux ventricules du cœur.

Le droit, après avoir reçu le sang noir par l'intermédiaire des veines caves et du ventricule droit, le projette dans le poumon par l'artère pulmonaire.

Le sang, révivifié et rougi dans le poumon, revient par la veine pulmonaire de l'oreillette gauche au ventricule gauche, qui le projette au moyen de l'aorte dans tout le système artériel. Mais il existe chez le fœtus une communication, normale alors, entre le ventricule droit et le ventricule gauche par un trou appelé trou de Botal. Comme il n'y a pas de respiration pendant la vie intra-utérine, il n'y a pas à proprement parler deux sangs, l'un rouge, l'autre noir, et cette disposition anatomique est sans conséquence; mais il y en aurait beaucoup à ce qu'elle persistât dès que l'homme respire; car le sang arrivé noir dans le ventricule droit passerait en partie dans le gauche et serait renvoyé dans les artères, et par elles dans les organes, sans avoir subi l'heureuse transformation que doit lui imprimer la respiration. Aussi la nature oblitère-t-elle le trou de Botal dans l'intervalle du premier au quinzième jour après la naissance. Malheureusement elle oublie quelquefois de le faire, quoique rarement, et il peut arriver aussi qu'une communication s'établisse accidentellement entre les deux ventricules dans le cours de la vie. Dans l'un comme dans l'autre cas le résultat est la cyanose.

La coloration bleue de la peau est le symptôme le plus manifeste, quoiqu'il ne soit pas constant, du vice de conformation du cœur que nous venons de signaler; elle occupe les lèvres, les narines, les paupières, le lobule de l'oreille, les extrémités de la main, du pied et la pulpe des doigts. La toux, la marche, la digestion, la colère augmentent l'intensité de la coloration, tandis qu'elle disparaît par le repos prolongé. La cyanose apporte une gêne extrême à la respiration; il survient à des intervalles inégaux, mais assez rapprochés, des accès de dyspnée avec des défaillances et des syncopes. L'examen physique du cœur fournit les signes d'une hypertrophie, avec souffle, bruissement sourd et profond, accélération de ses battements. Les malades recherchent les aliments qui se digèrent sans effort; l'enfant à la mamelle est obligé de quitter le sein à plusieurs reprises. Les malades sont ordinairement faibles; ils ont le sommeil léger et sont très-sensibles au froid.

Les phénomènes de la cyanose se manifestent le plus souvent dans les premiers jours qui suivent la naissance; mais parfois aussi ils ne se montrent que beaucoup plus tard. La marche de la maladie, quoique progressive, peut être très-lente et même subir de longs arrêts, de sorte qu'elle permet quelquefois aux individus de fournir une assez longue carrière, surtout s'ils savent se ménager. Néanmoins la terminaison de la maladie, constamment funeste, peut être hâtée par un accès de suffocation ou de syncope.

Le traitement de la cyanose demande l'appel d'un médecin, qui, la plupart du temps, ne prescrit que l'usage de la digitale et des boissons aqueuses.

III

MALADIES DE L'ESTOMAC ET DES INTESTINS

1° *Indigestion.* — *Remèdes.* — Faire vomir avec le doigt, par l'ingestion d'eau tiède, le tartre stibié (0,05 à 0,10) ou l'ipéca (1 à 2 gr.); calmer les coliques par les cataplasmes laudanisés, les lavements émollients ou laudanisés; infusion de thé, de camomille, de feuilles d'oranger.

2° *Embarras gastriques.* — *Remèdes.*

℞ Vomitifs :	Émétique	0 gr., 05 à 0 gr., 10
	Ipéca	1 à 3 gr.
	Tartre stibié	0 gr., 05 à 0 gr., 10
	Sulfate de soude	25 gr.

3° *Gastrite aiguë* (Corlieu). — *Symptômes.* — 1° *Locaux* et *fonctionnels :* Douleur épigastrique, exaspérée par la pression, spontanée, avec élancements; constriction, brûlure, se propageant dans le voisinage; perte de l'appétit; vomissements bilieux avec ou sans nausées; soif nulle ou vive; langue le plus souvent large, humide, sale dans la gastrite simple et primitive; sèche, rouge dans la gastrite secondaire; constipation.

2° *Généraux :* Frissons erratiques; pouls accéléré; chaleur; respiration saccadée; agitation.

Variétés : gastrite toxique.

Remèdes. — 1° *Locaux :* Fomentations émollientes, narcotiques tièdes ou chaudes sur l'épigastre; suppositoires opiacés; morphine par la méthode hypodermique; 15 ou 20 sangsues à l'épigastre, renouvelées au besoin; ventouses scarifiées.

2° *Généraux :* Boissons émollientes, acidulées à une douce température; solution de sirop de gomme, de guimauve; lait bouilli, coupé avec l'eau de gruau additionnée de 1 ou 2 cuillerées d'eau de chaux officinale; sirop diacode (30 gr.); extrait thébaïque (0,02 à 0,05) : pilules de cynoglosse; lavements émollients, laudanisés. Diète absolue; puis, régime sévère : bouillons coupés froids ou chauds, potages légers; lait coupé, fécules; crème de riz; poisson, gelées de viandes.

4° *Gastrite chronique* (du même auteur). — *Symptômes.* — 1° *Locaux* et *fonctionnels :* Douleurs épigastriques spontanées ou provoquées, ou bien sensation d'embarras, de picotements, de constriction, de chaleur; inappétence; soif variable; langue naturelle, ou un peu rouge à la pointe avec des villosités blanches ou roussâtres au centre, le plus souvent humide; nausées; vomissements bilieux.

2° *Généraux :* Peu prononcés ou nuls; quelquefois accélération du pouls, dyspnée; mélancolie, vertiges.

Ne pas confondre avec gastrite aiguë, gastralgie, dyspepsie, cancer, ramollissement.

Remèdes. — Surveiller le régime; bouillons légers ou consommés; viande rôtie froide, maigre; peu ou pas de viandes grasses, de sauces, de légumes; laitage pur ou coupé avec l'eau de chaux; alimentation progressive.

Avant les repas : bicarbonate de soude (0 gr., 50 à 1 gr.); sous-nitrate de bismuth (0 gr., 20 à 0 gr., 50); magnésie décarbonatée (2 à 5 gr.); nitrate d'argent en pilules (0 gr., 01 à 0 gr., 10).

Aux repas, vin vieux coupé avec les eaux de Vichy, Carlsbad, Ems,

Seltz, Marienbad, Pougues, Spa, Condillac, Bussang, Vals; liqueur ou élixir de pepsine (1 cuillerée à bouche).

Contre les douleurs : Extraits d'opium, de belladone, de jusquiame (0 gr., 02 à 0 gr., 05); cataplasmes laudanisés; opiacés par la méthode hypodermique; vésicatoires volants morphinés.

Contre la constipation : Lavements purgatifs; purgatifs doux, manne, huile de ricin, pulpe de tamarin, rhubarbe, thé ou apozème purgatif; extrait de rhubarbe composé; pilules laxatives :

♃ Extrait de fiel de bœuf.
Savon médicinal. . . . } aa 2 g.
Rhubarbe pulvérisée. .
Extrait de pissenlit. . . q. s.

F. s. a. des pilules de 0,20; 2 à 5 par jour.

♃ Ipéca pulvérisé. . . . $0^{gr},50$
Rhubarbe pulvérisée. . 2 gr.

M. et div. en 10 paquets, un avant chaque repas.

hydrothérapie: usage de flanelle; exercice modéré; air pur; peu à peu usage des toniques.

5° *Gastralgie.* Névrose de l'estomac. *Symptômes.* Douleurs; rapports; coliques. — C'est une maladie nerveuse de l'estomac, une simple névralgie. Cette affection fait éprouver des douleurs d'une grande violence, mais non accompagnées de fièvre. Les remèdes calmants, qui réussissent quelquefois, n'empêchent pas, bien souvent, que la maladie persiste et finisse par épuiser leur action.

La médication purgative est ordinairement très-efficace; mais ce n'est pas au moment de la crise qu'il faut songer à se traiter, cette maladie ne cédant qu'à un traitement suivi et quelquefois fort long. Il faut tâcher de ne pas perdre un jour, surtout dans le temps qu'on souffre le moins. Si, pendant le traitement, de nouvelles crises surviennent, mais moins fortes et plus éloignées, on verra là une preuve que le traitement réussit et un encouragement à continuer. Le malade réglera les doses de manière à n'être point affaibli. Si la crampe d'estomac est calmée par quelque moyen généralement usité, tel que l'éther, l'eau chloroformée, etc., on fera bien de ne pas négliger d'y recourir.

6° *Dyspepsie.* — Le meilleur remède est un traitement hygiénique. Il faut s'occuper surtout de la quantité, de la qualité des aliments, des boissons et de l'ordonnance des repas; amener le malade aux conditions diététiques où les souffrances sont le moindres, sans se laisser guider par son appétit; puis élever peu à peu les doses alimentaires en ayant parfois recours aux toniques, aux stimulants; subordonner le choix des aliments à la susceptibilité générale ou fonctionnelle du malade; viandes grillées, rôties, quelquefois peu cuites. Viandes légères, blanches dans la D. gastralgique; viandes rouges, noires dans les autres formes; consommés, gelées de viandes, œufs frais dans la D. ancienne; pas de charcuterie. Peu ou pas de condiments surtout dans les D. gastralgique et acide. Faire les repas à intervalle convenable; ne pas manger trop vite; mastiquer et insaliver convenablement; boire avec fréquence et très-peu à la fois; exercice modéré à pied et distraction après es repas; régime très-sévère et varié selon les formes; liqueur ou élixir de pepsine.

7° *Diarrhée.* — Diarrhée et dévoiement sont synonymes. Chacun sait qu'on donne ces noms à des évacuations alvines, abondantes, liquides, et plus ou moins nombreuses chaque jour.

Si la maladie dépend d'un refroidissement, d'une digestion habituellement imparfaite, d'une faiblesse des organes, d'une suppression de la transpiration, d'une constitution vicieuse, lymphatique, scrofuleuse ou rachitique, il importe de changer les conditions dans lesquelles le sujet se trouve, de modifier son tempérament, de donner du ton et de l'énergie aux organes qui remplissent mal leurs fonctions, enfin de favoriser la digestion.

Diarrhée chronique. Pour *boisson :*

℞ Alun en poudre. . . 4 grammes.	Eau. . . . . 1 litre.

Mêlez et sucrez.

Pilules :

℞ Gomme kino. . . . 4 grammes.	Extrait thébaïque. . . 25 centigr.
Extrait de ratanhia. 4 —	

Mêlez pour 36 pilules. On en prend 6 par jour.

Lavements :

℞	Blancs d'œufs.	3.
	Eau de graine de lin.	1 demi-litre.

On en prend 2 ou 3 par jour, qu'on garde le plus longtemps possible.

Diarrhée des enfants. Crème de riz sucrée pour toute nourriture, s'ils sont encore à la mamelle. — Bains tièdes fréquents. — Cataplasmes de fécule de riz et de farine de lin sur le ventre. — Deux petits lavements par jour de riz, de pavot et d'amidon.

Pour 4 lavements : Une cuillerée à bouche de riz, la moitié d'une tête de pavot moyenne; faire bouillir vingt minutes au plus, et ajouter à chaque lavement 2 ou 3 petits globules d'amidon.

Potion :

℞	Sirop de gomme.	30 grammes.
	Sirop de pavot blanc.	10 —
	Blanc d'œuf bien battu.	1.
	Gomme kino en poudre.	60 centigr.
	Eau distillée	125 grammes.

Une cuillerée à café toutes les heures.

8° *Dyssenterie.* — La dyssenterie ressemble beaucoup, dans le début, à la diarrhée; mais bientôt elle présente d'autres symptômes, et elle est caractérisée par un ténesme douloureux du fondement, par des besoins continuels d'aller à la selle sans qu'il y ait de véritables déjections. Le malade éprouve des coliques violentes, de la fièvre, et il ne rend qu'un peu de liquide ou quelques mucosités mêlées de sang et de glaires.

Le but fondamental du traitement doit être de calmer l'état d'irritation du gros intestin, de faire cesser l'excès d'irritabilité dans lequel il se trouve, et de rétablir les fonctions de la peau ou de les activer. On obtient une amélioration par des moyens adoucissants mucilagineux, calmants, légèrement astringents, et par l'usage surtout de grands bains très-chauds, qu'on fait prendre chaque jour au malade.

Quand la dyssenterie commence, on donnera pour boisson de l'eau albumineuse, 3 ou 4 blancs d'œufs bien battus, dans un demi-litre d'eau convenablement sucrée, ou une décoction de riz avec addition de 4 grammes de cachou et 60 grammes de sirop de coing par litre.

Lavement :

℞ Extrait de ratanhia. 4 grammes.	Jaune d'œuf. . . . . . 1.
Extrait de quinquina. 2 —	Eau distillée de laitue. 150 gram.
Extrait thébaïque. . 5 centigr.	Mêlez.

On en prendra deux par jour que l'on gardera aussi longtemps que possible.

9° *Vers intestinaux.* — *Remèdes.* — Mousse de Corse (4 à 16 gr.) en infusion sucrée ou coupée avec le lait, ou le vin, ou bien en lavement (8 à 10 gr.); semen contra (1 à 5 gr.) dans du lait ou du miel, pendant trois jours; santonine (0,05 à 0,30); en tablettes du codex, 5 à 20 pendant 4 ou 5 jours (chaque tablette contient 0,01); en biscuits, 1 ou 2 biscuits; pastilles, pilules ou dragées de santonine, 2 à 5 par jour : continuer pendant plusieurs jours et faire suivre d'un purgatif; cousso (1 à 15 gr.) en infusion; infusion d'armoise, d'absinthe. Purgatifs au calomel (0,25 à 0,50), à l'huile de ricin (25 à 30 gr.), semences de citrouille privées de leur écorce (25 à 30 gr.)

℞ Racine de valériane pulvérisée } aa 1 gr.
Semen contra . . . . }
Calomel . . . . 0 gr. 10
Sucre . . . . 2 gr.

M. et div. en 4 paquets; 2 par jour (Goelis).

10° *Ver solitaire.* — *Remède.* — Chercher à expulser la tête du ver, condition essentielle de la guérison.

℞ Eau de menthe . . . . 100 gr.	℞ Kousso . . . . . 20 à 30 gr.
Teinture éthérée de fougère mâle. . . . 8 —	Eau bouillante . 250 gr.
Gomme arabique. . . 8 —	Faites infuser pendant 1/4 d'heure: à boire en une seule fois.
Sirop d'éther . . . . . 30 —	
Très-bon. — (Hérard.)	

Une heure après, purgation, eau de Sedlitz, huile de ricin (25 à 30 gr.)

℞ Écorce fraîche de racine de grenadier 60 gr.
Eau . . . . 750 —

F. bouillir à réduction de 500 gr.; prendre en 3 doses, à 1 h. d'intervalle.

Semences de citrouille, 50 à 60 gr., mondées, pilées et réduites en pâte avec du sucre, délayer dans de l'eau; à prendre le matin à jeun; purger la veille avec l'huile de ricin (25 à 40 gr.); même dose, deux heures après l'ingestion des semences.

APPENDICE A LA QUATRIÈME SECTION

Nous ne parlerons pas des maladies du foie et des maladies des reins, mais nous ajouterons quelques indications sur la gravelle, empruntées à un éminent professeur :

La gravelle est une maladie par laquelle on rend par les urines du gravier, espèce de sable, en plus ou moins grande quantité. Les calculs sont des pierres de grosseur différente, quelquefois du volume d'un gros œuf de poule, de forme variable, lisses ou rugueuses, arrondies ou ovales, que les malades portent dans la vessie, dans les reins ou dans les uretères, canaux qui conduisent l'urine des reins dans la vessie. Les calculs et les graviers ont la même origine : leur formation est généralement attribuée à une inflammation chronique des reins ou des rognons, organes préposés à l'élaboration de l'urine. Mais cette condition ne suffit pas pour expliquer la formation de ces corps étrangers. Il faut nécessairement admettre que les éléments en existent primitivement dans le sang; que celui-ci les dépose dans les reins pour être éliminés ; que là ces éléments se réunissent, s'agglomèrent et forment ces concrétions qui se traduisent en gravier ou en pierres.

Pour guérir la gravelle, on doit : changer de régime et se soumettre à une alimentation purement végétale ; absorber chaque jour une très-grande quantité d'eau; boire, en vingt-quatre heures, de 4 à 6 litres des tisanes suivantes, qu'on pourra varier au goût des malades :

℞ Bi-carbon. de soude 1 gramme.	Sucre. . . . . 50 grammes.
Eau. . . . . 1 litre.	Teinture de vanille ou de cannelle. . 1 —

Ou bien :

℞ Bi-carbon. de potasse 1 gramme.	Sucre ou sirop, quantité suffisante.
Décoction de lin. . . 1 litre.	Alcoolat de citron . . 4 grammes.

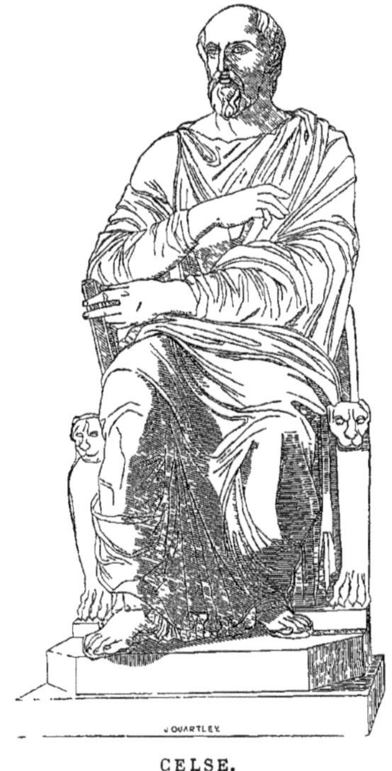

CELSE.

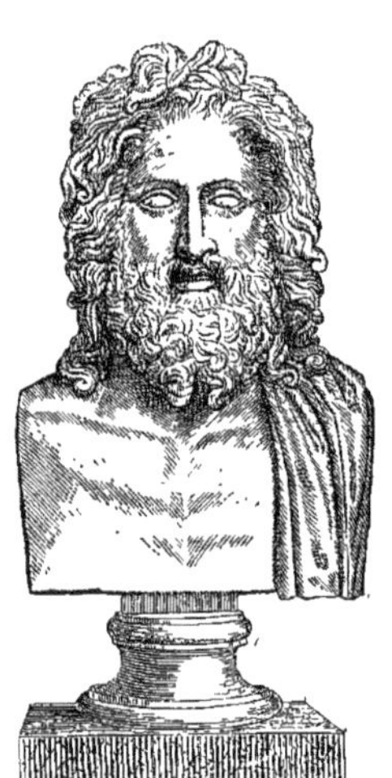

ARISTOTE.

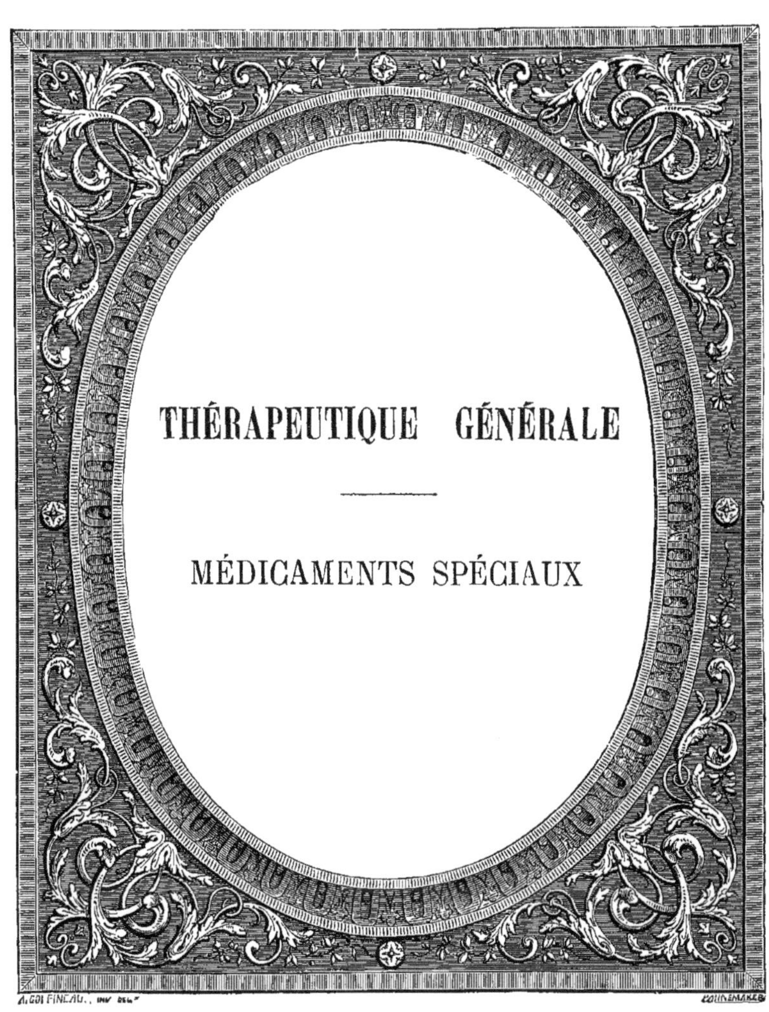

THÉRAPEUTIQUE GÉNÉRALE

MÉDICAMENTS SPÉCIAUX

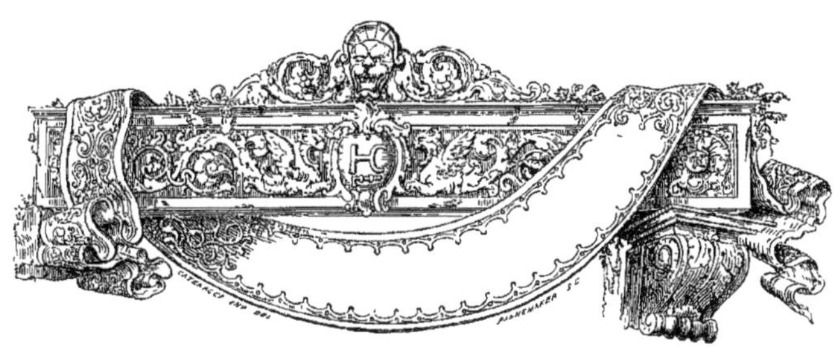

THÉRAPEUTIQUE GÉNÉRALE

INTRODUCTION

AUX MÉDICAMENTS SPÉCIAUX

Comme nous le disions dans notre Avant-propos, l'expérience de tous les siècles a accumulé les découvertes des générations laborieuses, et, à l'heure où nous traçons ces lignes, l'arsenal médical est d'une richesse exubérante.

Faire le catalogue de tous ces progrès, énumérer les inventions et constater les résultats serait un travail insurmontable; le Littré de la médecine ne nous paraîtrait point pratique. Nous ne voulons donc point présenter notre livre comme encyclopédie médicale ; nous voulons simplement élever à côté des recueils scientifiques le guide indispensable, le manuel pratique de la santé. Vulgariser les connaissances les plus nécessaires, dépouiller de leur appareil trop technique les notions usuelles de la science, et mettre le médecin à la portée de tout le monde, voilà notre but.

Ce livre peut donc être appelé le Livre de la Famille. Il a sa place marquée au foyer domestique. La mère intelligente apprendra, en lisant ces pages, à prévenir les maladies des êtres chéris qui l'entourent. Le jeune homme mettra cet ouvrage dans sa bibliothèque et l'emportera dans ses voyages ; il ne deviendra point médecin en consultant ce recueil, mais il deviendra *son médecin*.

Le chef d'industrie qui dirige un nombreux personnel, le châtelain qui offre l'hospitalité à de nombreux visiteurs, le directeur d'une maison d'éducation voudront sans doute apprendre eux-mêmes à répondre à toutes les exigences de ces cas imprévus et si nombreux cependant dans lesquels un prompt secours sauve la vie d'un malade.

Quand nous avons commencé ce livre, notre intention n'était pas seulement d'écrire le manuel, le guide usuel et pratique de la santé. Un autre but sollicitait notre courage, et l'un des éminents médecins qui ont bien voulu nous honorer de leur infatigable collaboration, nous excitait vivement à le réaliser. Nous voulions puiser dans la mine si féconde des spécialités pharmaceutiques les indications spécifiques destinées à chaque affection. Tout le monde sait, en effet, que la chimie est devenue non plus seulement l'auxiliaire, mais pour ainsi dire le complément indispensable de la médecine. Les pharmaciens sont aujourd'hui, en grande partie du moins, des chercheurs, des travailleurs austères et des inventeurs pleins de fécondité. Les découvertes les plus abstraites se convertissent, dans les laboratoires, en autant de préparations efficaces pour guérir les maux de l'humanité ; les propriétés des corps deviennent une source de bienfaits. C'est ainsi que la nature, aux larges et puissantes mamelles, dispense ses nombreux trésors ; c'est ainsi que le progrès des sciences est aussi le progrès de la philanthropie. Chacune des spécialités pharmaceutiques est l'œuvre de patients labeurs et le fruit de longs et pénibles tâtonnements. Le vulgaire qui achète si bon marché le remède qui guérit vite et parfaitement une maladie, ne se doute point que ce médicament a exigé pour sa fabrication les connaissances les plus variées, les soins les plus minutieux, le dosage le plus exact, les combinaisons les plus ingénieuses et les contrôles les plus scrupuleux. Mais nous, nous savons tout cela. Nous suivons avec assiduité les cliniques célèbres et les séances de l'Académie de médecine ; nous avons vu devant nous de véritables prodiges s'opérer par l'emploi de ces savantes et consciencieuses préparations; nous avons entendu les maîtres les plus vénérés raconter les résultats obtenus dans leur clientèle. Nous voulions donc, au lieu de donner simplement les formules usitées dans le traitement des principales maladies, indiquer en même temps le spécifique inventé par la pharmacie et patronné par les autorités médicales. La grandeur de ce travail nous avait séduit; mais si les forces ne nous manquaient pas pour l'accomplir, le temps nous faisait défaut pour le réaliser entièrement. Nous avons dû, cette année, classer à part dans une section particulière quelques-uns des grands produits de l'officine chimique[1]. L'année prochaine nous indiquerons, soit dans la partie consacrée à la thérapeutique générale, soit dans la partie consacrée à la petite chirurgie, les remèdes spéciaux qui concernent chaque maladie. Les médicaments généraux seront donc remplacés, autant que la science les approuve, par des médicaments spéciaux. Les pressantes sollicitations de nos amis et de nos collaborateurs, désireux de voir paraître cette année notre *Guide de la Santé*, ne nous ont pas permis de donner à cette première édition cette forme originale et attrayante, que l'on trouvera l'année prochaine et les années suivantes.

Le praticien pourra, en consultant ces pages, se mettre au courant des dernières innovations de la science et prescrire, en connaissance de cause, les préparations spéciales approuvées par les sommités médicales.

Et maintenant, qu'il nous soit permis de donner ici un remercîment public à tous ceux qui nous ont encouragé dans l'accomplissement de cette tâche. Les grands médecins qui nous ont prodigué leur appui, leurs conseils et leurs lumières savent que cette œuvre emprunte la meilleure part de sa valeur à leur précieuse collaboration.

Qu'ils acceptent donc cette faible expression d'une profonde reconnaissance. Qu'ils acceptent d'avance aussi la reconnaissance de tous les lecteurs qui liront ce livre et qui profiteront de cette lecture.

[1] *Médicaments spéciaux.*

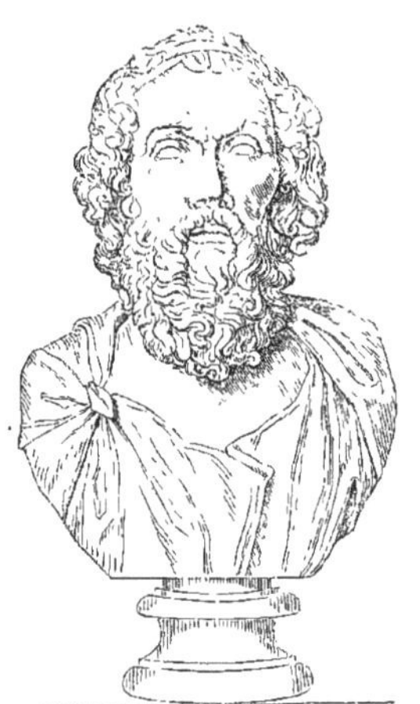

Anaxagore.

SIROP RECONSTITUANT

BARBARIN, *pharmacien*. — PARIS. — 163, rue de Belleville.

Depuis longtemps déjà le sirop reconstituant de M. Barbarin est en faveur auprès du public. Les médecins l'ont recommandé, les savants ont vanté ses mérites, les malades ont apprécié ses bienfaits.

Mais lorsque la maladie a disparu sous l'effort d'un remède énergique et efficace, on oublie trop facilement la reconnaissance que l'on doit à l'inventeur de ce remède. Trop souvent aussi on ignore quels soins, quelles études, quelles précautions demande la préparation de ces médicaments spéciaux dont l'effet est si salutaire. Pour ne donner qu'un seul exemple de ceci, le sirop de Barbarin, dont nous nous occupons dans ces pages, est une véritable découverte.

On savait que le phosphate de chaux soluble est un reconstituant des plus sérieux. La thérapeutique s'était emparée de ses propriétés, et le commerce a largement exploité cette nouvelle mine. Malheureusement l'emploi de ce produit offrait de grandes difficultés et exigeait les plus délicates précautions. Voici ce que dit à ce sujet M. le docteur Guichard, l'un des praticiens qui se sont le plus occupés de cette question :

« Les préparations de phosphate de chaux sont bonnes à la condition expresse qu'elles ne contiendront point une certaine quantité d'acide phosphorique libre. Mes expériences, en effet, m'ont démontré d'une façon décisive, qu'en faisant ingérer à des lapins des aliments auxquels j'avais mélangé une certaine quantité de phosphate acide de chaux, ceux-ci ne tardèrent pas à maigrir, puis à périr, et je trouvai la membrane de l'estomac enflammée et recouverte çà et là d'ulcérations. »

La découverte de M. Barbarin consiste donc dans ce fait que le sel qui forme la base du sirop reconstituant est entièrement pur. Seul, M. Barbarin a pu jusqu'ici obtenir ce sel à l'état cristallisé; seul, il a pu l'obtenir absolument exempt de toute trace d'acide phosphorique libre. Tout le phosphate de chaux soluble, livré par le commerce, est altéré par la présence de l'acide phosphorique libre; le sirop que prépare M. Barbarin ne contient pas la moindre partie de cet acide. Aussi ce sirop est-il à bon droit considéré comme le meilleur des reconstituants.

Les expériences les plus décisives ont été faites dans les grands hôpitaux de Paris; à Saint-Louis, à l'Hôtel-Dieu, à Saint-Antoine, à Beaujon et à Necker, les résultats les plus satisfaisants ont été obtenus par ce remède contre l'*anémie*, la *chlorose*, les *maladies de poitrine*, la *scrofule* et l'*épuisement*. Les femmes qui portent le fardeau de la maternité ne sauraient trouver un meilleur remède contre ces mille petites indispositions, cette faiblesse générale qu'entraîne leur état.

D'après l'avis des médecins les plus compétents, ce sirop est appelé à remplacer l'huile de foie de morue, dont l'odeur et la saveur sont si repoussantes. Le sirop de Barbarin est agréable à prendre, et les enfants l'acceptent comme une friandise. On ne saurait trop demander aux médicaments cette qualité sans laquelle le remède est souvent plus insupportable que le mal.

M. Barbarin est aussi l'inventeur d'un topique contre les engelures. Ce topique, nous l'avons vérifié, a une efficacité complète contre la douloureuse et gênante maladie des engelures. Nous ne saurions trop recommander aux directeurs des grandes maisons d'éducation ce remède aussi simple que souverain. Les enfants, si sujets à cette pénible infirmité, béniraient le topique dont l'emploi, à l'approche de l'hiver, est un prophylactique certain.

PHÉNOL SODÉ

P. C. BŒUF, *pharmacien.* — PARIS-GRENELLE. — 19, rue de Lourmel

Depuis quarante ans à peine, un désinfectant puissant a été introduit dans la thérapeutique, et ses propriétés lui ont rapidement conquis une notoriété universelle. Il s'agit du Phénol, découvert en 1834 par Runge, sous le nom d'acide carbolique; appelé acide phénique par Laurent, et Phénol par Gerard, et introduit bientôt dans la médication par les sommités de l'art de guérir.

Mais l'emploi de cet agent bienfaisant était difficile et peu actif tant par son peu de solubilité dans l'eau et les principes empyreumatiques qu'il contient, que par l'odeur désagréable qu'il dégage. M. P. C. Bœuf, après des recherches laborieuses et des travaux minutieux, est parvenu à faire disparaître complétement ces inconvénients tout en conservant au Phénol son efficacité puissante. Il avait constaté que l'acide répandu dans le commerce sous le nom d'acide crisilique ne contenait presque pas d'acide phénique et que le dosage régulier était aussi impossible que l'odeur désagréable.

M. P. C. Bœuf voulut obtenir et obtint bientôt le *Phénol chimiquement pur*, qu'il dénomma PHÉNOL SODÉ. Miscible à l'eau dans toute proportion, d'un emploi facile et sûr, préparé et titré avec un soin minutieux, son dosage est toujours constant, une cuillerée à bouche de Phénol sodé contenant exactement un gramme de Phénol pur cristallisé et sec.

Telles sont les qualités désormais indiscutables du produit dont M. P. C. Bœuf a obtenu le complet perfectionnement. Ses propriétés antiputrides, astringentes, antiseptiques, cicatrisantes, caustiques, désinfectantes — et même insecticides —, sont devenues incontestables parce que rien ne les entrave.

L'emploi de cet agent curatif s'est généralisé depuis qu'il est accessible à toutes les délicatesses. Il prévient et combat non-seulement les maladies contagieuses : choléra, typhus, variole, dyssenterie, mais encore il est salutaire à l'état de compresses pour les brûlures, coupures, écorchures, engelures, plaies, varices, picotements et inflammations des yeux. Pur, il cautérise les morsures et piqûres venimeuses

Adversaire des émanations de toutes sortes, il est un auxiliaire recherché pour l'assainissement des hôpitaux. Mêlé à de la sciure de bois, le *Phénol sodé* purifie l'air dans les habitations, les navires, les casernes, les écoles. Il s'applique encore dans l'art vétérinaire au traitement des fistules, javart, crapaud; la gale, le piétin, le malandrin, la rogne ne lui résistent pas davantage.

C'est un semblable succès qui a donné à M. P. C. Bœuf l'idée de préparer le *Phénol sodé* pour la toilette. Le Phénol parfumé s'emploie ainsi : en gargarismes, il rafraîchit la bouche, purifie l'haleine, fortifie les gencives, blanchit les dents et guérit les maux de gorge et de larynx; en lotions, il adoucit la peau, calme les démangeaisons et les feux du rasoir, et fait disparaître les dartres et éphélides du visage.

TRAITEMENT SPÉCIAL

ET

CURABILITÉ DU CANCER

Maison de santé du docteur CABARET, anciennement à Billancourt, actuellement PARIS, 19, rue d'Armaillé.

A ce nom terrible de cancer, l'effroi s'empare de notre esprit, tant la conviction est profonde que c'est là une affection qui ne pardonne pas à celui qui en est atteint. Cette conviction est heureusement une erreur: La nature, qui se plaît aux lois générales, a donné à toutes les affections, même les plus graves, qui frappent l'humanité, une chance au moins de salut; la science a eu raison des plus meurtrières et des plus terribles maladies. Le cancer ne pouvait pas, ne devait pas faire exception. Il n'était pas possible que, seul, ce mal fût incurable, et qu'à son seuil la science eût un motif d'écrire, comme le Dante sur les portes de son Enfer : *Ici, il faut laisser toute espérance.*

Ce n'est pas seulement le docteur Cabaret qui a fait de ce mal une si longue, si persévérante et si consciencieuse étude, qui dit à la science : « Tu te trompes », ce sont les maîtres en l'art de guérir les plus écoutés, les plus autorisés, et qui ne peuvent être soupçonnés ni de crédulité, ni d'ignorance, ni de mauvaise foi.

Ce sont Breschet et Ferrus, dans leur *Dictionnaire de médecine :*

« Si l'on a été longtemps à nier la curabilité du cancer et si quelques médecins « partagent encore cette opinion, c'est que l'on a obstinément réservé le nom de « cancer à la dernière période, si je puis dire incurable, d'une maladie qui, dans son « principe, était très-susceptible de guérison. C'est un cancer, disait-on, quand par « des moyens intempestifs ou mal appropriés on avait troublé ou ruiné tous les ef- « forts salutaires de la nature. »

C'est encore Récamier qui énonce ainsi les résultats généraux de sa pratique, dans ses *Recherches du traitement du cancer :*

« Cent malades se sont présentés à moi pour être traités d'affections cancéreuses. « Sur ce nombre, seize m'ont semblé tout à fait incurables, et je n'ai pu les sou-

« mettre qu'à un traitement palliatif. Des quatre-vingt-quatre autres, trente ont été
« complétement guéris par la compression, vingt et un ont éprouvé une amélioration
« très-notable.... »

Un autre savant, M. Tanchon, après avoir rapporté l'histoire de quatre-vingt-neuf cancers guéris par différents chirurgiens, ajoute :

« Sans doute, on trouverait dans les ouvrages, et surtout dans les « journaux anglais, un grand nombre de faits analogues aux précédents, « mais nous avons trouvé ceux-ci satisfaisants pour fixer l'attention « et faire revenir les médecins à des opinions plus rationnelles et plus « consolantes que celles qui ont régné jusqu'à ce jour.

« Le nombre de guérisons de cancers serait encore plus considérable « si différents auteurs, tels que Flaron, Ledrau, Younk, Robert, Fuset-« Duprouet, Buchau et une infinité d'autres, n'eussent rapporté toutes « celles qu'ils disent avoir par devers eux. » Et il conclut ainsi : « *Dans « la plupart des cas on peut détruire et même guérir le cancer.* »

« Ce sont moins les remèdes qui nous manquent, a dit Bérard de Montpellier, surtout dans ces maladies qui passent pour incurables, qu'une analyse sévère de ces affections. »

C'est appuyé sur ces indiscutables autorités que M. le docteur Cabaret a demandé à la science la guérison de cette maladie à laquelle tant de sommités médicales arrachaient enfin son odieuse réputation d'incurabilité. Il fut bientôt convaincu de l'existence d'agents capables de s'infiltrer dans les tissus sains, tout en les respectant, et d'atteindre spécialement un élément organique déterminé.

Il fit de ces considérations transcendantes de chimie chirurgicale la base de ses recherches, et bientôt il eut le mot de ce sphinx autrement effrayant que le monstre de Thèbes.

Il adopta alors le traitement appliqué avec tant de succès depuis vingt ans dans sa maison de santé de Billancourt, et, depuis 1871, rue d'Armaillé.

Les indications de ce traitement sont des plus simples :

D'abord relever les forces de l'économie pour s'opposer aux progrès de l'infection et imposer à tous les appareils organiques une vitalité plus grande, qui leur permette de résister énergiquement à l'envahissement parasitaire de ces organismes inférieurs, désignés sous le nom de cellules cancéreuses.

Administrer en même temps les remèdes qui, comme l'expérience l'a démontré à l'habile praticien, tendent à combattre la genèse, la multiplication et la diffusion de ces produits.

Ensuite détruire l'accident local par les caustiques; et, quand cet effet est produit, appliquer à la surface du mal des modificateurs qui, en respectant les tissus sains, y pénètrent par absorption, imbibition ou endosmose, et vont exercer dans leur profondeur une action parasiticide sur les éléments du cancer.

Le docteur Cabaret, dans sa longue et victorieuse pratique, avait adopté une maxime qui était comme sa ligne de conduite: *Lorsqu'on touche au cancer*, ***il faut le détruire complétement***, *sous peine de hâter sa marche.*

Aussi le traitement du docteur Cabaret avait-il raison du mal terrible, à ce point qu'il fut accusé de faire un mystère de son remède, dans un but de spéculation.

M. le docteur Cabaret répondit à ces jalouses récriminations par la publication d'un ouvrage intitulé : Du Cancer *et de sa curabilité sans opération.* Dans ce livre il résume les études auxquelles il a consacré ses facultés, son temps, ses veilles, sa fortune, sa vie; il donne le résultat de ses recherches et de ses efforts couronnés de succès. Il énumère les espèces diverses du cancer, il affirme leur curabilité, il le prouve par un nombre considérable de témoignages de guérisons inespérées et radicales.

Et les incrédules sont forcés de croire et les aveugles de voir, parce qu'il y a une chose qui ne se nie pas plus que la lumière du soleil : c'est le langage de la vérité.

Et maintenant, faut-il nous faire l'écho de ces milliers de cœurs reconnaissants remerciant le docteur Cabaret au nom de l'humanité? Chaque ligne de cette courte notice n'est-elle pas un cri suprême de merci au savant médecin à qui tant de malades ont dû, doivent et devront encore la fin de leurs souffrances, la guérison, la vie!

PRÉPARATIONS A BASE DE PEPSINE ET DE DIASTASE DANS LE TRAITEMENT DES AFFECTIONS DES VOIES DIGESTIVES.

CHASSAING, *pharmacien.* — PARIS. — 6, avenue Victoria.

Nous soumettons à la sérieuse attention de nos lecteurs l'aperçu que nous allons donner d'un traité fait par M. Chassaing sur les digestions artificielles.

Les recherches de M. Chassaing l'ont conduit à associer dans une même préparation les deux ferments indispensables de la digestion — la pepsine et la diastase. — Dès 1864 (29 mars), l'Académie de médecine constatait que l'association de ces deux ferments n'avait aucune incompatibilité chimique et qu'elle devait rendre de grands services à la thérapeutique.

Depuis, de nombreuses expériences sont venues confirmer la théorie de M. Chassaing, que nous allons exposer sommairement avec la conviction d'être utile à un grand nombre de nos lecteurs.

Les aliments nécessaires à notre nourriture se divisent en *aliments féculents* — composés de matières végétales, légumes, pain, sucre, etc., — qui servent à entretenir la respiration, à développer la chaleur dans les organes; et en *aliments azotés* — composés de matières animales, viandes, œufs, fromages, — qui servent au développement et à la réparation des organes de l'économie.

Certains estomacs, par un vice quelconque, ne sont plus aptes à digérer l'un ou l'autre et quelquefois l'un et l'autre de ces aliments; il a fallu recourir à une digestion artificielle.

Déjà le docteur Corvisart, guidé par les expériences de Spallanzani et Schwann, était parvenu à créer une nourriture artificielle au moyen de la Pepsine, retirée de l'estomac des herbivores, mais cet agent n'avait d'effet que sur les aliments azotés. M. Chassaing pensa à adjoindre à la Pepsine, excellente par elle-même, mais impuissante dans bien des cas, un ferment digestif la complétant : la Diastase, auxiliaire fourni par la salive dans la digestion ordinaire, et dont l'effet se produit sur les aliments féculents.

Mais où trouver cet élément? Deux savants chimistes, MM. Payen et Persoz, le découvrirent dans le *malt* ou orge germée. Dès lors le problème était complétement résolu.

M. Chassaing composa, sur les bases de ces savantes et obstinées recherches, ses préparations bidigestives renfermant les deux agents naturels de la digestion : Pepsine et Diastase. Les aliments, devenus assimilables par ce précieux concours, dans les estomacs les plus rebelles ou les plus faibles, subissent la transformation naturelle qui les rend solubles et propres à pénétrer dans les organes qu'ils sont destinés à réparer et à vivifier.

L'amaigrissement, la consomption, la perte de l'appétit, la diarrhée, les digestions incomplètes ou difficiles, les vomissements des femmes pendant la grossesse, les convalescences difficiles, les digestions impossibles, ont désormais un agent actif et réparateur dont toutes les applications ont démontré la rapide efficacité.

M. Chassaing a associé ces deux digestifs dans du vin de Frontignan, dont tout le monde connaît les propriétés fortifiantes et fait ainsi une préparation des plus agréables.

M. Chassaing prépare également des pilules et du sirop à base de pepsine et de diastase, qui conviennent surtout aux estomacs qui ne peuvent supporter le vin.

Agissant vite et restant inoffensives, ces préparations bidigestives ont aujourd'hui conquis tous les suffrages en thérapeutique. Pris en état de santé, le vin de Chassaing hâte considérablement la digestion en venant en aide à l'estomac, dont il active la puissance digestive, et le médicament salutaire a pris place sur la table des gens même bien portants.

AFFECTIONS DE LA GRAVELLE

COCHEUX. — PARIS. — 45, rue Taitbout.

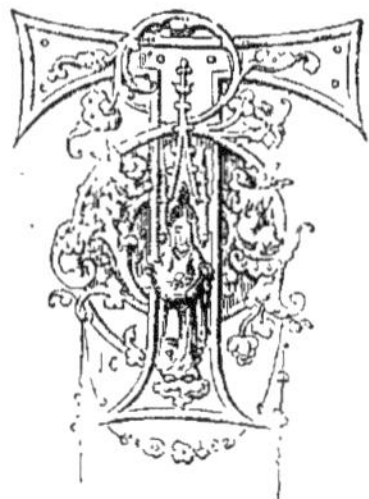

OUT le monde sait avec quelle admiration fut accueillie la grande découverte de Civiale. Cet homme charitable s'était depuis longtemps occupé, avec la ténacité spéciale aux véritables savants, de trouver un moyen pratique de délivrer les malades voués à ce martyre que l'on appelle l'affection de la pierre: Civiale inventa la *lithotritie*. Par un procédé bien simple, il parvint à briser la pierre au sein même de l'organe où elle réside, et sans attaquer cet organe, sans lui faire subir la plus légère atteinte. L'invention de Civiale étonna d'abord; et l'on vit une foule de beaux esprits dire et répéter bien haut que rien n'était plus simple, et que ce n'était pas la peine de donner tant d'éloges à une découverte aussi rudimentaire. C'est toujours la vieille histoire de l'œuf de Christophe Colomb. Quoi qu'il en soit, la lithotritie a été considérée comme un bienfait, et personne aujourd'hui ne serait admis à critiquer son inventeur.

Cependant tout n'est pas terminé sur cette grave question. Beaucoup de médecins cherchent le moyen de rendre l'opération chirurgicale inutile, au moins dans les cas les plus ordinaires. Il s'agit alors, non plus d'introduire dans l'organe l'instrument qui viendra broyer la pierre, il s'agit, *par un traitement interne, de faire dissoudre les calculs.* M. Cocheux obtiendra sans doute ce résultat; car il est arrivé, après une foule d'essais, après un grand nombre de recherches, après mille tâtonnements, il est parvenu, disons-nous, à trouver un spécifique contre la gravelle, qui n'est, le plus souvent, que le douloureux avant-coureur de la pierre. Cette terrible maladie de la pierre ne se manifeste pas, en effet, d'une manière subite et par des phénomènes immédiatement appréciables. Dans la plupart des cas, le malade ressent de vives douleurs néphrétiques, des maux de reins; enfin la gravelle apparaît, symptôme alarmant dont la présence avertit qu'il est temps de prendre garde. M. Cocheux a combiné diverses plantes dont la réunion forme l'élément d'une tisane. Un mois de ce traitement végétal suffit souvent pour amener une modification salutaire dans l'état du malade, et même pour obtenir la guérison.

Nous rappellerons ici le vieux proverbe : *Principiis obsta, sero medicina paratur.* On ne saurait, en effet, prendre trop de précautions pour éviter ou pour prévenir la désastreuse maladie de la pierre. Or, le traitement de M. Cocheux est certainement un *prophylactique énergique*, dont l'efficacité a été maintes fois reconnue. Nous observerons en second lieu que ce remède, cette simple tisane, permet aux pauvres gens de ne pas négliger les soins qui leur coûtent si cher, quand ils sont obligés de se transporter à grands frais aux stations thermales de Plombières ou de Contrexeville.

Ainsi donc, à tous les points de vue, et quel que soit le problème que l'on se propose de résoudre : question scientifique ou question économique, la tisane végétale de M. Cocheux est appelée à rendre les plus sérieux services. Ajoutons qu'un grand nombre de célébrités médicales ont préconisé cette méthode et l'emploient avec succès contre les maux de reins, les douleurs néphrétiques, et surtout contre la gravelle dont elle semble le spécifique constaté.

PODOPHYLLIN, EUCALYPTUS, SACCHARRURE DELPECH

DELPECH [1], *pharmacien de* 1re *classe.* — PARIS. — 23, rue du Bac.

La constipation est une affection tellement commune aujourd'hui qu'on semble la considérer comme un état presque normal. Et cependant ce mal est grave, car il introduit les plus sérieux désordres dans l'économie générale du corps humain. Un remède simple et efficace était depuis longtemps demandé à tous les médecins. M. Delpech a résolu ce problème en préparant ses Pilules au Podophyllin. Cette médication, disons-le tout de suite, est d'un emploi tellement facile qu'elle peut être utilisée avec succès, même au milieu d'un autre traitement. C'est ainsi que, sans le moindre inconvénient, toutes les personnes, même celles atteintes de maladies aiguës ou chroniques, peuvent prendre le Podophyllin-Delpech. MM. les docteurs Trousseau et Pidoux, dont le *Traité de thérapeutique* restera un livre classique, ont recommandé l'usage du Podophyllin contre la constipation opiniâtre. Mais il fallait introduire cette substance dans la matière médicale la plus usuelle en la présentant sous la forme d'un médicament facile à absorber. Les Pilules de M. Delpech ont été composées dans ce but, suivant les avis et les formules du docteur Constantin Paul, dont il nous est agréable de citer ici le nom en invoquant son autorité. — Le remède de la constipation est donc trouvé.

Nous avons aussi à recommander tout particulièrement une autre préparation due encore aux soins de l'éminent chimiste de la rue du Bac. Ce sont ses préparations d'Eucalyptus dont le mérite est l'efficacité jointe à la plus grande simplicité. Ces deux qualités ne peuvent être obtenues qu'au prix de grands travaux, de pénibles recherches; et le

1. Médaille d'honneur, Exposition 1867 — Diplôme de mérite, Vienne 1873; Hors concours: Membre du jury, Exposition internationale, Paris 1875, etc.

public, qui profite de toutes les découvertes scientifiques, ne se rend pas compte de tous les soins réclamés par la fabrication de ces produits si précieux pour le malade. L'Eucalyptus globulus était découvert au siècle dernier, mais c'est M. Delpech qui, avec le concours de M. Ardisson, pharmacien distingué de Cannes, a pu le premier l'employer d'une manière utile, et le placer en thérapeutique, bien au-dessus des balsamiques et des produits térébenthinés. En effet, les propriétés thérapeutiques de ce médicament sont de calmer les toux opiniâtres, les catarrhes, certaines fièvres, les névralgies, les rhumatismes. L'asthme lui-même ne résiste pas à son action adoucissante. Les préparations d'Eucalyptus faites par M. Delpech sont l'Alcoolature, le Sirop, l'Extrait et les Capsules. Nous recommanderons surtout les Capsules, qui, composées avec l'essence pure de l'Eucalyptus, constituent le médicament le plus actif. L'Alcoolature a obtenu dans ces dernières années un véritable succès comme vulnéraire pour le pansement des plaies. Antiseptique et désinfectante, cette liqueur remplace avec le plus grand avantage tous les stimulants employés en pareil cas, comme le prouvent si bien les savants travaux des docteurs Gimbert, de Cannes, Carlotti, d'Ajaccio.

C'est encore sous forme de Capsules que M. Delpech administre son Extrait éthéré de cubèbe. Un homme que nous regrettons tous, M. Demarquay, notre ami et dévoué collaborateur, s'était fait le patron de cette excellente préparation. Les *affections spéciales* sont soignées avec succès par ce traitement, préconisé encore par MM. Trousseau, Mallez, Péan, Voillemier et Ricord. Ajoutons que la Saccharure de cubèbe de M. Delpech est considérée universellement comme le meilleur agent capable de lutter contre le croup, ce fléau de l'enfance.

M. Delpech a donc rendu de grands services aux malades; c'est un véritable devoir pour nous de constater ici tous les suffrages qu'il a reçus des médecins, mais nous sommes heureux aussi de reconnaître qu'il est un des rares pharmaciens qui s'appliquent à simplifier les remèdes et à rendre leur absorption aussi facile qu'elle est efficace.

SILPHIUM CYRENAICUM

CONTRE LES MALADIES DE LA POITRINE

DERODE ET DEFFÈS, *pharmaciens*. — PARIS. — 43, rue de Châteaudun.

LAENNEC a dit que la guérison de la phthisie n'était pas au-dessus des forces de la nature. Si cette proposition est vraie, et nous le croyons, le médecin ne doit-il pas considérer comme un devoir de chercher sans cesse de nouveaux moyens de guérir cette terrible maladie ? On peut en juger par les statistiques de la mortalité dans tous les pays, et l'énorme proportion que représentent, dans cette mortalité, les affections de la poitrine. Pour ne parler que de Paris, en 1872, sur 45 780 décès, 14 987 sont dus aux maladies des voies respiratoires, et sur ce chiffre 7436 à la phthisie pulmonaire.

Quoi de plus poignant que de tels chiffres, et quelle reconnaissance ne doit-on pas aux hommes qui consacrent leurs efforts, leurs veilles à la recherche des procédés thérapeutiques capables de diminuer, ne fût-ce que dans une faible proportion, une mortalité aussi effrayante !

La nature du travail que nous avons entrepris, la préoccupation toute particulière que doit nous inspirer et que nous inspire le traitement des maladies de poitrine nous imposaient le devoir de parler du *Silphium*, et nous avons dû rechercher tous les documents qui pouvaient nous éclairer sur l'histoire et les applications de ce nouveau médicament. MM. Derode et Deffès, qui l'ont importé, et qui s'efforcent d'en propager l'emploi, ont mis avec empressement à notre disposition tous les documents capables de fixer notre opinion sur une aussi intéressante question.

Chacun connaît aujourd'hui l'origine de cette ombellifère qui a donné lieu à tant de commentaires, à toutes les époques de la médecine, et qu'on sait aujourd'hui appartenir au genre Thapsia. Ce qui nous intéressait le plus, et ce qui est de beaucoup le plus important, c'était de connaître le chemin qu'avaient suivi les expérimentateurs pour arriver à poser en principe que le *Silphium* était, sinon le spécifique de la phthisie en général, du moins celui de certaines formes de phthisie, à quelque degré que ce soit.

Le Dr Laval, médecin militaire, est le premier qui ait entrepris de contrôler par l'expérience ce que l'on trouve à chaque page dans tous les auteurs anciens, Dioscoride, Théophraste, Pline, etc., à savoir : que le *Silphium*, outre un grand nombre de propriétés qui en avaient fait une sorte de panacée, était utile surtout dans les maladies du *poumon*, qu'il guérissait la *toux*, l'*enrouement*, l'*angine*, etc.

Après treize années de recherches, il consigna, dans un rapport adressé à l'Académie de médecine, le résultat de ses travaux. L'Académie nomma une commission pour l'examen de ce rapport qui alla, comme tant d'autres, s'enfouir dans les cartons, et la question aurait été enterrée, si le Dr Laval, persévérant et convaincu qu'il avait mis la main sur le véritable *Silphium* des anciens, et que tout ce qu'ils en avaient dit se trouvait justifié par l'expérience, n'eût eu l'heureuse fortune de rencontrer un confrère aussi désireux que lui de rendre service à ses semblables.

Le Dr Chartier, médecin en chef de l'hôpital militaire de Valenciennes, consentit à expérimenter le médicament qu'on lui disait si utile dans les maladies de poitrine. Il commença au mois de juillet 1873 l'application du *Silphium* aux phthisiques entrés dans ses salles ; et il appela à les contrôler plusieurs de ses collègues parmi lesquels nous pouvons citer le Dr Chabrely et le Dr Grosjean.

Dans une lettre que nous avons sous les yeux, et qui est datée du 27 février 1874, l'estimable Dr Chartier avoue qu'il ne comptait sur aucun résultat, et cependant, pour que l'expérience fût concluante, il supprima tout traitement autre que le *Silphium*.

Ce qu'il obtint le surprit au delà de toute prévision. « Ma surprise, dit-il, a été grande, lorsque j'ai noté ses bons effets. Dans vingt-trois cas de phthisie, confirmée *à tous les degrés*, le Silphium a opéré des prodiges. Est-ce à dire qu'il y a eu guérison ? La question doit être réservée; mais ce que j'affirme, c'est que tous mes malades ont repris leurs fonctions normales, et sont sortis de l'hôpital, les uns pour se rendre dans leur famille, d'autres pour reprendre leur service, et que jusqu'à ce jour, pas un d'eux n'a eu besoin de rentrer dans mes salles. »

La situation indépendante du Dr Chartier, sa bonne foi, ses feuilles de service où sont consignés les résultats obtenus, tout donne à ces affirmations une valeur que personne ne saurait nier.

Au mois de juin suivant, l'infortuné Dr Laval mourait de la peste en Cyrénaïque, victime de son dévouement à la science et à l'humanité. Une mort aussi prématurée pouvait arrêter à son début l'essor du *Silphium*, et le rejeter dans l'obscurité dont il sortait à peine, si MM. Derode et Deffès, amis du Dr Laval, associés depuis longtemps à ses recherches, à ses travaux et à ses succès, n'avaient entrepris de continuer son œuvre en vulgarisant l'emploi d'un agent médical si précieux.

L'*Exposition internationale* de Paris, sans vouloir se prononcer sur la valeur thérapeutique du produit, a tenu à récompenser leurs efforts en leur accordant une *médaille d'argent.*

Aujourd'hui les expériences se multiplient dans les hôpitaux de Paris, à Lariboisière, à l'Hôtel-Dieu, aux Enfants malades, etc. et dans quelques hôpitaux de province. Les succès en ville, plus faciles et plus nombreux, ont déjà acquis un retentissement qui est tout en faveur du *Silphium.* Ce ne sont pas seulement les phthisiques qui demandent au nouveau médicament la guérison ou le soulagement, la *bronchite aiguë*, la *bronchite chronique*, le *catarrhe*, l'*angine*, le *simple enrouement*, etc. y trouvent aussi un remède aussi rapide qu'efficace. Témoin nous-même de succès inespérés, chez des malades condamnés à courte échéance, et qui aujourd'hui vivent de la vie de tout le monde, nous ne pouvons que rendre hommage au *Silphium*, et nous souhaitons qu'il rencontre dans le corps médical toute l'estime dont il est digne, tout l'appui que mérite une découverte à laquelle tant de familles doivent déjà le salut de l'un des leurs, et qui contribuera, comme nous en exprimions le vœu en commençant, à faire baisser dans une notable proportion les chiffres de la mortalité par les maladies de la poitrine.

GRAINE DE MOUTARDE BLANCHE

DIDIER. — PARIS. — 20, boulevard Poissonnière.

Depuis que la Moutarde blanche de Didier est connue du public, un grand nombre d'observations médicales sont venues confirmer ce que MM. Trousseau et Pidoux avaient dit sur ce médicament énergique. C'est un laxatif excellent qui a l'immense avantage de ne point fatiguer l'estomac et de ne point irriter l'intestin. Cette Moutarde convient à tous ceux dont la digestion est lente et difficile, et, si elle peut servir au soulagement de presque tous les maux du système intestinal, il est cependant une maladie dont elle est pour ainsi dire le spécifique : nous voulons parler des hémorroïdes. Cette grave nosologie exige que l'intestin soit toujours libre. La Moutarde blanche ne produisant pas d'irritation, entretient le jeu normal des fonctions de sécrétion et d'assimilation. Les enfants, les femmes, les personnes délicates peuvent prendre sans inconvénient ce remède, et nous savons par les médecins de l'hospice des Enfants-Assistés, que son usage est très-fréquent et très-heureux dans cet hôpital. Suivant en cela la pratique de Grisolle, M. le docteur Darain l'emploie avec succès auprès des malades atteints d'affections cutanées et de rhumatismes chroniques. La Moutarde, dans ce cas, opère au bout d'un certain temps toute une régénération dans la santé.

Nous ne saurions, en terminant, nous dispenser de faire observer au public que la Maison Didier seule est dépositaire de cette précieuse Moutarde qui a attiré tant de suffrages à son vulgarisateur.

VINS DE QUINQUINA TITRÉS

D'OSSIAN HENRY

MEMBRE DE L'ACADÉMIE DE MÉDECINE
AGRÉGÉ A L'ÉCOLE DE PHARMACIE DE PARIS, ETC.

M. Ossian Henry a fait de l'étude des quinquinas l'objet d'une grande partie des recherches de toute sa vie ; l'un des premiers il a démontré l'anarchie qui existe dans le commerce de la précieuse écorce, et combien le procédé de la fabrication des vins de quinquina était défectueux et barbare. Il a démontré aussi l'importance du choix des vins à employer dans la préparation du vin de quinquina, car, en effet, le tannin, dont la matière colorante des vins rouges est en partie constituée, précipite les alcoloïdes du quinquina, de plus, il forme avec l'extractif une sorte de laque insoluble qui se sépare, et le résultat est du vin altéré, qui ne conserve d'autres propriétés médicamenteuses que celles qui lui sont propres.

S'inspirant de toutes ces raisons, M. Ossian Henry a créé et mis à la disposition du monde médical ses vins de quinquina titrés. Ces vins sont d'une composition constante et d'une richesse incomparable ; non-seulement le quinquina employé est titré, mais encore le vin lui-même après sa préparation. L'addition de la diastase fait en outre disparaître complétement l'astringence du quinquina par suite de son rôle dans l'acte de la digestion.

Les préparations de M. Ossian Henry sont :

1° Le vin de quinquina titré diastasé ;

2° Le vin de quinquina ferrugineux diastasé ;

3° Le vin de quinquina iodé diastasé.

Le VIN DE QUINQUINA TITRÉ est le lait des convalescents. Il reconstitue les santés épuisées, il répare les forces des enfants faibles, nerveux ou rachitiques. Excellent contre les maladies de langueur, les *diarrhées*, l'*anémie*, il représente un médicament à peu près universel.

Le VIN DE QUINQUINA FERRUGINEUX est un excellent spécifique de la *chlorose* et de la *chloro-anémie*. Il agit puissamment sur la circulation en donnant au sang la plasticité qui lui manque, et sur le système nerveux comme un excitant énergique.

Le VIN DE QUINQUINA IODÉ est le médicament que doivent prendre souvent tous ceux qui sont atteints d'une des variétés quelconques de la scrofule. Certains médecins le conseillent aussi aux malades atteints d'affections spéciales. Les femmes qui souffrent de faiblesse et de certains troubles le préfèrent de beaucoup à l'huile de foie de morue. Nous ajouterons que cette excellente préparation n'a aucun des désavantages des médicaments iodés. Elle n'a point le goût métallique et désagréable de l'iode.

PAULLINIA-FOURNIER

La migraine et les névralgies sont des affections trop répandues pour que nous puissions en faire ici la monographie. Mais nous pouvons dire sans crainte d'être démentis que la migraine résistait jusqu'ici à presque tous les soins, à presque tous les remèdes. On a préconisé successivement les sangsues, la quinine, l'éther et les purgatifs.

Mais tous ces moyens curatifs ordinairement si puissants sont restés à peu près infructueux contre la migraine. Le Paullinia-Fournier a le privilége d'être efficace en ce cas. Nous avons du reste la bonne fortune de pouvoir citer à l'appui de notre opinion l'autorité de MM. Trousseau et Pidoux. D'autres médecins célèbres se sont livrés à des expériences les plus concluantes sur cet agent thérapeutique et ont obtenu les meilleurs résultats. MM. Gavrelle, Grisolle, Récamier, Monod, Lamouroux, Pouget et Cruveiller sont les noms que l'on ne peut pas invoquer tous les jours et nous pouvons les invoquer aujourd'hui, puisque ces praticiens ont tous constaté les heureux effets du Paullinia.

Un paquet de Paullinia-Fournier, délayé dans un peu d'eau sucrée, enlève en moins de cinq minutes l'accès de migraine le plus violent.

ÉLIXIR ET VIN DE J. BAIN

A LA COCA DU PÉROU

Dans son numéro du 2 avril 1872, l'UNION MÉDICALE a donné un résumé très-succinct, mais assez complet, des notions acquises relativement à la *Coca*, envisagée comme agent thérapeutique ; elle a rappelé que c'est M. Joseph Bain, pharmacien à Paris, qui, le premier en France, a introduit dans la pratique diverses préparations de Coca, qui ont été favorablement accueillies par le Corps médical et ont servi à l'expérimentation des docteurs Reis, Moreno y Maiz, Destrem, Laroche, Richelot, Eugène Fournier, etc., etc.

Dans un récent travail présenté dernièrement au Corps médical, M. J. Bain a démontré la supériorité de ses produits à base de COCA. L'ÉLIXIR, le VIN et les PASTILLES de COCA de J. Bain sont, en effet, préparés avec des feuilles parfaitement authentiques et de premier choix, provenant des plantations de M. Ballivian, ex-ministre plénipotentiaire de Bolivie à Paris. La méthode d'épuisement et les appareils perfectionnés qu'il emploie permettent d'enlever à ces feuilles tous les principes actifs qu'elles contiennent, et autorisent M. J. Bain à dire que ses produits représentent, sous une forme très-agréable, toute l'activité et toute a puissance de la précieuse feuille. Tout le monde sait que, depuis des siècles, les feuilles de Coca sont employées en Bolivie et dans le Pérou comme *tonique*, *fortifiant*, *stimulant énergique*, en un mot, comme le *plus puissant réparateur des forces épuisées*.

L'ÉLIXIR DE COCA DE J. BAIN est la préparation la plus active et la meilleure pour relever rapidement l'organisme dans les cas d'*épuisement des forces par les longues maladies ou les excès de toute nature*.

Le VIN DE COCA DE J. BAIN est plus spécialement réservé pour les femmes et les enfants, pour combattre la *dyspepsie*, la *gastralgie*, la *chlorose*, l'*anémie*, etc.

PARIS. — *56, rue d'Anjou-Saint-Honoré.*

TAMAR INDIEN.

E. GRILLON, *pharmacien.* — PARIS. — 25, rue de Grammont.

Nous possédons maintenant un remède efficace contre la constipation, ou plutôt contre ces mille petits accidents, ces indispositions passagères, mais souvent renouvelées, et surtout contre les graves conséquences qui résultent de la constipation. On sait, en effet, que la paresse intestinale donne lieu à toute une série de perturbations dans l'organisme humain. Enfin, si la suspension des fonctions de l'intestin se prolonge, tout le corps éprouve d'abord un malaise général, puis, suivant les différences des tempéraments, une maladie sérieuse prend naissance et les traitements les plus énergiques sont trop souvent impuissants à guérir un mal qui, attaqué dès son origine, n'eût pas résisté à une médication simple et facile.

Cette médication est fournie par M. Grillon, qui, avec un fruit dont l'action n'est due qu'à ses propriétés rafraîchissantes, a composé le TAMAR INDIEN GRILLON. Quelques mots sur les effets de ce remède montreront toute l'importance de cette préparation.

L'un des résultats les plus ordinaires de la constipation est d'amener la migraine. La migraine, c'est-à-dire la souffrance la plus intolérable, car elle paralyse l'esprit et elle anéantit les sens. Cette douloureuse diathèse résiste à tous les traitements. Souffrir et attendre, patience et courage, voilà ce que l'on oppose à la migraine. Les médecins redoutent toujours l'emploi des purgatifs ordinaires, car ces médicaments amènent une congestion des vaisseaux sanguins dans le cerveau et dans les intestins, congestion dont la présence est une complication de plus.

Or, le *Tamar indien* provoque au contraire un effet tout opposé. Il décongestionne les vaisseaux, il rend les muqueuses de l'estomac irritables, il entretient et régularise la digestion. Le cerveau se débarrasse peu à peu, l'intensité du mal s'apaise et le mal lui-même fait place à un état de sérénité placide et de bien-être général. L'esprit retrouve sa gaieté, toute sa liberté, et l'intelligence qui semblait endormie reprend son allure active et ses pensées fécondes. A ce propos, nous ne pouvons nous empêcher de rappeler ici qu'un maître de la critique, M. Villemain, de savante et spirituelle mémoire, expliquait les défauts littéraires d'un grand écrivain en disant qu'il avait une maladie d'estomac. « En effet, disait M. Villemain, chacune de ces incorrections représente un de ces tiraillements douloureux qui imposent un mauvais caractère aux plus honnêtes gens du monde. » Un mauvais caractère est le plus souvent, en effet, le résultat d'une mauvaise digestion. Villemain était d'accord avec nos médecins, qui prescrivent l'emploi du *Tamar indien* à tous ceux qui, forcés, par leur profession, aux longues séances de cabinet, comme les magistrats et les membres du clergé, sont sujets à la paresse des fonctions intestinales. Le Tamar empêche la santé de s'engourdir et conserve au cerveau toute sa fraîcheur. Nous lisions l'autre jour une statistique médicale qui constatait le fait suivant : les affections hémorroïdales sont plus nombreuses depuis trois ans qu'elles ne l'ont jamais été. A l'abri des autorités les plus sérieuses, nous n'hésitons pas à affirmer que l'emploi des purgatifs drastiques dans le traitement de la constipation est peut-être la cause de cette augmentation considérable des malades atteints par les hémorroïdes. La constipation prolongée n'est que le prélude de l'état hémorroïdal. Les purgatifs, par leur action irritante, disposent l'intestin au congestionnement : le sang afflue vers l'extrémité du rectum et peu à peu se forme l'hémorroïde. Le Tamar est peut-être le seul spécifique certain contre cette grave maladie, et c'est à M. Grillon qu'appartient le mérite d'avoir présenté le premier un remède efficace contre ses douloureux effets. Ce fruit laxatif est, en effet, doué de propriétés rafraîchissantes particulières, et il a cet avantage immense de n'être point irritant.

Enfin, la médecine des enfants fait un tel usage du Tamar indien, que toutes les mères ont toujours sous la main une boîte de ces bonbons agréables, qui contiennent le fruit bienfaisant, trésor inappréciable de santé.

INHALATEUR A OXYGÈNE. CHLORAL PERLÉ CACHETS MÉDICAMENTEUX

LIMOUSIN, *pharmacien de 1re classe, ancien interne des hôpitaux.*

PARIS. — 2 *bis*, rue Blanche (place de la Trinité).

CHAQUE jour le domaine de la thérapeutique s'agrandit et la science de guérir enregistre quelque nouveau et précieux concours : un pharmacien distingué, membre des sociétés de pharmacie, de thérapeutique, de médecine pratique de Paris, membre correspondant des sociétés de pharmacie de Vienne, de Turin, de Madrid, M. Limousin, est un des praticiens auxquels est due une partie des progrès réalisés dans ces derniers temps.

Les inhalations de gaz oxygène, cet élément de la respiration, étaient d'une application difficile, et cependant quels résultats on était en droit d'en attendre pour les tempéraments lymphatiques, scrofuleux, pour les vieillards affaiblis par l'âge ou les convalescents épuisés par la maladie ; l'asphyxie, l'asthme, la chlorose, l'anémie, certaines formes de la phthisie, la dispepsie, le diabète n'ont pas d'adversaire plus redoutable que l'oxygène pur.

M. Limousin a songé à fabriquer un appareil simple permettant de préparer l'oxygène et de le respirer sans fatigue et à l'état le plus pur. Le succès qui a accueilli cette importante innovation est si considérable, qu'aujourd'hui l'INHALATEUR A OXYGÈNE est répandu universellement.

La préparation de l'HYDRATE DE CHLORAL en capsules dragéifiées est aussi une innovation de M. Limousin ; elle a sur les autres préparations de chloral liquide en solution l'avantage d'être ingérée sans aucun dégoût ni irritation du gosier. Cette préparation, connue sous le nom de CHLO-

RAL PERLÉ, a une action hypnotique bien marquée et son emploi a les plus heureux résultats contre les coliques hépatiques, néphrétiques, utérines ; contre les douleurs du cancer, de la goutte, du rhumatisme, la pleurodynie, les crampes douloureuses, les toux spasmodiques, et principalement les quintes de coqueluche. Le CHLORAL PERLÉ, d'une absorption commode, procure un sommeil de plusieurs heures, tranquille, calme, complet, ne laissant au réveil pas plus de malaise que le sommeil naturel.

Enfin M. Limousin est l'inventeur breveté des CACHETS MÉDICAMENTEUX sur lesquels l'Académie de médecine a fait un rapport qui nous dispensera de toute appréciation et de tout éloge. On sait avec quelle explicable parcimonie l'Académie de médecine donne son approbation si recherchée.

Voici un extrait de ce rapport, présenté le 14 janvier 1873 par M. Pidon, rapporteur, au nom d'une commission composée de MM. Mialheler, Gobley, sur ce procédé de M. Limousin, que M. Bussy avait signalé à l'attention de ce corps si autorisé :

« Les praticiens qui prescrivent des poudres médicamenteuses, et les malades surtout qui sont obligés de les prendre, savent combien cette administration est difficile, désagréable, quelquefois même impossible.

« Sous la forme de pilules, ces poudres se dessèchent et se durcissent. Il faut, de plus, dans bien des cas, en avaler des quantités considérables, plus ou moins rebelles à l'action des sucs gastriques.

« Délayées, elles donnent leur goût quelquefois âcre, amer, styptique, nauséeux, intolérable. Elles restent attachées au vase qui les contient ou aux parois de la gorge. Leur passage irrite celle-ci et provoque souvent une toux qui les expulse violemment par la bouche ou le nez. Suspendues, elles ont une partie de ces notables inconvénients. C'est pourquoi on a l'habitude de les enrouler dans une feuille de pain azyme qu'on borde de son mieux avec beaucoup de peine et d'imperfection, qu'on mouille et qu'on avale, non sans s'exposer à des éparpillements très-redoutés.

« Sans ces désagréments bien connus, la méthode par le pain azyme serait parfaite. C'est à les supprimer que M. Limousin s'est appliqué; il a semblé à la Commission qu'il y avait réussi.

« Dans son procédé, le malade reçoit tout préparé une espèce de cachet formé de la réunion de deux disques de la grandeur d'une ancienne pièce de trois francs. Ces disques sont faits de pain azyme, légèrement concaves pour recevoir la poudre médicamenteuse....

« Ils sont collés ou soudés à la presse par leurs bords, de manière à renfermer exactement la drogue pulvérisée.

« Ce procédé est surtout avantageux pour administrer les poudres amères ou nauséeuses, telles que le sulfate de quinine, la rhubarbe, l'ipécacuanha, ou les substances facilement altérables à l'air, comme le fer réduit, le bromure de potassium, etc.

« Telle est la méthode ingénieuse et commode imaginée par M. Limousin.

« L'Académie se souvient que c'est à cet habile pharmacien que nous devons déjà les ballons d'oxygène qu'on est si heureux d'avoir extemporanément sous la main dans plus d'une circonstance grave et urgente.

« Le rapporteur de votre Commission se plaît à ajouter qu'il a déjà fait prendre et pris lui-même les cachets de poudres médicamenteuses de M. Limousin, et que ses malades se louent, comme lui, de ce mode agréable et très-pratique d'administration. »

SIROPS DE CRESSON IODÉ ET IODO-BIPHOSPHATÉ

HENRY MAYAUD, *pharmacien-chimiste.* — PARIS. — 38, rue Keller.

Les Sirops, que de nombreuses attestations signées des noms les plus autorisés dans l'art médical, ont fait dénommer justement : *Régénérateur du Sang*, sont aujourd'hui d'un emploi général dans le traitement des maladies de poitrine (phthisie, pneumonie, toux, bronchite chronique, pleurésie purulente).

Les résultats les plus indiscutables et les plus importants ont été pareillement obtenus par les Sirops de Cresson iodé et iodo-biphosphaté dans les scrofules, les affections de la peau, la gourme des enfants, la carie des os, l'anémie, le rachitisme et les épuisements de toute nature.

La découverte de ce précieux auxiliaire a demandé de longues et minutieuses analyses dont le point de départ ont été les éléments sanitaires de la plante que le suffrage populaire a depuis si longtemps baptisée « la Santé du corps ».

Les propriétés du Cresson sont dues à la présence de l'iode, du fer, du soufre, des phosphates, d'une huile essentielle sulfo-azotée et d'un principe amer qui en font à la fois un reconstituant précieux et un dépuratif puissant.

Le directeur de l'École de pharmacie de Paris place cette plante au premier rang parmi les crucifères si employées en médecine.

La difficulté, étant données ces éminentes qualités, était de les utiliser et d'en faciliter l'absorption : M. Mayaud a résolu ce problème en préparant un Sirop contenant, sous un petit volume, tous les principes actifs de ce précieux végétal.

L'iode est un des éléments constitutifs de l'homme, son absorption artificielle est indispensable lorsque les aliments ou les substances qu'il consomme n'en contiennent pas suffisamment.

Les phosphates, combinés à l'iode, sont encore, à un bien plus haut degré que l'iode, nécessaires à l'organisme humain.

M. Mayaud, après avoir dirigé ses recherches dans ce double but et soumis ses investigations aux plus éclairés de nos praticiens, est parvenu à associer de l'iode à l'état naissant à celui que contient déjà le Cresson. Et le Sirop de Cresson iodé remplace avec avantage l'huile de foie de morue dont il contient toutes les propriétés, en même temps que son action dépurative est bien plus grande que celle du sirop antiscorbutique et autres préparations de ce genre.

M. Mayaud a continué ses assimilations.

Se basant sur l'élimination si considérable des phosphates dans certains états, comme la grossesse, l'allaitement, dont les résultats sont trop souvent de graves atteintes à la santé ou le retard dans le développement du petit être, le savant pharmacien a combiné les principes de l'iode et des phosphates de manière à les rendre propres à l'assimilation. Et le Sirop de Cresson iodo-biphosphaté est devenu l'adversaire le plus redoutable des maladies des os (rachitisme, ostéo-malacie, carie des os, tumeurs blanches, etc.), dont la cause primordiale est le manque ou la trop petite quantité de ces éléments.

L'efficacité de ce Sirop a encore été démontrée par les tentatives des maîtres de la science, tentatives couronnées du plus réel succès, dans les affections chroniques de la poitrine et surtout dans la phthisie au premier degré.

Telle est en résumé l'œuvre de M. Mayaud.

Nous n'ajouterons qu'un mot qui a bien son importance pour les estomacs difficiles :

Une cuillerée à bouche de Sirop de Cresson iodé — agréable au palais et facilement absorbable — représente une tasse de jus d'herbes au suc de Cresson dont la préparation est aussi difficile à obtenir que désagréable à boire.

DE LA GUÉRISON

DES

MALADIES NERVEUSES ET CONVULSIVES

J. A. PENNÈS, *pharmacien-chimiste*. — PARIS. — 2, rue de Latran.

DEPUIS bien longtemps les affections du cerveau et les névroses faisaient le désespoir des malades, car la médecine n'était parvenue qu'à soulager les souffrances qu'elles procuraient en ayant recours à divers antispasmodiques, dérivatifs et narcotiques.

C'est depuis cinq ou six ans que l'on est parvenu à instituer une médication véritablement efficace contre ce genre de maladies, en leur opposant différents bromures alcalins. C'est ainsi qu'on a vu également se succéder de nombreuses expérimentations en Amérique, en Angleterre, en France et en Italie, en utilisant le bromure de potassium, le bromure d'ammonium et le bromure de sodium, sans vaincre la répugnance des malades pour le leur administrer.

Deux pharmaciens de Paris, MM. Pennès et Pelisse, placés dans les conditions les plus favorables pour suivre les progrès de la thérapeutique, voulant répondre utilement aux questions incessantes qui leur étaient adressées par les nombreux étudiants en médecine, qui habitent le quartier Latin, se mirent à l'œuvre et eurent l'avantage de présenter dans le meilleur état de conservation, de pureté et de saveur :

1° Un *sirop avec bromure d'ammonium*, contenant 1 gramme par cuillerée à soupe;
2° Un *sirop avec bromure de potassium*, contenant 2 gramm. par cuillerée à soupe;
3° Un *sirop avec bromure de sodium*, contenant 1 gramme 50 c. par cuillerée à soupe.

Dosés mathématiquement pour être prescrits avec des indications bien distinctes.

Nous nous bornerons à dire dans cette note succincte que le BROMURE D'AMMONIUM, associé au baume de Tolu, donne à cette préparation des propriétés balsamiques, qui vont heureusement au-devant des affections catarrhales. Il convient principalement dans les cas d'éblouissements fréquents; congestions cérébrales; parole hésitante; marche incertaine; hémiplégie; maladie de la moelle épinière et vertige.

Le Bromure de potassium, ayant pour véhicule l'eau de fleurs d'oranger, peut traverser les pays les plus chauds sans subir la moindre altération et se trouve mieux supporté par l'estomac, qui s'irrite toujours facilement quand il se trouve en contact avec des sels à base de potasse. Il est principalement prescrit dans les cas d'*épilepsie*, d'*éclampsie*, en augmentant progressivement les doses.

Le Bromure de sodium ayant pour excipient le sirop de laurier-cerise, est bien mieux supporté que les précédents, en raison de sa saveur agréable et de la faculté qu'ont les sels à base de soude de s'assimiler beaucoup mieux dans l'économie. Ce dernier convient donc surtout aux natures délicates, aux femmes et aux enfants, car il ne peut jamais surprendre par son action, puisque chaque cuillerée à soupe contient 1 gr. 50 centigr. de sel bromique très-pur.

Le sirop au bromure de sodium est préconisé avec une faveur méritée dans les affections légères et si variées du système nerveux, pour le traitement desquelles l'aconit, la belladone, le camphre et toute la série des stupéfiants ont été si souvent employés sans succès après avoir révolté les estomacs les plus dociles.

Il y a de nombreuses observations à recueillir sur les propriétés de ces trois sirops spéciaux, qui seront publiées plus tard. Quant à présent, nous ne pouvons qu'engager nos lecteurs à s'adresser à MM. Pennès et Pelisse, qui se feront un devoir de répondre avec empressement aux demandes d'*expérimentation* qui pourraient leur paraître utiles pour établir l'efficacité de cette médication.

La réputation déjà acquise par M. Pennès, en faisant admettre, sous la forme la plus séduisante et la plus économique, l'usage de ses *bains stimulants*, *reconstituants* et *sédatifs*, nous donne la plus entière confiance dans la médication qu'il vient de proposer pour combattre les *névroses* et les *vertiges*, car elle est basée sur l'observation et l'expérimentation, sans lesquelles rien n'est sérieux en médecine.

ALBATRINE DE CIRCASSIE

J. PINET, *pharmacien.* — PARIS. — 2, Place du Théâtre-Français.

Nous croyons être agréables à la partie la plus intéressante du genre humain, en signalant à l'attention de toutes les dames un produit nouveau et bienfaisant. Il s'agit de l'Albatrine de Circassie.

L'Albatrine a pour propriétés spéciales de conserver aux seins leur fermeté et cette blancheur nacrée qui est la marque et le symbole de la santé. Combien de fois ne voyons-nous pas dans les réunions du monde des femmes belles et encore jeunes, des jeunes filles même dont la gorge s'affaisse, dont la poitrine se déprime et semble n'être qu'un linceul sur un squelette. Certes, si la femme est à bon droit jalouse de sa beauté, ce n'est pas seulement parce que ces charmes extérieurs lui attirent des admirateurs, c'est aussi parce que les attraits du corps sont presque toujours la preuve d'une bonne constitution physique.

L'Albatrine est donc un remède en même temps qu'elle est un objet de haut luxe. Les mères de famille qui sont si vivement préoccupées de la beauté de leurs filles, ont recours à ce produit bienfaisant pour réparer les fatigues que les saisons de bals et de plaisirs mondains imposent à leurs enfants. Les personnes arrivées à l'âge incertain, qu'on appelle un certain âge; celles qui ont franchi le cap de la quarantaine, et qui veulent arrêter le cours des ans, répandent sur leur poitrine un peu de cette onde salutaire dont l'usage rend, en peu de temps, à la gorge l'aspect de résistance et de gracieuse dureté, apanage heureux de la jeunesse.

Enfin les jeunes femmes qui gardent de la maternité ses glorieux mais peu élégants stigmates, réparent avec quelques lotions les outrages inévitables des circonstances.

En terminant ces quelques notes, nous ajouterons que l'emploi de l'Albatrine rend le corset absolument inutile. Le corset, supplice et laideur! voilà ce qu'il donne aux patientes qui le supportent. Son usage est toujours disgracieux, et tous les médecins le proclament nuisible au développement normal de la poitrine. Le Dr Giraudeau de Saint-Gervais fait remarquer, en effet, avec raison que les poumons ayant la forme d'un cône dont le sommet est auprès du cou et la partie évasée à l'extrémité de la cage thoracique, le corset, en comprimant la taille de la femme, empêche les poumons de se nourrir des larges aspirations nécessaires pour leur complète dilatation. L'Albatrine, en maintenant les seins souples, fermes, vigoureux, rend donc le corset absolument superflu.

L'inventeur de l'Albatrine, M. J. Pinet, a composé encore les sachets d'Atalante. Les sachets d'Atalante sont souverainement efficaces contre les œils de perdrix. Les dames font un fréquent usage de ces sachets, afin de séparer les orteils et d'éviter ainsi ces petits maux dont la présence suffirait pour déformer le pied d'une Chinoise.

CARBOLATINE REYNAL

REYNAL, *pharmacien*. — PARIS. — 28, rue Taitbout, et 77, rue Marbeuf.

MONSIEUR Reynal, déjà connu par le *porte-remède Reynal*, a donné encore son nom à la CARBOLATINE dont il est l'inventeur.

Cette liqueur est tirée de l'acide phénique.

S'inspirant des travaux de Runge, de Dumas, de Gerhardt, de Berthelot, M. Reynal a dû songer à utiliser d'une manière pratique et habituelle les propriétés si remarquables de cet acide phénique, dont Dumas disait à l'Académie des sciences, dans la séance du 7 avril 1873 : « Si on voulait adopter l'emploi de cet agent antiseptique, toutes les maladies contagieuses pourraient être sans danger. »

Malheureusement l'emploi de l'acide phénique est lui-même fort dangereux. La causticité de cet agent est excessive, et il fallait trouver le moyen de la combattre.

M. Reynal est arrivé à faire une liqueur qui n'est en réalité que de l'acide phénique *dulcifié*.

C'est la Carbolatine, dont les avantages sont tellement appréciés que l'on ne peut maintenant se passer de cette excellente liqueur. Les usages qu'on en peut faire sont très-nombreux et nous allons les indiquer en quelques mots.

Comme médicament, la Carbolatine est souveraine contre l'odontalgie, contre les névralgies et les migraines. Pour les maladies herpétiques, les dartres, son emploi amène une prompte et sûre guérison.

Mais ce n'est pas seulement pour l'usage externe que l'emploi de ce remède est conseillé.

Le médecin, il est vrai de le dire, doit fixer lui-même la dose; mais en attendant la présence du docteur on peut cependant prendre quelques gouttes de Carbolatine (une vingtaine) dans un verre d'eau sucrée pour combattre les crampes d'estomac. Les dyspepsies les plus invétérées ne résistent pas à cette médication sagement organisée. Les accès d'asthme dans les dyssenteries sont conjurés par le même moyen.

La destruction des vers s'opère facilement avec quelques lavements dans lesquels on met une cuillerée à bouche de Carbolatine.

L'art vétérinaire lui-même demande à cet excellent produit le remède du typhus, de la clavelée, de la peste bovine, de la morve, du farcin et de la fièvre aphteuse. Les vétérinaires déclarent du reste que le cercle d'agrandissement de ce merveilleux agent s'agrandit tous les jours par de nouvelles applications. Enfin nous serions incomplets si nous omettions de signaler les services que la Carbolatine peut rendre à la toilette.

La toilette des dames, et ces mille petits soins délicats qu'elle réclame trouvent dans la Carbolatine un précieux auxiliaire. La propreté de la tête, la pureté de la bouche s'entretiennent avec des lotions d'une eau légèrement carbolatinée.

Comme prophylactique il est inutile d'insister sur les avantages de cette liqueur, qui contient le plus efficace des prophylactiques, l'acide phénique.

PORTE-REMÈDE REYNAL

REYNAL, *pharmacien*. — PARIS. — 28, rue Taitbout, et 77, rue Marbeuf.

PARMI toutes les maladies qui affligent l'homme, certaines affections ont de tout temps attiré l'attention des médecins qui semblent cependant désespérer de trouver un remède efficace et prompt dans les cas dont nous parlons. — M. Reynal a résolu le problème que l'on étudiait depuis si longtemps, en inventant le porte-remède Reynal. Un seul mot suffira pour montrer toute l'importance de cette innovation, et pour faire toucher du doigt l'immense service qu'elle peut rendre... « Le *porte-remède porte et maintient le remède en contact avec le mal tout le temps qu'il met à se dissoudre.* Il est formé d'un composé gommeux et il a l'avantage de ne contenir que les médicaments connus et recommandés par tous les traités de thérapeutique. Il ne s'agit donc pas ici d'un médicament mystérieux. Le *porte-remède* renferme, sous la forme de bougie ou de suppositoire, tous les agents curatifs que la pratique médicale emploie journellement.

Les plus hautes approbations ont encouragé cette découverte. Nous ne citerons que M. le docteur Jardin. Ce médecin cite dans un de ses ouvrages quatre-vingt-dix guérisons dans les hôpitaux de Paris au moyen de cette médication.

Le savant docteur Mallez, M. le docteur Lorey ont enregistré avec soin de précieuses observations dans lesquelles le porte-remède a produit les meilleurs résultats.

Nous pouvons donc dire que maintenant le traitement efficace, facile à suivre en secret — même en voyage — n'est plus une simple phrase que les journaux d'annonces répètent tous les jours. Ce traitement existe et M. Reynal l'a trouvé.

HYPOPHOSPHITES DE FER DU Dr CHURCHILL
SIROP A L'EXTRAIT DE BUCHU

SWANN, *pharmacien*. — PARIS. — 12, rue de Castiglione.

Le scepticisme en matière de médecine s'efface tous les jours. C'est ainsi que les affections de poitrine, et la plus terrible de toutes, la phthisie, sont maintenant guéries, le plus souvent, par de savants médecins. Nous croyons que pour ces maux si graves, M. Swann a rendu un véritable service en vulgarisant chez nous l'emploi des *hypophosphites* du docteur Churchill. Depuis vingt-cinq ans, M. Swann s'occupe de l'importation des meilleurs produits anglais. Aussi, lorsqu'en 1857 M. Swann eut rencontré le docteur Churchill et eut pu apprécier, en maintes occasions, l'efficacité de ses *hypophosphites*, il n'hésita pas à en devenir, à Paris, le vulgarisateur.

Les *hypophosphites* ont une action tout à fait salutaire dans tous les cas d'innervation, d'épuisement, d'appauvrissement; mais ces précieux médicaments sont surtout de sûrs spécifiques contre les maladies de poitrine et les tuberculeuses. A ce propos, nous ne pouvons nous empêcher de regretter que des remèdes aussi manifestement efficaces soient aussi peu connus. C'est bien le cas de dire qu'il faut prêcher la vérité par-dessus les toits, et répéter sans cesse que cette précieuse santé, perdue par l'effet des circonstances ou des excès, peut se retrouver et à peu de frais.

M. Swann est aussi le préparateur du *Sirop balsamo-diurétique à l'extrait de Buchu*. Les feuilles du Buchu sont fournies par un arbre qui croît au cap de Bonne-Espérance. Elles contiennent une huile volatile, une résine et une matière extractive amère et piquante. Le savant docteur Gubler a constaté l'effet du Buchu comme tonique et comme diurétique; enfin M. Mallez, dont l'autorité devient si considérable, attribue à cet agent thérapeutique des propriétés balsamiques très-estimables.

PILULES TRÉHYOU AU BENZOATE DE LITHINE FERRUGINEUX OU NON FERRUGINEUX, CONTRE LA GOUTTE ET LA GRAVELLE.

F. TREHYOU. — PARIS. — 71, rue Sainte-Anne.

L'ACTION de l'acide benzoïque et des benzoates dans la gravelle urique est un fait accepté par tous les physiologistes et démontré nettement dans la pratique. On sait qu'il transforme l'acide urique en acide hipurique et les urates insolubles en hipurates solubles. Mais l'acide benzoïque est d'un usage difficile et on y a renoncé généralement.

Depuis les tentatives de Leroy d'Étiolles et de Mercier, c'est aux benzoates de soude, de chaux et de Lithine que l'on a justement accordé la préférence. Ce dernier surtout, le *benzoate de Lithine*, réunit toutes les conditions d'un produit préférable, puisqu'il associe l'acide benzoïque à la Lithine, que les recherches faites dans ces dernières années ont classé comme le lithotriptique le plus énergique et l'agent actif des eaux sulfatées calciques des régions de l'Est.

Mais, dominé par la pensée que les alcalins pris à certaines doses, les carbonates particulièrement, sont des déglobulisants ainsi que l'avait du reste pressenti Trousseau, auquel on doit la description de la cachexie alcaline, et comme l'ont établi depuis d'une manière péremptoire les expériences hématométriques faites de divers côtés, et spécialement celles qui sont rapportées dans la thèse du Dr Clément, M. Tréhyou en introduisant le benzoate de Lithine dans la médecine lithiasique a voulu lui associer une certaine proportion de fer destinée à combattre les effets fâcheux attribués avec raison aux alcalins et leur tendance à produire la globulie.

Restait l'expérience clinique qui a donné pleinement raison aux vues physiologico-chimiques qui avaient procédé à la formation de ce produit nouveau.

Un certain nombre de médecins, MM. les docteurs Bouloumié, Moreau Wolf, Ad. Michel, Champagnat de Vichy, Chambard, etc., etc., l'ont administré dans la diathèse urique, *goutte* et *gravelle* sous forme de pilules aux doses de deux, trois, quatre et cinq par jour, et les résultats qu'ils ont obtenus dans un nombre de cas déjà considérables ont été excellents.

Les observations faites à la clinique de M. le Dr Mallez, la plus fréquentée pour les affections des voies génito-urinaires, ont été relevées avec le plus grand soin, et les analyses de l'urine commencées depuis quatre ans et continuées au cours du traitement, ont permis de constater avec la plus rigoureuse exactitude que, sous l'influence de l'administration du benzoate de Lithine de Tréhyou, la diminution de l'acide urique et des urates a été rapide jusqu'à la normale dans un espace de temps qui a varié, dans les cas les plus simples jusqu'aux plus rebelles, de un mois à deux mois de l'administration de ce précieux médicament.

Le succès obtenu dans la goutte et la gravelle par les pilules au benzoate de lithine ne laisse donc plus de doute sur leur efficacité, dans une maladie si longtemps réputée incurable, et les récompenses obtenues par cet excellent remède, tout récemment encore à l'Exposition internationale de 1875, ont justement affirmé le mérite de la savante découverte de M. Tréhyou.

GRANULES ET DRAGÉES PHARMACEUTIQUES

VIÉ-GARNIER ET Cie, *pharmaciens.* — PARIS. — 213, rue Saint-Honoré,
et rue du Vingt-neuf Juillet, 10

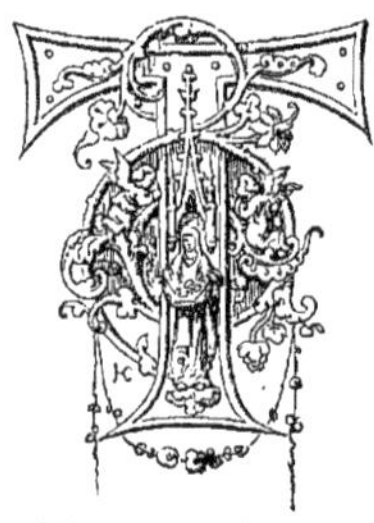

TOUT l'effet d'un remède repose sur deux conditions : le dosage et l'administration. Dosage exact, administration régulière, conforme aux prescriptions du médecin. Mais ici se rencontre une grande difficulté : parmi les produits si divers que la pharmacie offre en foule à l'art de guérir, il se rencontre un certain nombre de médicaments qui sont insupportables au goût ou à l'odorat.

Les malades sont naturellement craintifs, rebelles, et c'est ainsi que beaucoup d'entre eux ne peuvent se soumettre aux exigences du traitement qui les sauverait.

En présentant les remèdes sous forme de dragées, M. Vié-Garnier a donc répondu à un besoin urgent, dont l'impérieuse tyrannie se faisait sentir depuis si longtemps. Maintenant les poisons, dont l'usage est souvent si utile dans la thérapeutique, les drogues les plus repoussantes par leur saveur ou par leur odeur peuvent s'absorber sans peine, sans le moindre malaise; en effet, il ne s'agit plus de prendre un liquide, une de ces potions dont la bouche gardera le souvenir pendant plusieurs heures peut-être, il s'agit d'avaler une petite dragée ou un simple petit granule.

Le corps médical, par l'organe de ses représentants les plus sérieusement autorisés, a placé la découverte de M. Vié-Garnier à la place qu'elle doit occuper parmi les inventions les plus salutaires. L'habile pharmacien n'a pas cessé de perfectionner sa méthode, et il est arrivé à présenter au public plus de *cent cinquante médicaments* simples ou composés, tous sous forme de granules ou dragées. Chaque jour les médecins réclament de nouvelles applications de ce système ingénieux qui réserve au produit son intégrité, sa force, en le rendant capable d'être accepté par les personnes les plus timorées ou les plus délicates.

Cette méthode, dont l'emploi est absolument universel et peut s'étendre à toute espèce de remèdes, a encore un immense avantage. Elle permet de transporter à des distances énormes, pendant de longues traversées et dans un état de parfaite conservation, tous les produits de la matière médicale. En effet, la corruption des liquides, l'altération ou la perte des poudres par l'humidité ou les variations de la température ne sont plus possibles. Vous pouvez parfaitement faire le tour du monde avec une boîte de dragées dans votre poche ou dans votre malle; les dragées, les granules ne craignent rien; le médicament est protégé, il reste dans toute sa pureté sous son enveloppe, dans toute son efficacité et il peut se transporter comme un bonbon. Nous regrettons cependant une chose qui est le résultat bien naturel de la popularité qu'a si justement méritée la médication par dragées et granules. Nous disions que par ce système l'administration des remèdes était facilitée. Il faut dire aussi que le dosage reste intact et parfaitement soumis aux prescriptions du médecin. Malheureusement, la concurrence s'est emparée de ce procédé si simple et si apprécié, et l'on voit dans le commerce une foule de dragées et de granules qui ne répondent ni aux ordres du docteur, ni à plus forte raison aux espérances du malade. Les expériences les plus sérieuses ont été faites sur les dragées qui sont fabriquées par M. Vié-Garnier et livrées par lui au public. Il a été constaté qu'elles ne contiennent que le produit actif et une quantité suffisante de sucre pour servir d'excipient. Ces dragées sont donc parfaitement solubles et tout le monde peut se convaincre de la pureté, de l'exactitude dosimétrique du remède qu'elles contiennent.

Parmi les principales préparations dont M. Vié-Garnier est l'auteur ou le vulgarisateur, nous signalerons en première ligne les *dragées au chloral*. Le chloral est un bienfait pour ceux dont le sommeil est difficile. Il ne possède pas les propriétés irritantes de l'opium, et il assoupit les sens sans irriter les nerfs. Malheureusement cet excellent produit est d'une saveur âcre qui rappelle un peu celle du chloroforme. Ce goût persistant l'empêche donc d'être accepté comme il devrait l'être par ceux qui attendent souvent de longues heures avant de sentir le sommeil appesantir leurs paupières. En mettant le chloral sous forme de dragées, c'est le sommeil lui-même, c'est-à-dire une des conditions les plus impérieuses de la santé, que M. Vié-Garnier a mis à la portée de tous. L'infortuné financier de la Fontaine ne pourrait donc plus se plaindre

QUE LES SOINS DE LA PROVIDENCE
N'EUSSENT PAS AU MARCHÉ FAIT VENDRE LE DORMIR
COMME LE MANGER ET LE BOIRE.

Nous citerons encore parmi les préparations en dragées, l'*iodure de potassium*, et surtout le *valérianate de quinine* dont l'usage est souverain contre les névralgies. L'heureuse combinaison de la valériane et de la quinine permet d'obtenir des résultats certains dans les cas les plus rebelles aux médications déjà tentées et restées infructueuses.

Les préparations à la *santonine*, à la *rhubarbe*, celle surtout à l'*aloès* se recommandent depuis longtemps. Enfin nous ne pouvons omettre les *dragées de Pougues*, qui sont considérées comme un stomachique stimulant et agréable.

En terminant cette revue des produits dont la vogue est la plus soutenue, nous voulons citer les dragées aromatiques du docteur Guien contre le mal de mer. Tous ceux qui ont voyagé sur les navires savent combien ce mal est cruel ; malaise impitoyable, il rend le corps incapable du moindre mouvement, l'esprit incapable du moindre effort. Les panacées les plus fantastiques ont été proposées et préconisées comme pouvant et devant guérir cette terrible maladie. On a proposé l'emploi de l'éther, du chloroforme : tout a été vain. Les *dragées de M. Gien* ont été l'objet d'essais nombreux et maintenant elles passent pour le seul spécifique sérieux du mal de mer.

M. Vié-Garnier, qui a obtenu déjà de nombreuses récompenses aux diverses Expositions, aura donc le mérite d'avoir rendu facile l'emploi des médications les plus délicates à administrer, et de leur avoir gardé, sous forme d'un petit bonbon, toute leur efficacité thérapeutique.

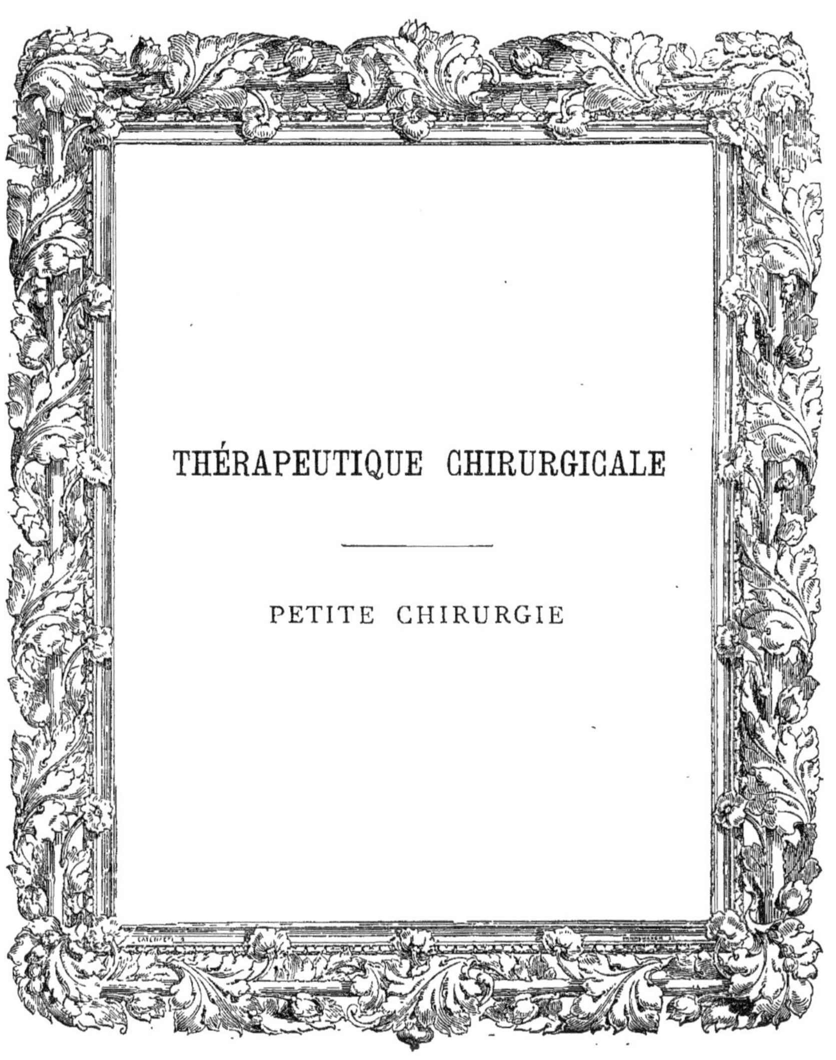

THÉRAPEUTIQUE CHIRURGICALE

PETITE CHIRURGIE

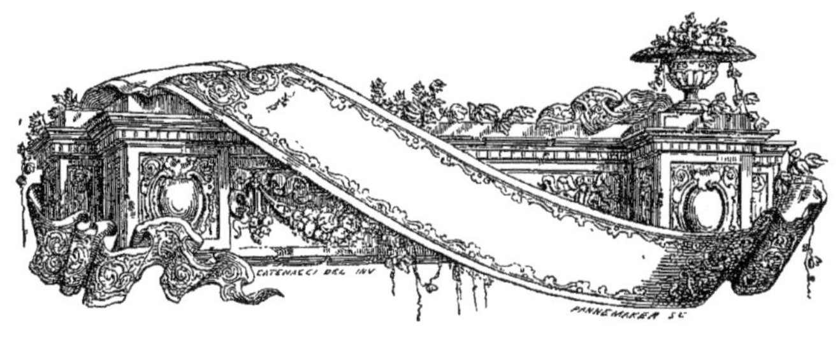

THÉRAPEUTIQUE CHIRURGICALE

PETITE CHIRURGIE

Ce travail comprend quatre sections :

I

PANSEMENTS.

II

OPÉRATIONS.

III

TRAITEMENT DE L'ODONTALGIE.

IV

TOPIQUES DIVERS.

PREMIÈRE SECTION

PANSEMENTS

1. *Panaris* (Corlieu). — Il est 1° *superficiel* ou *érysipélateux* (Tourniole); 2° *sous-cutané;* 3° *anthracoïde* ou *phlegmoneux;* 4° *gangréneux* ; 5° *profond.*

I. *P. superficiel* (Tourniole). — *Symptômes.* — Prurit, douleur, rougeur, gonflement au niveau de la pulpe du doigt, puis phlyctène; quelquefois chute de l'ongle; tendance à l'extension; peu ou pas de symptômes fébriles.

Traitement. — Bains locaux émollients; cataplasmes de fécule de pommes de terre, de farine de riz; ouvrir les phlyctènes, enlever l'épiderme; pansement simple.

II. *P. sous-cutané.* — *Symptômes.* — Douleur, rougeur, gonflement, chaleur; puis fluctuation; quelquefois sortie naturelle du pus par de petits pertuis; abcès en bouton de chemise; extension dans les gaînes tendineuses; symptômes fébriles plus ou moins intenses.

Traitement. Élévation; cataplasmes émollients laudanisés, quelquefois sangsues; bains locaux; frictions mercurielles (?). Ouvrir de très-bonne heure, sans attendre la formation du pus, et plonger profondément le bistouri.

III. *P. anthracoïde.* — *Symptômes.* — Tuméfaction circonscrite; rougeur, chaleur, douleurs; points saillants violacés; exulcération; peu ou pas de symptômes fébriles.

Traitement. — Comme ci-dessus; ouvrir le phlegmon et extraire le bourbillon avec la pince le plus promptement et le plus complétement possible; pansement simple; lotions et bains tièdes.

IV. *P. gangréneux.* — *Symptômes.* — Douleur très-violente; rougeur violacée, livide; chaleur modérée; phlyctène; peau noirâtre; eschares; symptômes généraux graves.

Traitement. — Incisions profondes, multiples, faites de bonne heure; nettoyer la plaie, pansement simple; lotions avec le vin aromatique, l'eau phéniquée, l'eau-de-vie camphrée additionnée d'eau.

V. *P. profond*, ou *de la gaîne.* — *Symptômes.* — Douleurs vives; rougeur moins prononcée; tuméfaction uniforme du doigt qui ressemble à un fuseau courbé en forme de crochet; mouvements difficiles ou impossibles; face dorsale des doigts peu tuméfiée; symptômes généraux graves; insomnie. Quelquefois le périoste de la dernière phalange est atteint; nécrose de cette phalange.

Traitement. — Cinq à dix sangsues à la base du doigt; élévation de la main; cataplasmes émollients; onctions mercurielles (?); inciser de bonne heure et profondément pour prévenir l'étranglement, surtout chez les gens à peau calleuse. S'il y a exfoliation du tendon et mortification d'une ou deux phalanges, expectation pour le pouce; désarticulation pour les autres doigts.

Furoncle ou *clou.* — *Symptômes.* — 1° *Locaux :* Petite tumeur rouge, chaude, dure, douloureuse, contenant une humeur séro-sanguinolente et un bourbillon.

2° *Généraux :* Le plus souvent nuls.

Traitement. — *Local :* Bains tièdes, cataplasmes, emplâtres maturatifs, onguent de la mère (Vigo), diachylon; incision.

Anthrax. — *Symptômes.* — 1° *Locaux :* Tumeur rouge, un peu dure, large à la base, molle au sommet, d'un volume variable, chaude, douloureuse, passant du rouge au violet; perforation spontanée par plusieurs points; issue de pus sanguinolent et de tissu cellulaire mortifié; bourbillon; quelquefois mortification des téguments; dénudation des aponévroses, des muscles; symptômes de voisinage.

2° *Généraux :* Fièvre plus ou moins intense précédant et accompagnant l'anthrax.

L'anthrax est toujours plus considérable que le furoncle.

Traitement. — 1° *Local :* Sangsues en nombre variable; cataplasmes laudanisés; collodion élastique; bains; débridement multiple pratiqué de bonne heure. — Si l'anthrax tend à se compliquer de phlegmon, faire une incision cruciale, profonde, dépassant les bords de l'anthrax, en roue de voiture, en tulipe (Velpeau); ne pas s'inquiéter de l'hémorrhagie; prévenir l'absorption purulente par des pansements répétés faits avec la charpie imbibée d'alcool, d'eau-de-vie, de vin aromatique, d'eau phéniquée; injections aromatiques dans la plaie.

2° *Général :* Diète, limonade, eau vineuse; saignée et grands bains chez les jeunes gens, non chez les vieillards; soutenir les forces de ces derniers par les toniques, les amers, le vin, le bouillon (Corlieu).

Brûlures. — Les brûlures sont causées par l'action exagérée du calorique sur nos organes.

Quel que soit le corps qui serve de foyer au rayonnement du calorique, il peut occasionner une brûlure, — que ce soit un corps situé à distance, une flamme, un liquide ou un gaz.

Il y a aussi certains agents chimiques qui produisent de la chaleur par leur combinaison, et qui attaquent la peau et les autres tissus.

Les brûlures ont été divisées en six degrés, d'après Dupuytren :

1er *degré.* — Rougeur vive, n'intéressant que l'épiderme, disparaissant sous la pression du doigt, toujours très-douloureuse.

2e *degré.* — L'épiderme est détruit, il se soulève et forme des bulles pleines de liquide.

3e *degré.* — Il se forme des plaques jaunâtres sur la peau. Les brûlures, au premier et au second degré, accompagnent presque toujours cette forme.

4e *degré.* — La peau est atteinte dans toute son épaisseur, et les parties brûlées se détachent et tombent au bout de neuf ou dix jours.

5e *degré.* — La plaie est plus profonde et nécessite quelquefois l'amputation de la partie.

6e *degré.* — Toute la partie est carbonisée.

Les brûlures sont très-douloureuses ; et pour calmer la douleur, il faut, avant tout, mettre les papilles du derme à l'abri du contact de l'air. C'est pourquoi on a coutume d'enduire les parties brûlées d'un corps gras, et de les recouvrir ensuite d'ouate, que l'on ne doit enlever qu'après la guérison complète de la brûlure.

On emploie aussi l'encre, les confitures, la pulpe de pomme de terre. Tous ces moyens ne sont pas nuisibles sans être très-efficaces ; mais on ne saurait trop être en garde contre les gens qui, au mépris du simple bon sens, vous conseillent d'appliquer, sur la partie atteinte, de l'huile chaude, ou de la tenir exposée au feu pendant un certain temps.

Le liniment qui cause le plus de soulagement est un composé d'eau de chaux et d'huile, et connu sous le nom de liniment *oleo-calcaire*. On en enduit une plaque de coton, que l'on applique sur la brûlure.

Le soluté Léchelle, préparé dans la proportion d'une partie de soluté avec trois parties d'huile, employé sur les brûlures et pansements réitérés, préviendra la putréfaction et hâtera la cicatrisation des plaies.

Lorsque les brûlures sont profondes, elles sont suivies, la plupart du temps, d'accidents fort graves. Elles forment d'abord des plaies fournissant une suppuration abondante et infecte, et dont la cicatrisation est fort lente.

L'odeur qui s'échappe de ces plaies est tellement fétide, qu'elle a quelquefois causé la mort à des malades. C'est encore dans ce cas que le *Soluté de Léchelle* rendra les plus grands services.

Il faut avoir soin, en dirigeant la cicatrisation des brûlures, d'empêcher la réunion des organes entre eux, qui se soudent souvent par l'adhérence des bourgeons charnus qui recouvrent la plaie. C'est ainsi que l'on a vu des doigts, des lèvres se coller. Pour parer à cet inconvénient, on isole les parties en interposant du linge, de la charpie, des plaques d'amadou.

Il ne faut pas oublier non plus que souvent les brûlures, même peu étendues, sont compliquées d'accidents inflammatoires du côté de l'intestin et du cerveau, accidents qui doivent tenir constamment en éveil l'attention du médecin. (*D*r *Filleau.*)

Gangrène. — La gangrène est la mort des tissus. Privés de vie, ils tombent en décomposition, en putréfaction, et sont remplacés par une plaie hideuse qui gagne incessamment en largeur et en profondeur, au point de détruire un membre tout entier.

Dans tous ces cas, la gangrène est le signe d'une profonde décomposition du sang et des humeurs, d'une altération grave des fonctions, d'un ébranlement funeste du principe vital. Et, en effet, le malade est aussitôt jeté dans une grande faiblesse, le pouls devient extrêmement petit, la chaleur naturelle l'abandonne. Il faut se hâter de relever ses forces, de combattre le principe gangréneux, de fortifier les organes essentiels à la vie.

Gangrène des plaies. — Décoction de quinquina ; limonade sulfurique ou nitrique pour boisson ; saupoudrer les plaies avec un mélange par égales parts de poudre de quinquina jaune et de charbon et un cinquième de camphre.

— Limiter les progrès de la mortification en combattant la cause autant que possible. Utilité des toniques à l'intérieur et en topiques. — On a vanté l'emploi de l'oxygène en atmosphère partielle. — Si les douleurs sont vives, opiacés ; comme pansement, les désinfectants divers, charbon, chlorures, coaltar, au besoin applications caustiques ; utilite du fer rouge dans la gangrène ou pourriture d'hôpital ; régime le plus ordinairement fortifiant, et médication tonique.

Chute des cheveux. — Dans cette affection, les cheveux se dessèchent, se fendent et tombent. Elle a pour cause tout ce qui arrête la nutrition des cheveux ou des poils, tel qu'une maladie de la peau, les fièvres graves et longues, les érysipèles, les excès, les chagrins violents, la frayeur, les travaux d'esprit trop rudes et trop prolongés, les maux de tête fréquents, l'âge, etc.

Le public ignore que si les traitements, ordinairement employés en pareils cas, ont si peu de succès, c'est que l'on considère l'affection uniquement comme une affection locale ou qu'on ne la combat que par des moyens *externes*, sans tenir compte de la cause du mal. On a pu remarquer que les causes que nous avons énumérées plus haut, sont toutes de nature à altérer plus ou moins profondément la constitution individuelle. C'est donc cette constitution qu'il faut avant tout restaurer, fortifier, ramener à son type normal, but que l'on ne peut atteindre que par un traitement *interne*.

On doit d'abord faire couper les cheveux très-courts ou même les raser entièrement, si la chute en est très-considérable. Dans le cas contraire, il suffira de les faire *rafraîchir* tous les huit jours. Dans l'un et l'autre cas, on a soin de brosser vigoureusement la peau de la tête avec une brosse de crin, et de la frictionner matin et soir avec la pommade suivante :

℞	Rhum de la Jamaïque.	4 grammes.
	Camphre en poudre.	30 centigr.
	Teinture alcoolique de quinquina.	2 grammes.
	Moelle de bœuf fraîche.	65 —

Mêlez par une douce chaleur au bain-marie.

Engelures. — Envelopper les parties frappées d'engelures avec des linges trempés dans le mélange suivant :

℞	Huile d'olive camphrée.	65 grammes.
	Sous-acétate de plomb liquide.	4 —
	Essence de térébenthine.	30 —

Mêlez.

Outre le liniment précédent, qu'on appliquera sur les parties non ulcérées, on pansera les plaies avec la pommade suivante, étendue sur de la charpie :

℞	Cérat saturné.	65 grammes.
	Camphre pulvérisé.	40 centigr
	Alcool.	6 grammes.

Mêlez.

Les engelures annoncent un tempérament lymphatique et il faut s'efforcer de modifier la constitution des enfants par un bon régime, des bains salés, et dans l'été des bains de mer.

Piqûre de vipère. — *Symptômes.* — 1° *Locaux* : Douleur vive, engourdissement; auréole inflammatoire autour de la piqûre : phlyctène; gonflement; puis diminution des douleurs, œdème; taches livides, eschares gangréneuses.

2° *Généraux* : Pouls dur, fréquent; face injectée; langue sèche, lipothymies, syncopes; sueurs froides; ictère; nausées, vomissements, diarrhée, stupeur.

Traitement. — 1° *Local* : Compression entre la plaie et le cœur;

ventouses sèches sur la plaie; cautérisation; débrider un peu la plaie et introduire quelques gouttes d'ammoniaque; cautérisation au fer rouge (?), à la potasse caustique (?); embrocations avec l'huile d'olive; compresses imbibées d'eau sédative, d'eau ammoniacale, d'eau phéniquée.

2° *Général* : 6 à 10 gouttes d'ammoniaque à l'intérieur dans un verre d'eau; vin de quinquina, acétate d'ammoniaque (2 à 15 gr.) en potion.

Charbon. — *Symptômes.* — 1° *Locaux* : Apparition d'une ou plusieurs pustules noirâtres, remplies d'une sérosité roussâtre, avec chaleur et démangeaison; ces pustules sont placées à la circonférence d'une tumeur noirâtre, dure, et dont la couleur diminue insensiblement; peau luisante; élancements; tension; chaleur vive; puis extension aux parties voisines qui deviennent molles, livides, noires.

2° *Généraux* : Abattement; pouls fréquent, petit, quelquefois assez développé; peau aride; yeux fixes; syncopes; adynamie.

Traitement. — 1° *Local* : Inciser immédiatement et crucialement l'eschare charbonneuse, et cautériser profondément avec le fer rouge ou avec la pâte de Vienne, la potasse caustique, le chlorure de zinc, le chlorure d'antimoine, le nitrate acide de mercure, etc.

2° *Général* : Camphre, ammoniaque, quinquina, vins généraux.

(*Corlieu.*)

Piqûres de cousins. — Lotions vinaigrées et acidulées. Eau et jus de citron.

Rage. — Voir : *Thérapeutique générale.*

Entorses, Foulures ou Efforts des jointures. — Ces accidents se produisent lorsque, dans un mouvement forcé, les os ont dépassé la limite ordinaire de leurs mouvements naturels. Toutes les jointures peuvent être le siége d'entorses; mais les plus fréquentes ont lieu aux pieds et aux genoux, et, quand on dit seulement entorse, c'est celle du pied qu'on entend toujours désigner. Quand l'entorse est légère, ce n'est qu'un petit accident qui se termine promptement et ne laisse aucune trace. Dans les entorses moyennes, il faut quinze à vingt jours pour se rétablir. Mais quand l'entorse a été très-forte, ou qu'on se sert trop tôt de son articulation ; ou enfin quand la constitution est mauvaise, il peut survenir des inflammations de la jointure qui, alors, ne guérissent que lentement et difficilement, et sont quelquefois le point de départ de *tumeurs blanches.*

Aussitôt qu'une entorse est produite, il faut mettre l'articulation malade dans la plus grande immobilité, le plus grand repos, et garder ce repos pendant une semaine, pour les cas ordinaires, et pendant plus longtemps dans les cas plus sérieux. Pour faire cesser les douleurs et empêcher l'inflammation de survenir, il existe un moyen sûr, c'est d'entourer l'articulation malade avec des linges trempés dans l'eau froide additionnée d'un peu d'eau-de-vie ou de sel, qu'on renouvellera, sans interruption, à mesure qu'ils s'échaufferont. Mais il faut avoir soin, quand on a commencé à se servir d'eau froide, de ne pas cesser brusquement, parce qu'on courrait le risque de voir se développer une inflammation plus vive que celle qu'on voulait éviter. Il faut ne cesser ce moyen que petit à petit, et quand on voit qu'en renouvelant l'eau froide de moins en moins souvent, l'articulation ne devient ni chaude ni douloureuse. Passé la première semaine, le danger de l'inflammation n'étant plus à craindre, on peut remplacer l'eau froide par des liquides résolutifs, tels que du vin ou de l'eau coupée avec de l'eau-de-vie, et on commence à essayer de petits mouvements qu'on augmente peu à peu. Si l'inflammation était survenue dans l'articulation, si, après le traitement indiqué, elle demeurait raide, ou très-douloureuse, il faudrait appeler le médecin, de peur de laisser dégénérer l'entorse en *tumeur blanche.*

Coupures. — Le premier soin dans toutes les coupures doit être de réunir, rapprocher les bords de la plaie, afin d'éviter une trop grande perte de sang et d'obtenir la cicatrisation immédiate. On maintient cette réunion au moyen de bandes de linge convenablement serrées ou de bandelettes d'une toile gommée qu'on appelle *sparadrap.* Lorsque la plaie ne se ferme pas de suite et que la suppuration s'établit, on panse matin et soir avec du cérat légèrement saturné.

Crachements de sang. — Le crachement de sang dont nous voulons parler, et qu'on appelle hémoptysie, consiste en une exportation habituelle de sang provenant des poumons. Cette espèce d'exportation a lieu souvent sans fièvre, sans toux et sans gêne de la respiration. Il arrive que ces crachements si bénins, si inoffensifs en apparence, déterminent des ulcérations dans les bronches, des engorgements dans les tissus des poumons, et que les individus deviennent à la longue poitrinaires. On doit donc bien se garder de se négliger dans ces sortes de cas.

Quand un crachement de sang se déclare avec violence, il faut recourir au ministère d'un médecin. En attendant, on mettra des sinapismes aux jambes, aux cuisses et sur le dos, et l'on fera boire au malade de la limonade froide, et toutes les dix minutes une cuillerée à bouche de la potion suivante :

♃ Eau sucrée. 1 demi-bouteille. | Eau de Rabel. 2 grammes.

Mêlez.

Contusions. — 12 ou 15 sangsues dans la région contuse, puis cataplasmes de farine de lin, si le coup est violent.

Si le coup est bénin, compresses d'eau froide vinaigrée et appliquées immédiatement. Cela suffira pour empêcher l'ecchymose et la douleur.

Solution :

♃ Eau simple.	1 litre.
Sous-acétate de plomb liquide.	4 gr.
Alcool camphré.	30 —
Laudanum	4 —

Hémorroïdes. — Les hémorroïdes sont un engorgement variqueux des veines qui parcourent l'extrémité inférieure du canal intestinal, appelé rectum. Cet engorgement résulte d'une fluxion de sang vers cette partie, qui, distendant de plus en plus les veines, les transforme en grosseurs quelquefois très-considérables.

Cette affection est l'apanage de l'âge mûr et de la vieillesse. Elle est, chez certaines personnes arrivées à l'âge de quarante-cinq ans et au-dessus, la source d'hémorragies très-abondantes et qui se renouvellent si souvent que leur constitution en est profondément altérée et leur vie menacée. Emploi d'eau vinaigrée froide pour la toilette matin et soir, de demi-remèdes fréquents presque froids, d'onctions avec la pommade suivante, deux ou trois fois par jour :

℞ Noix de galle en poudre.	4 gr.	Axonge	30 gr.
Extrait d'opium.	1 —		

Ou bien :

℞ Sous-acétate de plomb liquide.	4 gr.	Extrait d'opium.	50 centig.
		Cérat	1 gr.
℞ Extrait de belladone . . .	—		

Hémorragies (Dehault). — On entend, par ce mot, l'écoulement du sang hors de ses vaisseaux, soit par suite de blessures, soit de lui-même. Dans les hémorragies par accident, le danger dépend de la quantité de sang perdu; dans celles qui se produisent d'elles-mêmes, le danger est quelquefois plus grand que la quantité de sang perdu ne le ferait supposer, parce que cela indique une altération profonde du sang ou des organes qui le laissent échapper.

Pour se rendre compte de la manière de s'y prendre pour arrêter le sang dans les blessures des membres, il faut savoir qu'il y a deux sortes de vaisseaux: ceux qui portent le sang du cœur vers les extrémités, ce sont les *artères*, et ceux qui le rapportent des extrémités vers le cœur, ce sont les *veines*. Les blessures des artères sont bien plus graves que celles des veines, et bien plus difficiles à guérir. On les reconnaît à ce que le sang est d'un rouge vermeil et qu'il sort par *jets* réguliers comme les battements du cœur. Quand le sang sort noir et non par jets saccadés, c'est qu'il vient d'une veine, et il est beaucoup plus facile à arrêter. En comprimant une veine *plus bas* que la coupure, on empêche le sang d'y arriver; ce serait le contraire pour une artère; en effet, puisque le sang vient du cœur *en droite ligne*, c'est entre le cœur et la coupure qu'il faut presser, pour l'empêcher de sortir. Mais, quand la perte de sang est assez grande pour faire craindre que le blessé ne vienne à mourir d'hémorragie, le premier moyen à employer est d'appliquer un ou plusieurs doigts *sur l'endroit même d'où jaillit le sang*, comme on bouche avec son doigt le trou d'un vase. Les doigts sont, en effet, les meilleurs bouchons ou tampons à appliquer, *pour le premier moment*, en attendant d'autres secours et surtout ceux d'un médecin. On cherche, ensuite, des substances sèches et molles pouvant facilement se mouler en bouchon, et on les met à la place des doigts. Les substances qu'on trouve le plus facilement autour de soi, selon les circonstances, et qui peuvent très-bien remplir cet usage, sont : l'éponge, le coton, la charpie, l'amadou, la toile d'araignée, le papier mâché ou mouillé, les étoupes, le vieux linge, la laine, et, au besoin, de la mousse ; mais, ce qui vaut le mieux, c'est l'éponge, qui s'insinue plus facilement dans le fond des plaies et y pompe le sang.

Pour que ces corps puissent bien s'appliquer, il faut d'abord ôter les caillots et bien laver la plaie, pour voir au juste l'endroit d'où jaillit le sang. Le simple enlèvement des caillots suffit souvent, à lui seul, pour arrêter le sang; mais, s'il ne se trouve pas arrêté, cela permet de placer le tampon sur la plaie même du vaisseau, et non pas sur un caillot. Quand on a appliqué le tampon, on le fait maintenir avec les mains pendant qu'on apprête le lien qui le fixera. Ce lien consiste dans un bout de bande, une jarretière ou un mouchoir plié en cravate. Si, malgré cela, le sang continuait à couler beaucoup, on retirerait l'appareil et l'on appliquerait le doigt jusqu'à l'arrivée du médecin. Si le médecin se fait attendre, on se mettra à plusieurs personnes, à tour de rôle, parce que c'est une action fatigante.

Lorsque le sang est arrêté, par les moyens que nous venons d'indiquer, il faut que le blessé reste bien tranquille, pour ne pas déranger son appareil. On surveillera si le sang ne recommence pas à couler. Il faudra laisser cet appareil plusieurs jours en place, sans y toucher, et ne le desserrer que s'il survenait de la douleur ou de l'enflure.

Hernies. — Nous ne parlerons que des hernies les plus communes, l'inguinale, la crurale, l'ombilicale, et les hernies de la ligne blanche.

Hernies inguinales. — On donne le nom de *hernies inguinales* aux déplacements viscéraux qui se produisent par le canal ou anneau inguinal, espèce de canal situé plus haut que le pli de l'aine, qui donne passage au cordon testiculaire chez l'homme et au ligament rond de l'utérus chez la femme. La hernie commençante, à peine visible, est appelée *pointe de hernie.* On appelle *bubonocèle* la hernie qui est limitée au pli de l'aine, *oschéocèle* celle qui, poussant plus loin, est descendue dans le scrotum. Cette hernie existe souvent des deux côtés à la fois. Elle est assez fréquemment congénitale, c'est-à-dire de naissance. Les hernies inguinales sont les plus communes de toutes.

La hernie inguinale est généralement peu grave lorsqu'elle a lieu chez des gens soigneux de leur santé et qui lui opposent les moyens de contention convenables. C'est alors un mal fort supportable. Mais, abandonnée à elle-même ou mal contenue, outre qu'elle peut s'étrangler et amener des accidents mortels, elle a de la tendance à s'accroître, à prendre un volume énorme, à devenir irréductible, à rendre celui qui la porte impotent, à dégénérer, en un mot, en une infirmité des plus pénibles. La hernie inguinale est d'ailleurs plus grave chez le vieillard que chez l'adulte, et chez ce dernier que chez l'enfant. Les exemples de guérisons chez les adultes sont peu fréquents, même lorsque la hernie a été soigneusement contenue. Chez les enfants, la contention exacte suffit très-souvent pour amener la cure radicale.

Traitement. — On fait généralement rentrer aisément la hernie inguinale, même le malade étant debout; on lui fait tenir alors les cuisses écartées. Si on le fait coucher, on a soin que le bassin soit un peu plus élevé que le tronc; la poitrine est fléchie sur l'abdomen, les cuisses dans la flexion et dans l'abduction écartées. Le chirurgien, placé sur le côté correspondant à la tumeur, après avoir allongé la hernie dans la direction du canal, c'est-à-dire de bas en haut, d'avant en arrière et de dedans en dehors, pressera sur les viscères et les fera rentrer. On n'a plus alors qu'à appliquer le bandage dit inguinal. Ce bandage, bien fait, comprime exactement le canal inguinal et s'oppose efficacement à la sortie de la hernie. Il est bon que le malade le garde jour et nuit dans les premiers temps. Plus tard, il ne le garde que le jour. Quand la hernie est double, on se pourvoit d'un bandage à deux pelotes.

Le port d'un bandage est d'abord assez pénible, mais on s'y habitue assez vite. Il est bon d'en avoir toujours deux à sa disposition ; car, lorsqu'on n'en possède qu'un, s'il vient à se casser ou à nécessiter une réparation quelconque, et que l'on reste sans bandage pendant le temps qu'on le répare, la hernie peut se reproduire, s'aggraver et même s'étrangler.

Chez les tout petits enfants on applique sur toute la longueur du canal inguinal une petite pelote de linge, que l'on maintient à l'aide de bandelettes de diachylon, ou mieux d'un bandage élastique quand l'enfant peut le supporter ; plus tard on maintient la hernie au moyen d'un bandage inguinal qui doit porter sur toute la longueur du canal de manière à mettre ses parois en contact, ce qui provoque à la longue l'adhésion, et par cela même la cure de la hernie.

Dans certains cas, le testicule est à l'anneau ; on le fait descendre, puis on maintient la hernie. Mais cela n'est pas toujours possible. Il faut alors ou maintenir la hernie à l'aide d'une pelote concave, ou repousser les testicules ; si les deux moyens ne sont pas applicables, il faut abandonner la hernie à elle-même.

Hernies crurales. — On désigne sous ce nom les déplacements qui se font au-dessous de l'arcade crurale, repli membraneux très-fort et résistant qui suit le trajet de l'aine et sépare le ventre de la cuisse. Ce repli a reçu le nom d'arcade crurale parce qu'il convertit en un véritable trou, pour le passage de muscles, de nerfs et de vaisseaux, une échancrure du bord antérieur de l'os sous-jacent (l'os iliaque). La hernie crurale se forme au-dessous de cette arcade, soit par le canal crural, soit par une éraillure des tissus qui avoisinent ce canal. Le canal ou anneau crural, qui a près de vingt-sept millimètres de longueur, a son orifice supérieur bouché par une cloison fibro-celluleuse (*septum crural*). Dès que les viscères abdominaux dépriment cette cloison, la hernie crurale est constituée; c'est ce qu'on appelle la pointe de hernie; puis la hernie descend le long de la cuisse et se complète.

La hernie crurale, au premier degré, échappe souvent au malade et même à l'attention des chirurgiens. On la cherche du doigt dans le point où elle se forme, et on fait tousser le malade pour sentir le choc imprimé par le viscère déplacé. Au second degré, cette hernie forme une tumeur globuleuse ou ovalaire placée à la partie moyenne et un peu interne du pli de la cuisse. Lorsqu'elle est volumineuse, elle remonte au-devant de l'arcade crurale. Il est d'ailleurs quelquefois assez difficile de distinguer la hernie crurale de la hernie inguinale.

La hernie crurale est beaucoup moins fréquente que l'inguinale; mais elle est proportionnellement plus fréquente chez la femme que chez l'homme. Elle est très-rare au-dessous de vingt ans, et on considère comme un phénomène de l'observer congénitale.

Cette rareté comparative de la hernie crurale est une circonstance heureuse; car cette hernie est plus grave que l'inguinale. D'abord, elle n'est point susceptible de cure radicale comme celle-ci, et, d'un autre côté, les moyens palliatifs de contention sont beaucoup moins parfaits pour elle que pour l'autre hernie. La présence de l'arcade crurale, de l'artère, de la veine et des nerfs du même nom, empêche la pelote du bandage de presser convenablement sur l'anneau dans lequel la hernie est renfermée. De plus, la flexion de la hernie fait remonter la pelote, de sorte que la hernie crurale est toujours assez mal contenue. Cette hernie, enfin, ayant moins d'espace pour s'étendre que l'inguinale, est plus sujette à s'étrangler, et son étranglement est plus rapidement suivi de gangrène que celui de cette dernière. Aussi se hâte-t-on beaucoup plus vite de l'opérer.

Traitement. — Pour faire rentrer la hernie crurale, on fait coucher le malade sur le dos, la tête fléchie sur la poitrine et la poitrine fléchie sur le bassin; les cuisses sont fléchies à angle droit et les genoux rapprochés Si la hernie est peu volumineuse et encore contenue dans le canal, la réduction est facile; les viscères sont repoussés de bas en haut et un peu de dedans en dehors; si la hernie est descendue plus bas, il faut d'abord la comprimer d'avant en arrière, et lorsqu'elle est rentrée dans le canal crural, on la repousse dans la direction indiquée plus haut.

La hernie crurale réduite, il faut la maintenir, et c'est là la difficulté, à cause des mouvements du membre inférieur. La pelote du bandage crural est étroite et inclinée de bas en haut, et un peu de dedans en dehors.

Hernies ombilicales. — On appelle ainsi les hernies de l'ombilic ou nombril. On les désigne encore sous le nom d'omphalocèle. On en distingue trois espèces : 1° les hernies congénitalee ; 2° les hernies de l'enfance ; 3° les hernies de l'adulte.

Hernie ombilicale congénitale. — Cette espèce de hernie du nombril est la conséquence d'un arrêt de développement. Elle se présente sous la forme d'une tumeur conique, à base appliquée sur la paroi abdominale et à sommet paraissant donner attache au cordon ombilical ; sa surface est parfaitement lisse, transparente, quelquefois la paroi abdominale manque entièrement. La tumeur est alors constituée par presque tous les organes abdominaux.

Cette hernie est facile à reconnaître ; mais, lorsqu'une très-faible portion de l'intestin est engagée dans le cordon, elle peut passer inaperçue. Une ligature appliquée sur le cordon renfermant une anse d'intestin déterminerait des accidents d'étranglement, coliques, nausées, vomissements, et l'enfant succomberait sans qu'on sût à quoi attribuer sa mort ; ou bien il se formerait un anus contre nature des plus graves. On doit donc, toutes les fois qu'on fait la ligature du cordon, vérifier si par hasard il n'y aurait point une anse d'intestin engagée dans sa base.

Lorsque la hernie est peu volumineuse, on réduit l'intestin et on lie le cordon. Si elle est plus considérable, il faut, après la réduction, maintenir la hernie à l'aide d'un bandage convenable ; les bords de l'ouverture cutanée de la base de la tumeur, et, au besoin, à l'aide de points de suture, comme dans l'opération du bec-de-lièvre. Si les viscères ne peuvent être poussés dans le ventre, le cas est infiniment plus grave. Tout ce que l'on peut faire, c'est d'attendre. La nature peut encore remédier à ce fâcheux état par le développement, sur les viscères, de bourgeons charnus qui les protégent jusqu'à ce que la peau se trouve insensiblement ramenée sur la tumeur par le travail de la cicatrisation.

Hernies ombilicales des enfants. — Ces hernies sont très-certainement celles qu'on observe le plus fréquemment dans la première enfance. Elles sont dues à ce que le resserrement de l'anneau a été tardif et incomplet. On dit communément dans le peuple, à la vue d'un enfant atteint de hernie du nombril : voilà un enfant qu'on a laissé crier, et c'est une source de récriminations contre les nourrices. On ne peut, cependant, élever un enfant sans qu'il crie ni qu'il tousse ; or la toux et les cris ne jouent ici que le rôle de causes déterminantes. Mais il y a inculpation légitime de négligence lorsqu'on a laissé une hernie du nombril s'accroître, et c'est une négligence qui n'est que trop commune, même dans les familles, dans les classes malheureuses surtout.

Il est très-facile de reconnaître une hernie du nombril chez les enfants ; cependant une hernie très-petite peut échapper à l'examen.

La hernie ombilicale des enfants est moins grave que la hernie congénitale et même que la hernie des adultes. Elle guérit toujours avec quelques soins, et même quelquefois sans soins d'aucune espèce. Il est toutefois plus prudent de prendre ses précautions.

La réduction de la hernie ombilicale des enfants est très-facile ; il suffit de presser d'avant en arrière. Dans les cas, plus rares, où elle est assez volumineuse pour être entraînée en bas par son poids, on la relève d'une main, et de l'autre on presse avec les doigts, d'abord de bas en haut, puis d'avant en arrière.

On emploie divers moyens de contention, comme une compresse maintenue au moyen d'une bande, ou même une simple bande de diachylon un peu large. Mais ces moyens ne font que repousser la hernie au niveau de l'anneau, et les viscères restent en contact avec les bords de celui-ci, qui les empêchent de revenir sur eux-mêmes. C'est un bandage par trop élémentaire. On a imaginé d'introduire une boule de ouate bien serrée au moyen de fil sur le nombril, dans le but de repousser la hernie; c'est une amélioration. Mais, en somme, ce bandage contient mal. D'un autre côté, le diachylon, si c'est le moyen que l'on emploie, a souvent l'inconvénient d'irriter la peau si tendre des enfants.

Rien ne vaut, en définitive, un petit bandage herniaire approprié comme on en peut trouver chez tous les bandagistes. L'âge de l'enfant n'est jamais un obstacle; nous en avons fait appliquer sur des enfants de trois semaines. Ces bandages s'appliquent même beaucoup plus facilement que les bandages inguinaux. Seulement un bandage mis à cet âge peut avoir besoin d'être renouvelé.

Hernies ombilicales des adultes. — Les hernies ombilicales se font chez les adultes par l'anneau ombilical, ou, ce qui est beaucoup plus rare, par une éraillure dans son voisinage. Elles présentent un volume variable ; il y en a de la grosseur d'un pois, et celles-là passent généralement inaperçues; d'autres présentent des dimensions tellement considérables qu'elles tombent sur les cuisses. La cicatrice ombilicale se trouve sur la tumeur, formant une saillie foncée, arrondie ou allongée, tantôt centrale, tantôt latérale. A mesure que cette hernie fait des progrès, la peau s'amincit et forme une poche mince, quelquefois transparente, comme membraneuse, qui protége bien incomplétement les viscères. Aussi les personnes atteintes de volumineuses hernies de ce genre en sont-elles très-incommodées. Cependant il est fort rare que ces volumineuses hernies s'étranglent, tandis que cet accident est fréquent dans celles d'un volume médiocre, et il paraît même l'être davantage que dans les autres espèces; il y est, d'ailleurs, plus grave aussi, si l'on est obligé d'en venir à l'opération de la hernie étranglée, qui présente moins de succès là qu'autre part.

Les causes des hernies ombilicales chez l'adulte sont les mêmes que pour les autres hernies. Elles paraissent, toutefois, rentrer plus spécialement dans celles qu'on appelle hernies de faiblesse; elles se font, d'ordinaire, lentement et spontanément. La grossesse et l'ascite en sont des causes assez communes; aussi ce genre de hernie est-il plus fréquent chez la femme que chez l'homme.

Le pronostic de la hernie ombilicale est beaucoup plus sérieux chez l'adulte que chez l'enfant ; la guérison en est excessivement rare ; toutefois, avec la précaution de ne pas lui laisser prendre un volume considérable et de la bien maintenir, on en fait un mal fort supportable. Mais, quand elle est volumineuse, elle peut acquérir beaucoup de gravité.

Pour réduire la hernie ombilicale, le malade est couché sur le dos, le bassin et les épaules relevés. On repousse tout simplement les viscères d'avant en arrière. Si la tumeur est volumineuse et pend sur l'abdomen, on la pousse de bas en haut, puis d'avant en arrière. On applique ensuite le bandage particulier de cette hernie.

La réduction peut être entachée de difficultés dues à des adhérences contractées par les viscères déplacés entre eux, ou à l'étroitesse de l'anneau, relativement au volume de la hernie, ou encore au défaut de résistance à la pression ; car, en repoussant la hernie, on fait en même temps céder la paroi abdominale à la compression. Dans des cas de ce genre, il ne faut rien brusquer, mais appeler un homme de l'art. La hernie peut, d'ailleurs, être irréductible.

La contention de ces hernies devenues volumineuses peut être aussi fort difficile, à cause de la variation du volume du ventre, qui devient très-saillant après le repas, à cause aussi de l'enfoncement de l'anneau chez les individus pourvus d'embonpoint. On conseille, dans cette circonstance, de mouiller avec de la cire molle la cavité ombilicale, de tailler, d'après cette forme, une pelote dans du caoutchouc plein, afin que la pelote ne presse pas sur l'anneau de manière à l'érailler. On la coupe au ras du ventre et on la fixe sur une plaque plus large qu'elle, afin que cette dernière appuie sur la paroi abdominale et qu'elle ne pénètre pas profondément. Cet appareil est maintenu par un ressort mi-corps.

Quand la hernie est irréductible, on applique une pelote concave ayant exactement la forme de la tumeur. On arrive à diminuer progressivement la profondeur de la pelote et à faire rentrer complétement la hernie.

Hernies de la ligne blanche. — On appelle *ligne blanche* une espèce de bande verticale s'étendant du haut en bas de l'abdomen à sa partie médiane, subjacente à la peau et appliquée sur le péritoine; elle est formée par les aponévroses des muscles abdominaux, auxquels elle fournit un point d'appui lors de leur contraction. Or il peut s'y former des hernies fort sujettes à être méconnues, et pouvant, par cela même, devenir fort graves.

L'écartement des muscles droits de l'abdomen, l'élargissement et l'éraillure de la ligne blanche, prédisposent à ces hernies. L'ascite et la grossesse y prédisposent également; aussi ces hernies sont-elles plus fréquentes chez la femme que chez l'homme. On les observe, d'ailleurs, à tous les âges, même chez les très-jeunes enfants. On a enfin remarqué que les hernies de la ligne blanche sont fréquemment compliquées de hernies inguinales, crurales et ombilicales.

La hernie de la ligne blanche se présente ordinairement à la partie moyenne de la paroi abdominale antérieure, sous forme d'une tumeur ovale, aplatie, quelquefois très-petite; la maladie peut alors rester longtemps méconnue; d'autres fois la tumeur acquiert des dimensions énormes.

La hernie de la ligne blanche disparaît quand le malade est couché, pour reparaître aussitôt qu'il est levé ou lorsqu'il se penche en avant. Les malades éprouvent ordinairement divers troubles digestifs, des douleurs vagues dans la région de l'estomac; car c'est souvent ce viscère qui fait hernie. L'estomac est le siége de crampes qui disparaissent, en général, aussitôt après le repas, pour reparaître après.

Les hernies de la ligne blanche sont souvent méconnues lorsqu'elles sont d'un très-petit volume, et on en attribue les accidents à une gastralgie ou à quelque autre affection de l'estomac[1]. Et même, lorsqu'on

1. Cette réflexion peut même s'appliquer à toute espèce de hernies. Nous avons vu de prétendues coliques de petits enfants et inutilement traitées par tous les remèdes du monde, et qui étaient tout simplement dues à de petites hernies. Nous avons vu une prétendue névralgie de la cuisse, qui n'était autre chose que la douleur causée par une toute petite hernie, douleur qui était d'ailleurs d'un caractère exceptionnel par son intensité et qui expliquait l'erreur.

voit la tumeur, on la prend quelquefois pour un abcès ou pour une simple hernie graisseuse.

Les hernies de la ligne blanche sont plus graves que celles d'autres régions; leur cure radicale est fort rare; elles sont sujettes à s'étrangler, et elles sont une source de troubles presque quotidiens du côté de l'estomac; elles sont, toutefois, d'une réduction aisée. On les maintient avec un appareil analogue au bandage de la hernie ombilicale, ce qui est facile lorsqu'elles siégent près de l'ombilic ou au-dessous, ce qui est le cas le plus fréquent. Mais il est plus difficile de les contenir quand elles siégent au-dessous.

Hernies graisseuses de la ligne blanche et de la région ombilicale. — Ce sont des tumeurs, ordinairement très-petites, produites par le passage d'un petit paquet de tissu graisseux à travers une ouverture de la ligne blanche et qui fait saillie sous la peau; quelquefois elles sont multiples. Le plus souvent elles sont irréductibles, ou bien elles se logent entre le péritoine et la paroi abdominale. Elles ne déterminent, en général, aucun symptôme sérieux, et on ne leur oppose, d'ordinaire, aucun traitement.

On appelle *hernies ventrales* celles qui se montrent sur les parois abdominales antérieures et latérales, dans d'autres points que la ligne blanche. Elles sont le plus souvent consécutives à des plaies et à des contusions, et se traitent, d'ailleurs, comme les autres espèces de hernies.

Il existe d'autres hernies beaucoup plus rares et qu'il serait inutile de décrire ici. Telles sont les hernies sous-pubiennes.

Les hernies sont quelquefois aussi désignées du nom de l'organe déplacé, comme les hernies de l'estomac, celles du cœcum et de l'appendice iléo-cœcal, les hernies de l'ovaire et de la trompe de Fallope, celles de l'utérus, les hernies de la vessie. Ces dernières, un peu plus fréquentes, prennent le nom de cystocèle inguinale ou vaginale, suivant que la hernie se fait à l'aine ou dans le vagin. La première exige l'emploi d'un bandage; la seconde, celui d'un pessaire.

Varices. — La nuit, envelopper le membre variqueux avec des compresses trempées dans une décoction de genièvre ou de gros vin de Roussillon ou dans l'eau suivante :

℞ Eau végéto-animale	1 litre.
Alcool camphré	60 grammes.

Cancer. — *Ulcères rongeants.* — *Squirrhe.* — Le squirrhe n'est autre que le cancer qui n'est point encore ulcéré, mais qui forme une tumeur plus ou moins volumineuse, très-dure, présentant des inégalités à sa surface, en général peu sensible au toucher, et ne donnant lieu à un changement de couleur à la peau que lorsqu'elle commence à se ramollir, et que le malade y éprouve des douleurs lancinantes. Bientôt alors, il se forme un ulcère dont les bords sont durs, saignent facilement, et dont le fond est fongueux, livide et laisse écouler un pus fétide et mêlé de sang. Ces sortes d'ulcères tendent incessamment à s'élargir et ils détruisent successivement des organes tout entiers.

La médecine est souvent impuissante pour guérir ces terribles maladies, et c'est un bonheur pour l'humanité que des hommes, hardis et opiniâtres dans leurs recherches, soient parvenus à découvrir des remèdes énergiques qui triomphent du mal lorsque toutes les médications ordinaires ont échoué. Les moyens externes, c'est-à-dire que l'on applique sur les parties malades, ne doivent pas être négligés; mais on doit se rappeler qu'ils ne constituent qu'une médication accessoire, très-propre à apporter quelque soulagement, mais complétement inefficace pour obtenir une guérison radicale.

Quand une femme sent un engorgement squirrheux dans le sein, elle doit y appliquer quelques cataplasmes de fécule de pomme de terre, de la ouate de coton, et employer en frictions la pommade suivante :

℞ Iodure de potassium.	4 grammes.
Iode pur.	0 gr., 30.
Axonge	30 grammes.

Mêlez.

Si la tumeur est ulcérée, on la panse matin et soir avec la pommade suivante étendue sur de la charpie :

℞ Extrait de jusquiame	4 grammes.
Extrait de ciguë	2 grammes.
Lupuline.	4 grammes.
Axonge	65 grammes.

Pustule maligne. — La pustule maligne diffère du charbon en ce qu'elle est due à une cause externe et qu'elle est contagieuse; elle consiste en des taches livides, bleuâtres ou noires, fort étendues, causant de vives douleurs et finissant par se convertir en phlyctènes gangréneuses.

On doit faire appeler le médecin le plus promptement possible. En attendant on donnera au malade la tisane suivante :

℞ Eau simple	1 litre.
Acide sulfurique ou nitrique	4 grammes.
Sucre	quantité suffisante.

DEUXIÈME SECTION

OPÉRATIONS

Vaccine. — La vaccination est une opération sans art; il serait à désirer, pour qu'elle se propageât plus aisément, que sa pratique devînt vulgaire : les mères, les nourrices elles-mêmes peuvent s'en charger. Il suffit de quelques notions très-simples et faciles à acquérir pour reconnaître d'abord la vraie vaccine d'avec la fausse, qui ne préserverait pas ; et ensuite à ce moment où le bouton a atteint une maturité convenable pour fournir un fluide propre à une nouvelle inoculation.

Pour vacciner un enfant, il suffit d'ouvrir avec la pointe d'une lancette très-aiguë un bouton de vaccin. Cette lancette devra toujours être très-propre et point rouillée. On voit sur-le-champ qu'il s'agit ici de la vaccination *de bras à bras*, infiniment préférable à celle que l'on pratique en recueillant le vaccin sur des verres destinés à le conserver. Nous ferons remarquer, toutefois, que celui qui est contenu dans des tubes *capillaires* soudés à leurs extrémités, offre plus de garanties que les verres plats, quelque bien *lutés* qu'ils soient. En ouvrant le bouton, on reçoit donc sur la pointe de la lance te la gouttelette du fluide qui s'est échappée. La lancette est seulement introduite sous l'épiderme à l'aide d'une piqûre légère. Pour que cette piqûre se fasse convenablement, la main gauche embrasse le bras de l'enfant à sa partie postérieure, afin de tendre exactement la peau, tandis que la main droite introduit la lancette horizontalement sous l'épiderme. On doit faire au moins deux piqûres à chaque bras. Trois ou quatre jours après l'opération, les pustules se développent; et, vers le commencement du huitième, elle offre un bouton formé d'une auréole rougeâtre qui s'étend plus ou moins dans le tissu de la peau environnant, d'un bourrelet de couleur grisâtre, argenté, renfermant le fluide qui, dans cet instant, est propre à être transmis à un autre sujet.

Il est bon d'insister sur le caractère du fluide vaccin arrivé à sa maturité : il doit être transparent, mais légèrement visqueux; quand il est limpide comme des larmes et sans consistance, il n'est pas encore bon ; quand il est devenu jaune et purulent, il ne l'est plus. Ce n'est que du vingt-troisième au vingt-quatrième jour que disparaissent toutes les marques de la vaccination, par un travail successif et gradué. Dans la fausse vaccine, tout a déjà disparu huit jours après l'insertion.

On peut vacciner à tout âge, et même quelques jours après la naissance. On attend ordinairement l'époque de deux à trois mois, sauf le cas où la petite vérole est aux portes d'une habitation.

Sangsues. — Ce que nous avons à dire à ce sujet ne peut regarder que le *Manuel opératoire.* On conçoit que les raisons qui motivent l'application des sangsues appartiennent exclusivement au médecin. Comme la première personne venue peut se trouver dans la nécessité de poser les sangsues, selon l'exigence des cas, il est très-important d'être bien renseigné; mais ce qui est plus important encore, c'est de savoir comment on doit remédier aux accidents, souvent fort graves, qui suivent l'application des sangsues, et nous entendons par là les hémorragies. Nous entrons maintenant dans les détails de notre sujet. Les moyennes sangsues sont les meilleures; leur agilité dans le bocal est un signe de leur bonté. Pour reconnaître si elles n'ont point été gorgées depuis peu de temps, on les fait glisser entre le pouce et l'index, à partir de la petite extrémité jusqu'à la tête. S'il ne sort rien, l'animal est à jeun. Il ne faut pas les poser sur certaines parties délicates, telles que les paupières, les seins, etc. Avant de les poser, on les enferme pendant huit ou dix minutes dans un linge chaud, pour les affamer. La meilleure manière de les faire prendre est de les mettre dans une pomme creusée en godet : l'acide de la pomme les excite à prendre. On se sert également d'un petit verre à liqueur, ou bien on les tient à la main, entre la duplicature d'une compresse, ce qui permet de les placer où l'on veut. Quand elles commencent à se gonfler, on peut les abandonner à elles-mêmes. Lorsqu'elles restent trop longtemps attachées, on leur fait lâcher prise en mettant sur leur corps quelques grains de sel. A mesure qu'elles tombent, on lotionne de temps en temps les piqûres avec de l'eau chaude, afin d'empêcher le sang de se coaguler. Le plus ordinairement on recouvre la place qu'elles occupaient avec un cataplasme de farine de graine de lin.

Lorsqu'il s'agit d'arrêter l'écoulement du sang, ce qui est parfois très-difficile, pour une ou plusieurs piqûres, voici quels sont les procédés à employer : d'abord, on jugera de la nécessité de mettre fin à l'hémorragie par l'appréciation de la quantité de sang perdu, et surtout lorsque le malade pâlira, se plaindra de mal de cœur ou dira qu'il se sent évanouir; alors il n'y a pas de temps à perdre : on réchauffe les pieds à l'aide de frictions un peu rudes; on frictionne également la région du cœur; on peut même donner un peu de vin sucré. On place des morceaux d'amadou sur les piqûres, et on y maintient les doigts, pour y exercer une compression convenable, pendant dix minutes et plus s'il le faut. Si ce moyen échoue, on saupoudre les piqûres avec de la colophane en poudre ou de la sandaraque que l'on recouvre encore d'amadou, et on continue la compression. En cas de nouvel insuccès, on pince la peau où sont les piqûres, entre le pouce et l'index, et on la maintient ainsi le temps suffisant pour arrêter le sang. On a aussi recours au plâtre, qui, ne se combinant pas avec le sang, bouche complétement les piqûres. Enfin, si ces divers moyens ne suffisent pas, on emploie la cautérisation avec le nitrate d'argent (pierre infernale); et il ne faut pas craindre de la laisser assez longtemps en place pour se rendre maître du sang définitivement.

Vésicatoires. — Cautères. — On donne le nom de *vésicatoire* à certains topiques irritants dans lesquels entre it le plus ordinairement les cantharides. On donne aussi très-communément le nom de *vésicatoire* à la plaie qui résulte de l'application d'un emplâtre vésicant. Les formules d'emplâtres vésicatoires existent en assez grand nombre. Dans ces derniers temps, cette préparation a été portée à un degré de perfection des plus remarquables ; on doit ajouter que cela répond entièrement à l'importance du rôle que remplit souvent cet agent thérapeutique. Il n'est rien moins qu'indifférent pour les personnes du monde de connaître l'emploi d'un moyen qui peut être à chaque instant entre leurs mains.

Lorsqu'on veut placer un vésicatoire, on commence par raser exactement la partie si elle est couverte de poils. On la frotte avec un linge sec, ou imbibé de vinaigre, jusqu'à ce qu'elle rougisse; puis on y place l'emplâtre : dans l'hiver, on l'approche un peu du feu pour le ramollir. On était dans l'usage de maintenir en place l'emplâtre à l'aide de bandelettes de diachylon qui se croisaient par-dessus en sens opposé. Aujourd'hui, ce soin devient inutile, attendu que, dans la préparation des vésicatoires, on se sert de sparadrap agglutinatif dont on laisse autour de l'emplâtre 5 ou 6 lignes de libre. Lorsque l'on craint, toutefois, que le vésicatoire se déplace, à cause de la forme de parties où il est appliqué, on le maintient par un bandage convenablement serré. Il faut avoir bien soin de ne pas exercer alors sur l'emplâtre une constriction trop forte, car il est d'observation que, dans ce cas, l'effet du vésicatoire est absolument nul.

Au bout de douze heures environ, la vessie (ou la cloche) est ordinairement formée si le vésicatoire est bon : il est en conséquence inutile d'attendre vingt-quatre heures pour le lever, ainsi qu'on a coutume de le faire. On enlève alors l'emplâtre que l'on détache avec précaution de peur de crever l'ampoule par un mouvement trop brusque. S'il en reste quelques parties adhérentes sur la peau, on les détache avec un linge imprégné d'eau tiède. Maintenant, au lieu d'inciser la vessie par son bord déclive, d'emporter l'épiderme qui la forme, et d'appliquer ensuite un corps gras sur le tissu muqueux mis à découvert, ce qui est extrêmement douloureux, on l'incisera en commençant par son bord supérieur, avec des ciseaux longs et effilés, puis on achèvera de couper tout autour la pellicule qui forme l'ampoule, de manière à la laisser en place quoique détachée. La sérosité s'écoule, et le corps muqueux ne se trouvant pas en contact immédiatement avec l'air atmosphérique, le malade n'éprouve presque aucune douleur. On applique ensuite sur cette pellicule un linge fin, ou une feuille fraîche de poirée, ou même encore un morceau de papier brouillard enduit d'un corps gras : le beurre ou le cérat; enfin, on place une bande sur la partie. Le pansement a lieu le lendemain. On enlève alors la pellicule, et cette fois le papier brouillard se place immédiatement sur la plaie, ce qui se fait presque sans douleur. Si l'on veut entretenir le vésicatoire, on ne doit pas continuer l'emploi du corps gras, car la plaie serait fermée au bout de trois ou quatre jours; mais on enduira le papier brouillard de pommade *épispastique* à chaque pansement qui aura lieu tous les jours. Nous avons dit que l'on a singulièrement perfectionné aujourd'hui les préparations destinées à établir ou à entretenir les vésicatoires. Dans cette dernière intention surtout, on trouvera de précieux avantages à employer entre autres les produits d'*Albespeyres*, à l'aide desquels on peut modifier les pansements selon les diverses indications qui se présentent, en évitant ainsi les difficultés que présentent les méthodes ordinaires.

Les vésicatoires agissent de manières fort différentes : tantôt comme des stimulants énergiques, tantôt comme des évacuants, et souvent comme révulsifs : dans beaucoup de cas, ces divers effets réunis se combinent. Leur mode d'action sur l'économie est passager ou durable. Lorsqu'on les a entretenus un certain temps, on ne peut les supprimer brusquement, mais en employant une diminution graduée dans les pansements. Nous croyons important de faire savoir que l'on peut convertir un vésicatoire en cautère, et ce dernier en vésicatoire. Dans le premier cas, on place un pois d'iris ou tout autre au centre du vésicatoire. On le recouvre d'une compresse et l'on place une bande par-dessus. La pression méthodique de cette bande se continue jusqu'à ce que le pois se soit logé dans la profondeur des tissus. Pour changer le cautère en vésicatoire, il suffit de supprimer le corps étranger (le pois d'iris) et de panser la plaie avec une pommade excitante.

Les vésicatoires s'appliquent sur toutes les parties du corps. On évitera cependant de les placer sur les endroits qui peuvent être constamment accessibles à la vue. Ce soin doit être employé particulièrement pour les dames. C'est dans la même intention que l'on placera une feuille de papier brouillard *huilée* entre la peau et le vésicatoire, ce qui n'empêche pas son action, mais diminue singulièrement les rides d'une cicatrice toujours désagréable.

En parlant de l'action des vésicatoires sur l'économie, nous n'avons pu entrer dans aucun développement à ce sujet : ce que ne permet pas le cadre de cet ouvrage; mais nous ne pouvons passer sous silence ce qui regarde l'abus arbitraire ou aveuglément empirique que l'on fait trop souvent des vésicatoires. Il y a une foule de personnes qui croient pouvoir employer ce moyen d'après leurs idées particulières basées sur des théories imaginaires. Il faut bien se persuader que l'action des vésicatoires n'est rien moins que des plus positives, et que, dans une foule de cas, surtout chez les femmes et les enfants, un vésicatoire employé mal à propos est souvent la cause occasionnelle des plus graves accidents : on comprend dès lors qu'il faut toujours, à cet égard, consulter un médecin.

Des cautères. — Nous avons indiqué plus haut comment on peut convertir un vésicatoire en cautère. Ce moyen convient surtout aux personnes qui redoutent l'emploi de l'instrument tranchant; mais on doit faire observer que ce procédé est long et douloureux. Les cautères s'établissent de deux manières : par l'incision de la peau; ou avec la pierre à cautère, qui est de la potasse caustique. Les cautères, réclamant nécessairement la présence d'un homme de l'art, nous n'en dirons pas davantage. Le lieu d'élection pour les établir est le plus ordinairement au bras; ensuite à la cuisse, dans sa partie inférieure et interne, au-dessus du genou; à la jambe, au-dessous de la partie interne du genou. Dans certaines affections, on place encore des cautères sur le trajet de la colonne vertébrale ou au devant de la poitrine. Les exutoires superficiels, tels que les vésicatoires, conviennent surtout dans les inflammations chroniques des membranes muqueuses et séreuses. Les exutoires profonds, tels que les cautères, sont, d'après l'expérience, plus utiles dans les altérations des organes situés à l'intérieur du corps, c'est-à-dire des viscères, comme chez les personnes disposées à la phthisie pulmonaire, etc. On est généralement, dans le monde, disposé à faire abus des exutoires, par suite du préjugé qui les considère à l'instar d'un égout donnant issue aux matières morbifiques renfermées à l'intérieur du corps. C'est en conséquence de cette fausse opinion que beaucoup de personnes pensent qu'il faut garder indéfiniment un cautère. Il y a là une erreur des plus complètes. On doit supprimer un vésicatoire, aussi bien qu'un cautère, lorsque la cause de leur emploi n'existe plus. En prolongeant inutilement l'action d'un exutoire, on peut produire l'effet contraire à celui qu'on en attend; de plus, on amène ainsi une déperdition de sucs nourriciers destinés à réparer l'économie. En parlant des vésicatoires, nous avons indiqué les précautions à prendre en pareil cas; d'ailleurs, on doit toujours consulter un médecin avant d'agir.

Saignée. — Vu l'importance de cet ouvrage, nous extrayons du livre de M. Jules Massé l'article suivant que l'on va lire. Nous l'appellerons : *Manuel de la saignée.*

La saignée est une opération qui a pour objet de soustraire une certaine quantité de sang à l'économie. On distingue deux espèces de saignées : la saignée générale, dans laquelle on se propose de diminuer la masse entière du sang, et la saignée locale ou capillaire, dans laquelle on a surtout en vue le dégorgement de l'organe sur lequel on l'opère; celle-ci se pratique au moyen des sangsues ou des ventouses scarifiées. Nous allons nous occuper simplement de la saignée générale.

Saignée générale. — La saignée générale se pratique au moyen de l'ouverture d'un vaisseau sanguin par un instrument tranchant. Or, il y a deux ordres de vaisseaux sanguins : les artères, qui portent le sang du cœur aux extrémités du corps par des pulsations isochrones donnant la sensation du pouls, et les veines, qui le rapportent des extrémités au centre. On ne saigne point les artères, parce que les parois de ces conduits, ne se cicatrisant pas, laissent extravaser le sang par leur plaie, ce qui produit un anévrisme et finalement des hémorragies. Aussi, lorsque ces vaisseaux sont ouverts accidentellement, ou forcément dans des opérations, on y intercepte le cours du sang par la ligature ou une compression quelconque. Il est cependant une artère que l'on saigne quelquefois dans des apoplexies : c'est l'artère temporale, parce que cette artère rampe sur les parois du crâne, et qu'il est facile d'y arrêter l'écoulement du sang par la compression. A cette exception près, on ne pratique la saignée que sur les veines, parce qu'elles se cicatrisent très-bien.

Sur quelles veines se pratique la saignée. — Les veines, pour être commodément saignées, doivent être d'un calibre moyen, voisines de la peau, et reposer sur un plan facile à comprimer, pour retenir le sang dans leur calibre avant l'opération et l'arrêter après cette dernière. Les veines qui réunissent ces avantages au plus haut degré sont celles du bras, de l'avant-bras, du dos de la main, celles de la jambe, du dos du pied. Les anciens médecins saignaient de préférence les veines situées le plus près du mal, en vue de produire un dégorgement local : la veine du front ou *preparate* dans les maladies de la tête, celle du grand angle de l'œil dans les maux d'yeux, celle de la face inférieure de la langue dans les esquinancies, la jugulaire ou veine du cou dans les apoplexies. Ces saignées offraient des difficultés d'exécution qui les ont fait abandonner et remplacer par des applications de sangsues ou de ventouses. On ne pratique plus guère aujourd'hui que la saignée du bras, celle du pied, et bien rarement celle du cou. En Espagne, on pratique très-fréquemment celle du dos de la main.

Les lancettes. — L'instrument dont on se sert pour saigner s'appelle lancette; celle-ci se compose : 1° d'une lame ou espèce de lance d'acier bien trempé, très-pointue et tranchante sur les côtés; 2° d'une chasse faite de deux petites lames d'écaille assez minces qui servent à conserver la lame.

Il existe trois espèces de lancettes : la *lancette à grain d'orge*, qui ne commence à perdre sa largeur que fort près de la pointe et vers le milieu du bruni; la *lancette à grain d'avoine*, dont la pointe, plus allongée que la précédente, commence à perdre de sa largeur au milieu du fer et se termine en une belle pointe; enfin la *lancette effilée*, ou à langue de serpent, qui diminue en largeur dès sa base, et se termine en une pointe très-allongée, très-fine et très-aiguë.

La lancette à grain d'orge convient particulièrement pour les veines grosses et superficielles, qui n'ont pas beaucoup de saillie en dehors, qui sont avoisinées de peu de graisse et recouvertes d'une peau fine et délicate. Comme elle a la pointe plus large que les autres, il suffit de la plonger dans le vaisseau pour faire une ouverture raisonnable, sans que l'on soit obligé de la lever pour l'agrandir. Les veines profondes et enfoncées réclament l'emploi de la lancette à grain d'avoine, parce que celle à grain d'orge ferait une ouverture trop large et plus lente à se refermer. On y employait même autrefois la lancette effilée, afin d'avoir une ouverture plus petite; mais il est arrivé souvent que cette ouverture était trop étroite, et que l'on n'obtenait pas la quantité de sang voulue. Aussi a-t-on presque renoncé à l'usage de cette forme de lancette. Somme toute, la lancette à grain d'avoine est celle qui va le mieux à la généralité des cas; mais, comme on doit toujours en avoir plusieurs de rechange, il est bon d'en posséder de deux espèces au moins.

De la manière d'ouvrir les veines. — On peut ouvrir les veines longitudinalement, transversalement ou obliquement. L'ouverture longitudinale a cet avantage sur les deux autres, que les lèvres de la plaie se réunissent plus aisément que lorsqu'elle est transversale ou oblique ; cependant cette dernière est plus commode pour la sortie du sang, et quelquefois pour l'opérateur.

On distingue deux temps dans l'ouverture d'une veine : celui de la ponction, et celui de l'élévation. Le temps de la ponction est celui que l'on met à percer avec la pointe et les deux tranchants de la lancette la peau et la veine. Le temps de l'élévation est celui que l'on emploie pour retirer la lancette de dedans le vaisseau, en faisant avec le tranchant supérieur une petite élévation, afin d'agrandir l'ouverture du vaisseau et des téguments. Voici comment ces deux mouvements s'exécutent.

On prend le talon de la lancette qui est plié à angle mousse avec le pouce et le doigt indicateur; car il n'y a que ces deux doigts qui doivent agir. On pose légèrement les autres doigts sur la partie qu'on doit saigner, afin d'affermir la main; on fléchit les deux doigts qui tiennent la lancette, et en les allongeant on perce les téguments à l'endroit marqué. On la plonge doucement jusqu'à ce que l'on soit entré dans le vaisseau, ce que l'on reconnaît par une légère résistance de la veine, semblable à celle que l'on sent en perçant du canepin, et par quelques gouttes de sang qui sortent de la plaie. Alors on retire la lancette en l'élevant un peu, pour agrandir l'ouverture avec le tranchant supérieur.

Il faut avoir soin de porter la lancette plus ou moins à-plomb sur la peau suivant que le vaisseau que l'on veut ouvrir est plus ou moins enfoncé. S'il est fort profond, on porte la lancette presque à-plomb; autrement on courrait risque de passer par-dessus sans le toucher, ou bien on ne ferait que l'effleurer.

Quant à la grandeur de l'ouverture, il faut la proportionner à la grosseur du vaisseau. Elle doit être assez grande pour procurer au sang une sortie libre. En général, lorsque les vaisseaux le permettent, il vaut mieux faire une ouverture raisonnablement grande qu'une petite, parce qu'en temps égal on tire plus de sang, et que la saignée dure moins.

Nous allons maintenant indiquer les règles des différentes saignées.

De la saignée du bras. — La saignée du bras est la plus fréquemment employée, parce que ce membre est celui qui s'y prête le mieux, en maladie comme en santé. Cette opération, toute simple qu'elle paraisse, ne laisse pas cependant d'offrir des difficultés quelquefois presque insurmontables. C'est peut-être un peu pour cette raison que les médecins d'autrefois en abandonnaient la pratique aux barbiers. A défaut de ces derniers, les médecins et chirurgiens en renom de Paris la font faire par quelque interne des hôpitaux, ou par quelque jeune médecin débutant. Le célèbre opérateur Lisfranc, chirurgien de la Pitié, avouait qu'il ne se remettrait pas volontiers à la saignée; on est, disait-il, beaucoup plus sûr d'arriver à couper un membre que la veine que l'on a en vue. La Faculté a heureusement pourvu à ces difficultés de la pratique, en obligeant les étudiants à faire un service actif d'hôpital.

La saignée demande une vue bonne, une main ferme et assurée, un tact fin et délicat; elle exige que l'on soit ambidextre, c'est-à-dire habile à opérer des deux mains; car il faut saigner de la main droite au bras droit, de la main gauche au bras gauche. Il faut, enfin, avoir une connaissance exacte des veines que l'on doit ouvrir et des parties qui les avoisinent. Pour cela il faut voir, par la mémoire, à travers les téguments et la graisse, la disposition des organes.

Manuel de la saignée du bras. — On doit, pour la saignée du bras, se munir des objets suivants:

1° Il faut préparer une bande, une compresse, un verre d'eau ou de vinaigre, ou quelque eau spiritueuse pour faire revenir le malade, en cas qu'il lui survienne une faiblesse. La bande doit être de toile qui ne soit ni trop neuve, ni trop usée, sans lisière ni ourlets, afin que la compression ne soit pas plus forte sur les bords qu'au milieu. Elle doit avoir au moins 1 mètre 1/2 de longueur sur 3 centimètres de largeur. La compresse sera faite d'un linge fin, blanc de lessive, plié en carré et en plusieurs doubles. Une seule suffit pour l'ordinaire; mais, quand on a affaire à un bras bien gros, on a soin d'en avoir deux, dont l'une soit un peu plus grande que l'autre, afin que la compression soit plus sûre et plus exacte.

2° Il est utile d'avoir des palettes pour avoir le sang et se régler sur la quantité que l'on veut en tirer; chaque palette contient 90 à 125 grammes. On tire depuis cette dernière dose jusqu'à 2 litres de sang.

3° On doit être suffisamment éclairé; mieux vaut une lumière artificielle, une chandelle, qu'un jour douteux.

4° L'opérateur doit avoir une ligature de drap écarlate, qui ne soit ni trop fin ni trop gros, et dont il se sert pour faire gonfler les vaisseaux. Les médecins des villes négligent souvent cette précaution, dans l'idée aussi que certains de leurs malades répugneraient à ce qu'on leur appliquât une bande servant à tout le monde. On se fait alors donner deux bandes de toile; mais il est difficile dans beaucoup de ménages de se procurer deux bandes. Quoi qu'il en soit, la ligature de l'opérateur ou la bande fournie par le malade doit avoir 1 mètre au moins de longueur et 3 centimètres de largeur.

5° Ces objets disposés, l'opérateur doit faire mettre son malade dans une situation commode. S'il ne veut lui tirer que très-peu de sang, il peut le faire asseoir; mais, généralement, il vaut mieux le faire mettre dans son lit, soit sur son séant, soit couché horizontalement. On évite mieux la syncope.

6° Lorsque le malade est commodément placé, l'opérateur lui découvre le bras jusqu'à environ quatre travers de doigt au-dessus du coude, en observant que le poignet de la chemise ou de la camisole ne le serre pas trop, ce qui ferait une seconde ligature qui gênerait le cours du sang. Il faut ensuite étendre le bras du malade, dont la main doit être ouverte et la paume appliquée sur la poitrine, afin que les muscles de l'avant-bras n'étant pas gonflés ne fassent pas changer la situation des veines.

7° L'opérateur passe ensuite à l'examen des veines; si elles ne se découvrent pas d'abord à la vue, ni au toucher, il les rend sensibles par la ligature; mais, avant tout, il doit s'assurer de la situation de l'artère, afin de l'éviter. Lorsqu'il est bien assuré de la situation de celle-ci, notion qu'il s'est procurée en palpant avec le pouce, il prend la ligature ou la bande qui est destinée à en tenir lieu, presque par le milieu, laissant le chef qui pend en dedans du bras un peu plus long que l'autre, parce qu'il doit servir à faire un nœud coulant. Il pose la ligature à trois ou quatre travers de doigt au-dessus de l'endroit où il doit piquer; il fait croiser les deux chefs derrière le bras, faisant attention de ne pas pincer la peau, pour venir faire, à la partie externe du bras, une boucle dont l'anse doit être en haut et les chefs pendants. On ne serre d'abord la ligature qu'autant qu'il est besoin pour comprimer la veine sans serrer l'artère. Si la veine qu'on se propose d'ouvrir est superficielle, on rapproche un peu plus la ligature; si elle est profonde, on l'éloigne davantage, pour lui donner plus de saillie. Après avoir mis la ligature, on fait sur l'avant-bras quelques frictions avec le doigt indicateur et celui du milieu, en montant du poignet vers le pli du coude, et on détermine la veine que l'on doit ouvrir. On plie ensuite le bras et on le remet dans le lit, pour donner aux vaisseaux le temps de se gonfler et pour choisir dans son étui une lancette convenable. Quand on a choisi sa lancette, on l'ouvre à angle mousse, et on la porte à la bouche, de manière que la pointe soit tournée du côté du bras que l'on veut saigner. Ensuite le chirurgien reprend le bras de son malade, qu'il fait étendre et appuyer sur la poitrine comme auparavant, en lui faisant fermer la main, le pouce entre les doigts, afin que les muscles poussent les veines en dehors et les assujettissent, ce qui produit le même effet; il resserre la ligature s'il est nécessaire; il détermine l'endroit qu'il veut piquer; il fait quelques frictions sur l'avant-bras de haut en bas, afin de gonfler le vaisseau; il l'assujettit, soit en mettant le pouce dessus, trois ou quatre travers de doigt plus bas que l'endroit où il a dessein de piquer, soit en embrassant l'avant-bras par derrière avec la main, de sorte que la peau soit un peu tendue; de cette manière on assujettit mieux le vaisseau, et c'est la pratique qu'on doit suivre pour les vaisseaux roulants. Il touche l'endroit marqué avec son doigt indicateur, pour voir si, par les mouvements qu'il vient de faire, la veine n'a pas changé de situation. S'il retrouve la veine dans le même état, il y fait une petite marque avec son ongle; ou bien, sans perdre de vue l'endroit qu'il a observé, il prend la lancette avec le pouce et le doigt indicateur, et il fait son ouverture comme il a été dit ci-dessus.

Le sang jaillit dès qu'on retire la lancette. La personne chargée de la palette la présente. On recommande au malade de tourner dans sa main le lancetier ou tout autre corps analogue, afin que le mouvement des muscles fasse passer plus vite le sang des veines de la profondeur du bras dans celles de la superficie Pendant que le sang sort, l'opérateur soutient avec sa main l'avant-bras du malade. Quand le sang ne fait point l'arcade, on lâche un peu la ligature, si elle est trop serrée, afin qu'il coule librement par l'artère; si, au contraire, la ligature était trop lâche et qu'elle ne comprimât pas assez la veine, on la serrerait un peu. Mais il faut toujours avoir soin de mettre l'ouverture des téguments vis-à-vis de celle de la veine, quand on veut que le sang sorte d'un plein jet et que la saignée ne soit pas baveuse.

Quand on a tiré assez de sang, on ôte la ligature, et l'on fait plier l'avant-bras; après quoi on pose le doigt indicateur et celui du milieu de la main qui n'a point fait la saignée à côté de l'ouverture, et avec ces deux doigts on fait faire à la peau un mouvement demi-circulaire, afin de couvrir l'ouverture de la veine et d'empêcher le sang de sortir. On prend de l'autre main une compresse sans la mouiller, et, avant que de la poser, on relâche l'ouverture; on replace ensuite les deux doigts à côté de l'ouverture, et on arrête le sang. On nettoie les endroits du bras que le sang a tachés avec le coin d'une serviette mouillée ou quelque autre linge. On met ensuite la compresse sur l'ouverture, que l'on assujettit avec le doigt indicateur; après quoi on pose sur la compresse une bande dont on laisse pendre 20 centimètres derrière l'avant-bras; on la conduit au-dessus du coude, d'où, repassant sur la saignée, on fait une circulaire au haut de l'avant-bras; et l'on continue ainsi, en croisant toujours sur la compresse autant de fois que la bande le permet. On noue les deux bouts sur le derrière de l'avant-bras, et on recommande au malade de le tenir à demi fléchi et appuyé sur son estomac sans le remuer, afin que le sang ne s'échappe pas.

Remarques additionnelles. — Il ne faut jamais piquer que le vaisseau ne soit sensible au moins au toucher, quand même quelques cicatrices l'indiqueraient; car on ne pourrait piquer qu'au hasard. Il faut attendre un peu; car il y a des vaisseaux qui ne se font pas sentir aussitôt que la ligature est faite, mais seulement quelque temps après. Lorsque les veines sont si enfoncées qu'on ne les distingue pas, on fait mettre l'avant-bras dans l'eau chaude, qui, en raréfiant le sang, fait gonfler les veines.

En général, il faut ouvrir la veine là où elle paraît le mieux, au-dessous des cicatrices des saignées précédentes. On doit éviter de piquer sur les cicatrices, parce que leur diamètre rétréci ne laisse pas aussi bien sortir le sang. C'est pourquoi, lorsqu'on saigne un malade pour la première fois, on doit, pour ménager son bras, commencer par piquer la veine le plus haut possible, et aller ensuite peu à peu en descendant.

Lorsque l'on prévoit que l'on aura besoin de faire une nouvelle saignée dans la journée, on met sur la compresse quelques gouttes d'huile pour empêcher la compresse de se fermer sitôt.

A la fois suivante, on donne sur l'avant-bras, près de la saignée, une petite tape sèche du plein des doigts; cette tape décolle les parois de l'ouverture et provoque la sortie du sang.

TROISIÈME SECTION

TRAITEMENT DE L'ODONTALGIE[1]

La dent se compose d'une couronne, d'une racine, d'un collet qui unit la couronne à la racine. La couronne est extérieure et recouverte d'une couche d'émail. La racine est fichée dans une cavité de l'os maxillaire que l'on nomme *alvéole*. Elle est recouverte d'une couche de *cément*.

L'*ivoire* est situé au-dessous de l'émail, il est d'une grande dureté et enveloppe complétement la pulpe dentaire.

L'évolution des dents se fait chez l'homme en trois séries successives : la première évolution donne naissance aux dents de lait; la seconde dentition se fait entre la septième et la treizième année; enfin, de dix-huit à vingt-cinq ans apparaissent les dents de sagesse.

Vice de conformation des dents. — Les dents manquent quelquefois en totalité ou en partie. Les cas dans lesquels on a observé l'absence complète d'évolution dentaire ne sont pas très-rares. Quelquefois plusieurs dents sont réunies et comme soudées entre elles de façon à ne paraître en former qu'une seule. Ces vices de conformation portent le plus souvent sur les racines qui sont longues, recourbées en crochets et fixées si profondément dans l'alvéole que l'arrachement de la dent devient très-pénible. C'est ce que l'on appelle communément la dent *barrée*, dont l'extraction entraîne la plupart du temps la fracture de l'alvéole.

Les dents sont souvent implantées et poussent dans une direction

1. Nous empruntons les indications suivantes au docteur Filleau, dont nous sommes heureux de mettre la science à contribution.

vicieuse, soit qu'elles sont trop écartées les unes des autres, soit qu'elles poussent au contraire resserrées dans un trop petit espace.

C'est pendant l'évolution de la seconde dentition, entre sept et douze ans, que la bouche des enfants doit être l'objet de la plus grande sollicitude, car c'est à ce moment que l'intervention de l'art du dentiste obtient ses plus beaux et ses plus faciles succès. Les maxillaires cèdent alors facilement aux efforts habilement dirigés. On agit sur les dents déplacées au moyen de plaques de platine qui prennent leur point d'appui sur les dents voisines, au moyen de fils métalliques, de lames de caoutchouc ou de petites fiches de bois poreux que l'on place dans les intervalles des dents.

Accidents qui accompagnent chez les enfants l'éruption des dents. — Nous ne parlerons que brièvement de ces accidents, ce chapitre appartenant plus spécialement au livre des maladies de l'enfance.

On sait que souvent la bouche des petits enfants, pendant le travail de leur première dentition, se couvre d'aphtes, que l'on combattra en leur badigeonnant trois fois par jour avec un mélange de miel rosat (deux cuillerées à bouche) et de chlorate de potasse en poudre (une cuillerée à café).

La *fièvre dentaire* accompagne souvent ces symptômes qui peuvent se compliquer quelquefois de *convulsions*.

On remarque aussi fréquemment pendant cette période, des ophthalmies, des éruptions à la peau, des inflammations d'intestins suivies de diarrhée et des inflammations des bronches suivies d'une toux, que les mères quelque peu expérimentées savent bien reconnaître.

Il ne faut jamais arrêter la diarrhée des enfants pendant le cours de la dentition. — Ceci soit dit en passant.

Les *convulsions dentaires* s'observent surtout chez les enfants nerveux. Ces convulsions peuvent se produire quelques jours avant l'apparition des dents, tout aussi bien que pendant leur évolution. L'accès a toujours un début brusque. Les contractions convulsives peuvent rester limitées aux muscles des yeux et de la face, mais elles peuvent s'étendre aux membres supérieurs, au tronc, et même aux membres inférieurs. Tantôt il n'y a qu'un seul accès, tantôt il y en a plusieurs, ne laissant entre eux qu'un court intervalle. L'intelligence peut reparaître lorsque les convulsions ont cessé; mais lorsqu'il y a eu plusieurs accès successifs, et surtout qu'ils ont présenté une certaine gravité, les enfants restent assoupis, affaissés; plus tard ils peuvent même rester idiots, paralysés d'un membre, ou privés d'un ou plusieurs sens.

Quant aux traitements conseillés, ils ont été nombreux.

Nous rejetons tout d'abord cette pratique populaire, qui consiste à entonner une poignée de sel de cuisine dans la bouche de l'enfant. Cette mesure barbare ne peut qu'activer les convulsions, ou produire des accidents d'asphyxie.

Il ne faut pas non plus jeter d'eau froide à la tête des enfants. Quant aux applications de sangsues et même de simples sinapismes, on ne devra jamais en faire usage sans l'avis du médecin et seulement dans les cas de congestion violente de la face. L'incision du bourrelet des gencives est pratiquée par les uns et rejetée par les autres. Elle est au moins inoffensive et ne cause pas de douleur à l'enfant; elle pourra donc être tentée. C'est plutôt en se conformant aux règles d'une bonne hygiène et en soumettant les enfants à une sage alimentation, que l'on arrive à les préserver des terribles accidents que nous venons de signaler. Les troubles qui accompagnent l'évolution des dents sont soumis à un état particulier dans lequel se trouve l'enfant à ce moment; ils sont en quelque sorte la conséquence de son mouvement d'accroissement.

L'apparition des premières dents est toujours accompagnée de symptômes de déperdition qui tendent à affaiblir l'enfant, tels qu'un écoulement abondant de salive, une diarrhée, quelquefois très-rebelle, des phénomènes nerveux qui l'épuisent et troublent son sommeil, et tout cela au moment où le pauvre petit être a le plus besoin de ses matériaux de construction pour faire ses muscles, ses os, ses *dents*. Surveillez donc son alimentation pendant cette période et veillez à remédier à cette spoliation, surtout si vous avez affaire à un enfant dont le développement est tardif. Les accidents sont rares chez les enfants pourvus d'une bonne nourrice ou soumis à un régime alimentaire riche en principes nutritifs comme celui que l'on obtient au moyen de la farine lactée de Nestlé. Les seuls médicaments qui seront donnés utilement devront être des médicaments réparateurs, ou pour mieux dire, alimentaires. C'est ce qu'a bien compris M. Christen dans la préparation de son sirop de dentition, et là est tout le secret de sa découverte. Il ne s'agit pas de calmer seulement la douleur qui survient pendant le travail de la dentition. C'est le seul résultat que l'on obtienne avec le sirop de Delabarre et autres préparations.

Il faut la prévenir en facilitant le développement des dents, et l'on est sûr ainsi d'éviter des accidents d'un ordre plus grave. Le phosphate de chaux est la base du sirop de dentition de Christen; il est dosé de façon à pouvoir être donné utilement aux enfants du premier âge dont il favorise également la croissance, en corrigeant les vices scrofuleux ou rachitiques dont ils pourraient être entachés.

LÉSIONS ORGANIQUES DES DENTS.

La *carie* des dents est la seule affection qui doive nous intéresser ici. C'est *une mort*, *une gangrène* des parties constitutives de la dent qui sont détruites dans un espace plus ou moins grand.

Les causes qui occasionnent la carie des dents sont nombreuses.

Lorsque l'ivoire qui recouvre la dent est fendu ou éclaté en un point quelconque, la dent découverte est fatalement vouée à la carie.

Les sucres, le cidre, l'acide carbonique peuvent causer la carie d'une dent tout entière.

L'alun, les acides oxaliques (sel d'oseille) attaquent exclusivement l'émail des dents.

L'acide acétique (vinaigre), l'acide tartrique, le tannin altèrent spécialement l'ivoire et l'os proprement dit de la dent.

Le sel et les principes alcalins, comme ceux que renferment les eaux minérales, n'ont aucune action fâcheuse sur les dents.

Comme on le voit, la plupart des principes qui altèrent les dents sont portés journellement dans la bouche par la nécessité de l'alimentation. Mais pour qu'ils puissent agir, il leur faut un contact assez prolongé dans les interstices dentaires. Les soins de propreté sont donc le meilleur moyen préservatif de la carie.

OPÉRATIONS QUI SE PRATIQUENT SUR LES DENTS.

a. *Nettoyage des dents.* — Cette opération a pour but de débarrasser la surface des dents des taches et des tartres qui s'y déposent. Le nettoyage des dents et l'exploration souvent répétée de la bouche sont la base de l'hygiène dentaire et la seule garantie sérieuse de conservation.

b. *Limage des dents.* — Lorsque l'on veut effacer un point de carie, séparer deux dents contiguës, adoucir un angle ou supprimer une saillie quelconque, on lime les dents.

Souvent les dentistes ont l'habitude de cautériser au fer rouge la partie limée; ils détruisent ainsi la sensibilité de la dent et favorisent la cicatrisation de la partie enlevée.

Le limage d'une dent qui commence à se carier ne doit jamais être négligé.

c. *Obturation des dents.* — Cette opération a été longtemps désignée sous le nom de *plombage*, le plomb entrant dans la composition de presque tous les amalgames dont on fait usage.

On emploie maintenant le plus ordinairement l'or en feuilles (aurification). Cet or est chimiquement pur, inaltérable, très-dur, surtout si le praticien, avant d'introduire et de fouler la feuille d'or dans la carie, a la précaution de lui faire traverser rapidement la flamme d'une lampe à alcool pour recuire le métal.

Avant d'être obturée, la dent doit être pansée plusieurs fois avec un grand soin pour ne pas laisser dans les anfractuosités de la partie malade des matières qui continueraient à fermenter et entretiendraient la carie.

Les divers amalgames usités par les dentistes sont l'argent, l'étain ou le zinc unis au mercure. On se sert aussi de différents ciments.

Il ne faut jamais hésiter à faire pratiquer l'obturation d'une dent cariée, même si l'opération doit être renouvelée plusieurs fois.

Après l'obturation, non-seulement la douleur cesse, la carie ne fait plus de progrès, mais encore les couches d'ivoire malade se cicatrisent, elles augmentent de dureté et consolident la dent.

Arrachement des dents. — Lorsqu'une dent ne peut être sauvée, elle doit être arrachée; de même qu'il ne faut jamais laisser abandonnées dans les alvéoles des débris de racines vulgairement appelés *chicots*, qui deviennent souvent le point de départ de périostites, d'ostéites et de carie du maxillaire. Les abcès qui s'ensuivent s'ouvrent au dehors et constituent des difformités très-fâcheuses et malheureusement trop fréquentes.

On devra se résoudre à subir l'opération de l'arrachement des dents, d'autant plus facilement que presque tous les dentistes ont maintenant à leur disposition des moyens absolument inoffensifs pour supprimer la douleur.

Le protoxyde d'azote est l'agent anesthésique le plus ordinairement employé et le moins dangereux.

Souvent, lorsque l'extraction d'une dent a été résolue et que le malade est depuis plusieurs jours en proie à une fluction, on hésite à faire enlever la dent avant que le gonflement ait totalement disparu. C'est là une erreur. Plus on enlèvera rapidement la dent, cause du mal, plus vite le mal disparaîtra et on ne donnera pas le temps à l'inflammation de se propager et d'occasionner des abcès comme ceux dont nous avons parlé plus haut.

Il n'est pas nécessaire qu'une dent soit malade pour entraîner son extraction. L'homme de l'art est souvent obligé, dans les dispositions vicieuses des dents, d'en enlever une ou plusieurs pour faire place aux autres et assurer leur alignement.

Douleurs de dents ou Névralgies dentaires. — Lorsque les névralgies du nerf dentaire dépendent d'une cause étrangère aux dents, ce qui arrive fréquemment, leur traitement ressort des soins à donner dans les affections nerveuses et nous ne pouvons en aborder ici l'historique ; mais, dans bien des cas, l'origine de la douleur siége dans la bouche.

Au moment où elles se font jour, à leur naissance, les dents ne *percent* qu'au prix des douleurs les plus intolérables, et c'est encore dans ce cas-là que le sirop de Labane devient un consolant auxiliaire. L'évolution des dents de sagesse est aussi accompagnée de névralgies qui s'étendent parfois dans toute la face. Enfin, les dents cariées sont une cause incessante des douleurs que tout le monde a ressenties, soit que le travail de destruction soit en marche, soit que l'impression d'un corps dur, chaud ou froid soit venue réveiller leur sensibilité engourdie.

Un nombre infini de moyens ont été préconisés pour calmer les douleurs de dents. Les préparations calmantes, à base de laudanum, de chloroforme, les caustiques comme les créosotes, les essences comme celle de girofle, ne donnent que ces soulagements toujours insuffisants. Il n'y a que l'intervention du dentiste qui puisse être d'une utilité réelle. Dans bien des cas, la douleur cesse brusquement devant la cautérisation au fer rouge de la partie malade. Cette cautérisation doit être énergique, profonde, la douleur qu'elle occasionne est vive, mais de courte durée.

Un moyen nous a quelquefois réussi pour calmer des névralgies dentaires. Il consiste à faire un cataplasme composé de feuilles de datura stramonium mélangées avec 300 grammes de farine de lin que l'on maintient appliqué sur la joue pendant quatre heures, en ayant soin de recouvrir le cataplasme d'ouate et de taffetas gommé.

QUATRIÈME SECTION

TOPIQUES DIVERS

1° *Cosmétiques.* — La cosmétique est la partie de l'hygiène qui enseigne à faire usage des cosmétiques pour conserver la beauté naturelle, et faire disparaître ou diminuer la laideur et les difformités du corps. On cite deux traités fort anciens sur la cosmétique, l'un de Criton d'Athènes, l'autre de la reine Cléopâtre. Nous ne relatons le titre de ces deux ouvrages que pour démontrer qu'à toutes les époques, les procédés de la cosmétique ont été indiqués à l'homme par une sorte d'instinct, et l'on peut invoquer à ce sujet les coutumes des peuples sauvages. On voit, en effet, que la plupart des nations de l'Asie et de l'Afrique sont encore dans l'usage de se peindre, de différentes couleurs, diverses parties du corps, d'après les idées qu'elles se sont formées de la beauté. Avant que les Moscovites eussent été policés par le czar Pierre Ier, les femmes russes faisaient déjà usage du rouge, s'arrachaient les sourcils, se les peignaient, ou s'en formaient d'artificiels. Enfin le blanc et le rouge ont fait fortune en France. Cette mode y fut apportée par les Italiens qui vinrent à la cour de Catherine de Médicis.

Il est d'une grande importance de ne pas confondre l'emploi aveugle ou empirique des cosmétiques, avec la cosmétique qui, nous le répétons, est une partie de l'hygiène destinée à donner d'utiles préceptes pour toutes les choses qui s'appliquent au corps. Les véritables cosmétiques, aussi utiles qu'agréables, ont en général pour bases les substances émulsives, l'huile récente, le blanc de baleine, le beurre de cacao, etc. Les composés où entrent les oxydes de plomb, de bismuth, de mercure, etc., ne peuvent qu'amener des accidents plus ou moins graves.

Nous réunissons ici les divers cosmétiques dont il est permis de se servir hygiéniquement, soit comme préservatif de certaines affections, ou dans l'intention de conserver les attributs de la beauté, inséparables d'une santé régulière.

Crème pour blanchir la peau et détruire les rides.

Prenez :	Térébenthine de la Mecque.	15 centigr.
♃	Huile d'amandes douces.	125 gr.
	Blanc de baleine	8 —
	Fleurs de zinc.	4 —
	Cire blanche	8 —
	Eau de roses	24 —

Mêlez, mettez au bain-marie pendant quelques instants et agitez jusqu'à refroidissement.

Crème de Ninon de Lenclos.

♃ Huile d'amandes douces. . . . . 125 gr.
Axonge bien lavée. . . . . 90 —
Suc de joubarbe. . . . . 90 —

Mêlez. Ce mélange est très-adoucissant et rafraîchissant.

Eau de Cologne à la minute.

♃ Essence de bergamote. . . . . 12 gr.
Essence de cédrat. . . . . 12 —
Essence de citron. . . . . 15 —
Essence de romarin. . . . . 6 —
Essence de lavande. . . . . 6 —
Essence de néroli . . . . 4 —
Teinture de benjoin. . . . . 8 —
Alcool à 36 degrés. . . . . 2 kilogr.

Ajoutez :

Musc. . . . . 30 centigr.

ou :

Alcoolat de jasmin. . . . . 6 gr.

Autre. Ajoutez à la précédente :

♃ Essence de Portugal . . . . 2 gr.
Essence de thym . . . . 10 gouttes.
Eau de mélisse. . . . . 30 gr.

Huile pour les cheveux. — Huile de mille fleurs.

Pour 500 grammes (1 livre), prenez :

♃ Huile au jasmin. . . . . 60 gr.
Huile à la rose. . . . . 60 —
Huile à la fleur d'oranger. . . . . 32 —
Huile à la tubéreuse . . . . 32 —
Huile à la jonquille. . . . . 15 —
Huile à la jacinthe. . . . . 65 —

Huile à la vanille . . . . 15 gr.
Huile essentielle de girofle. . . . . 2 —

Si l'on veut donner une odeur plus forte, on y met encore 15 grammes d'huile ambrée et musquée.

Lait d'amandes de Sévigné (Bain au),

♃ Amandes en poudre. . . . . 1 kilogr.

Délayez dans 3 litres de décoction légère d'orge perlé passé à travers un linge.

Ajoutez :

Alcoolat d'orange . . . . 20 gr.

Mêlez au bain.

Lait virginal.

Eau de roses doubles . . . . 250 gr.
Teinture de benjoin . . . . 15 —
Baume de la Mecque. . . . . 15 —

Agitez ensemble. Très-suave.

Autre. Prenez :

♃ Teinture de benjoin. . . . . 8 gr.
Eau de fleurs d'oranger . . . . 220 — Mêlez.

Pâte pour nettoyer et blanchir la peau à la sortie du bain.

♃ Pâte d'amandes bise . . . . 1 kilogr.
Fécule de pomme de terre. . . . . . . 500 gr.

Mêlez exactement et ajoutez :

Essence de bergamote. . . . . 15 gr.

Au moment de sortir du bain, on se fait bien frotter le corps avec cette pâte et ensuite on se replonge dans le bain pour se laver.

Pommade pour noircir les cheveux.

♃ Faites fondre au bain-marie : 65 grammes de cire vierge; 180 grammes de pommade impériale, ou à la rose, ou à la bergamote, ou de toute autre, suivant les goûts; et 30 grammes de très-beau noir de fumée porphyrisé.

Mêlez et remuez jusqu'à refroidissement.

Pommade pour les gerçures des lèvres.

♃ Oxyde de zinc sublimé. . . . . 4 gr.
Poudre de lycopode . . . . 4 —
Pommade rosat. . . . . 30 —

Mélangez exactement.

Pommade de beauté pour le teint et les gerçures de la peau.

Faites fondre ensemble au bain-marie :

♃ Cire vierge. . . . . 6 grammes.
Blanc de baleine. . . . . 8 —
Huiles d'amandes douces. . . . . 15 —
Huile d'olive vierge. . . . . 15 —
Huile de pavot. . . . . 15 —
Baume de Pérou liquide. . . . . 4 gouttes.

Vous ne mettrez le baume qu'après avoir bien battu le mélange.

Pommade pour faire repousser les cheveux.

♃ Savon médicinal. . . . . 30 grammes.
Cendres de cuir. . . . . 30 —
Sel gemme. . . . . 30 —
Tartre rouge . . . . 30 —
Poudre à poudrer. . . . . 30 —
Sulfate de fer. . . . . 8 —
Sel ammoniac. . . . . 8 —
Coloquinte. . . . . 8 —
Cachou . . . . 8 —

Mêlez et ajoutez la quantité nécessaire d'axonge pour faire une pommade de consistance ordinaire (environ 500 grammes).

Poudre pour blanchir la peau et enlever les taches de rousseur.

♃ Amandes douces mondées et réduites en farine . . . . 500 grammes.
Farine de riz. . . . . 64 —
Iris de Florence. . . . . 64 —
Benjoin. . . . . 64 —

Blanc de baleine.	6 grammes.
Sel de tartre.	6 —
Huile volatile de bois de Rhodes. . .	15 ou 18 gouttes.
Huile volatile de lavande.	15 ou 18 —
Huile volatile de girofle.	15 ou 18 —

Mêlez et tamisez. On s'en sert comme de la pâte d'amandes, mais en plus petite quantité.

Poudre dentifrice.

— Charbon en poudre fine.	30 grammes.
Kina rouge en poudre fine.	30 —
Sucre tamisé.	12 —
Huile volatile de menthe.	4 gouttes.

Mêlez exactement.

Poudre pour les faux toupets.

℞ Prenez : parties égales de gomme arabique et de gomme adragante en poudre très-fine; ajoutez un quart de poudre d'iris et un tiers de sucre candi. Au moment de s'en servir, on en délaye quelques pincées dans un peu d'eau.

Poudre astringente pour bains.

℞ Prenez : 500 grammes d'alun en poudre; 187 grammes d'iris; 60 grammes de poudre au jasmin, ou 30 grammes de poudre au musc parfumée à la lavande ou au thym; 60 grammes de mousse de chêne; 250 grammes d'amidon.

Mêlez le tout exactement et conservez dans des boîtes bien fermées et dans un endroit bien sec. Cette quantité peut servir pour dix bains.

Cette poudre fortifie la peau, la resserre, modère les transpirations trop abondantes, fait disparaître les efflorescences et les gerçures, et rend l'eau du bain très-salutaire en injections répétées dans les cas de fleurs blanches.

Vinaigre pour bains. — Vinaigres aux parfums composés.

Essence de lavande.	45 grammes.
Essence de cannelle.	4 —

Essence de girofle.	4 grammes.
Alcool à 32 degrés	8 litres.

Mêlez, agitez le mélange et ajoutez :

Vinaigre blanc d'Orléans.	2 litres.
Vinaigre pur.	125 grammes.
Extrait de benjoin.	60 —
Extrait de storax	60 —
Eau de Cologne.	1 demi-litre.
Alcali volatil	4 grammes.

Donnez de la couleur avec un peu d'orseille et filtrez.

On peut en faire, bien entendu, une quantité moindre en observant les proportions indiquées.

Il y a encore, à l'heure qu'il est, dans certains pays, le Jura, par exemple, des êtres humains (méritent-ils ce nom?) qui n'ont jamais pris de bains de leur vie !

Est-ce préjugé, incurie? — On prend généralement des bains par propreté et non par hygiène. — A l'aide de ce moyen bien simple, on peut pourtant conjurer une foule de dangers, éviter des maladies sans nombre.

Combien nous sommes loin des anciens, qui faisaient de la balnéologie une chose indispensable à la vie !

Il faut réhabiliter le bain et l'élever à la hauteur d'une institution sociale, en faire une chose d'utilité publique.

Il est indispensable de prendre au moins un bain par semaine.

En voyage, le bain est de première nécessité pour l'acclimatement, le changement d'habitudes, — nous entendons le bain simple chaud, à la façon antique, précédé et suivi de frictions.

Que l'on ne vienne pas nous dire que le bain fait mal, — c'est une imbécillité.

Pour prendre un bain dans de bonnes conditions, et en retirer tout l'effet désirable, bien-être, délassement, souplesse, agilité, etc., il ne faut pas le prendre trop éloigné du dernier repas (de trois heures à trois heures et demie environ), à la température de 34 degrés centig., et ne pas y demeurer plus de 45 minutes.

On se trouvera bien de manger dans le bain ou d'y faire une légère collation.

En sortant, on fera un exercice modéré, tel que la promenade à pied.

Nous avons ajouté, et nous nous en sommes toujours bien trouvé, les lotions froides au sortir du bain chaud.

Le bain froid est plutôt un agrément qu'un moyen hygiénique. Il doit être court pour être salutaire. Nous en dirons autant des bains de mer, qui sont plus excitants et que l'on prend généralement trop prolongés.

Les bains de Baréges, les bains salins, les bains alcalins ne doivent être pris que sur ordonnance du médecin. Ce sont des moyens très-utiles, mais aussi très-énergiques, dont l'action n'est pas toujours bien appréciée par les malades.

On distingue les bains en froids ou frais, en tièdes et en chauds. Le bain est froid quand l'eau ne fait pas monter la liqueur du thermomètre de Réaumur au delà du 10e degré. Il est frais lorsque cette liqueur monte depuis le 10e jusqu'au 21e, jusqu'au 26, 28 à 30e. Il est chaud lorsqu'elle monte depuis le 30e jusqu'au 36 ou 40e.

Les bains froids sont d'excellents toniques qui, en augmentant l'action des organes, donnent beaucoup de chaleur et de force. Ils conviennent dans quelques maladies aiguës non inflammatoires; dans certaines maladies nerveuses; dans quelques pertes, comme les hémorrhagies de matrice; dans les langueurs d'estomac, l'onanisme, etc.

Le bain tiède détend considérablement par sa continuité, alors les téguments s'infiltrent, et les parties intérieures s'abreuvent d'humidité. Ainsi il détend, dilate et augmente la sérosité des humeurs. Il convient dans quelques maladies aiguës; dans beaucoup de maladies éruptives, comme dans la petite vérole, lorsqu'elle a de la peine à parcourir les différentes périodes; dans quelques espèces de fièvres malignes. Le bain tiède entre pour beaucoup dans le traitement de la syphilis. Il s'oppose aux mauvais effets du mercure, il arrête la salivation et la rend moins prompte, etc.

Le *bain chaud* augmente la transpiration, détermine une excitation générale, bientôt suivie d'une faiblesse d'autant plus grande que la température est plus élevée. Ce bain n'est applicable que dans des cas particuliers, et sous la surveillance du médecin.

Les *bains composés,* c'est-à-dire ceux qu'on appelle *médicamentaux,* agissent en raison des propriétés dévolues aux diverses substances qu'on y introduit. Il y a donc des *bains émollients*, des *bains narcotiques*, des *bains calmants*, comme ceux au tilleul, des *bains aromatiques*, des *bains toniques et excitants*, etc.

Massage. — Le massage ou massement est un mode de pression momentanée que l'on exerce avec la main sur le corps et les membres pour excciter le ton de la peau et des tissus sous-jacents. Dans certains pays, surtout en Orient, chez les mahométans, en Turquie, en Perse, en Asie, en Arabie, en Égypte, dans toutes les régions du nord de l'Afrique, et même chez quelques peuples du nord de l'Europe, on pratique le massage.

Cette pratique consiste à exercer sur les membres d'un individu qui sort du bain, ou d'une étuve, une pression douce et graduée. Il existe plusieurs manières de masser. La plus simple est de presser les membres à l'aide de la main; mais le massage se pratique d'une manière bien différente, selon la coutume des différents peuples. Ainsi, on étend quelquefois la personne que l'on veut masser sur un tapis. Celui qui exerce le massage presse d'abord de ses mains toutes les parties du corps; ensuite, il se met à genoux sur le dos, le pétrit, le foule de la tête aux pieds, lui tire les épaules et la tête en arrière, fait ainsi craquer les articulations vertébrales, puis allonge les membres plus ou moins fortement, et produit les mêmes bruits dans les articulations. Dans certains cas, on exerce de simples attouchements. D'autres fois, ont fait des frictions plus ou moins fortes sur toute l'étendue du corps, soit avec la main nue, soit avec la main armée de diverses étoffes. Par ce moyen, on détache de la peau des espèces d'écailles qui y adhèrent; on enlève jusqu'aux derniers petits corps qui la salissent. On fait encore de légères percussions sur le torse et les membres. On fait ensuite exécuter de grands mouvements aux extrémités supérieures et inférieures. Le massage donne à la peau tout l'éclat et le poli dont elle est susceptible.

Cette pratique exerce une puissante influence sur les organes de l'innervation, sur le cerveau et ses dépendances. Aussi le premier effet du massage est une sensation de volupté difficile à décrire; mais ces impressions voluptueuses ont souvent un retour fâcheux : l'abattement, la tristesse, la mélancolie, doivent succéder à cette passagère excitation. Le massage augmente l'activité de la peau, appelle vers ce tissu une grande quantité de fluides. La circulation générale et la circulation capillaire sont accélérées, et, par suite, la respiration. L'appétit et la digestion augmentent d'énergie. Les muscles sont plus agiles, les articulations plus mobiles, étant lubrifiées par une synovie nouvelle. Mais, indépendamment des inconvénients que nous avons signalés plus haut, le massage produit la mollesse, la laxité des chairs, la faiblesse. L'énervement qui résulte de l'impression de volupté qu'on éprouve, et les pertes considérables que la perspiration occasionne, amènent une disposition fâcheuse à être frappé par toutes les causes extérieures qui compromettent incessamment l'existence.

Comme moyen thérapeutique, certaines méthodes de massage pourraient convenir dans quelques maladies chroniques de la peau, les rhumatismes anciens, et peut-être dans quelques ankyloses.

Lavements. (Formules diverses.)

1° Lavement amidonné :

℞	Eau tiède	1 verre.
	Amidon ordinaire cru.	1 cuillerée à bouche.

(Contre la diarrhée.)

2° Lavement au sel marin :

℞	Sel marin.	1 cuillerée à bouche.
	Eau tiède	1 verre.

(Purgatif utile dans les congestions de la tête.)

3° Lavement laudanisé :

℞	Eau tiède	1/2 verre.
	Laudanum Sydenham.	12 gouttes.

(Contre la diarrhée avec coliques.)

4° Lavement vermifuge :

℞	Eau tiède	1/2 verre.
	Suie de cheminée	2 cuillerées à café.

5° Lavement purgatif :

℞	Feuilles de séné.	15 grammes. (1/2 once.)

Faites bouillir dans :

Eau.	1 verre.

Ajoutez :

Sulfate de soude.	15 grammes. (1/2 once.)

6° Lavement huileux :

℞	Huile d'olive	6 cuillerées.
	Eau tiède	1/2 verre.
	Jaune d'œuf.	1.

(Contre la constipation avec colique.)

Collutoires. — Les collutoires sont les médicaments réservés au traitement des maladies de la bouche, des gencives, de la langue et du pharynx.

Leur composition est toujours la même comme excipient : eau, miel rosat et borax, alun, chlorate de potasse, acide chlorhydrique ; cette dernière substance ne doit pas être employée sans ordonnance.

Ils sont surtout usités dans la médecine de l'enfance, où les inflammations de la bouche sont fréquentes et toujours fécondes en complications fâcheuses.

Pour employer un collutoire, on fait un pinceau de charpie, et, après l'avoir trempé dans le médicament, on badigeonne tout l'intérieur de la bouche, des joues et des gencives.

FORMULES DE COLLUTOIRES :

1° Contre le muguet des nouveau-nés :

℞	Miel rosat	30 grammes.
	Borax	4 —

2° Contre les aphthes en général et contre les inflammations de la bouche chez les fumeurs :

℞	Miel rosat	30 grammes.
	Chlorate de potasse	4 —

A employer matin et soir.

Gargarismes. — Les gargarismes sont des médicaments liquides destinés à baigner les parois de la bouche et plus particulièrement le gosier, On doit les conserver le plus longtemps possible dans la bouche en les agitant en tous sens, et sans les avaler.

FORMULES DE GARGARISMES :

1° Contre le mal de gorge à son début :

℞	Eau tiède	1 verre.
	Alun en poudre	1 cuillerée à café

A répéter toutes les quatre heures.

2° Contre les maux de gorge avec aphtes ou enrouement :

℞	Eau tiède	1 verre.
	Chlorate de potasse	une cuillerée à café.

Répéter toutes les trois heures.

Ces formules peuvent être administrées en gargarisme ou en injection.

Hydrothérapie. — On donne le nom d'*hydrothérapie* à une méthode qui consiste à traiter toutes les maladies avec le seul secours de l'eau. L'hydrothérapie ne peut justifier son nom qu'en admettant, ainsi que nous venons de le dire, l'emploi exclusif de l'eau. En effet, de tout temps, et même en remontant à la plus haute antiquité, ce liquide joue un grand rôle en médecine. Rien n'est mieux constaté à ce sujet que par l'ouvrage de *Edward Rowe.* Ce livre, fort curieux et très-rare maintenant, imprimé à Nancy en 1824, sans nom de traducteur, porte le titre d'*Histoire de l'efficacité de l'eau.* C'est un recueil complet de l'emploi de l'eau, à toutes les époques, depuis Hippocrate jusqu'à nos jours, d'après les observations des plus célèbres médecins.

Mais ce n'est pas là l'hydrothérapie proprement dite, dont *Priessnitz* est regardé comme l'inventeur. Ce célèbre empirique, qui n'est plus, était à l'apogée de ses succès de 1829 à 1842. Il habitait un petit hameau de la Sibérie autrichienne, nommé *Grefenberg*, lieu de sa naissance, et c'est là que, doué d'un esprit d'observation extrêmement remarquable, il se livra à des expériences qui décèlent un tact parfait, une grande portée dans le jugement puisque, simple paysan qu'il était, il connaissait à peine ses lettres.

Le but de l'hydrothérapie est de provoquer la sueur. Dès les débuts de sa pratique, Priessnitz attacha à la sueur provoquée une telle importance que la méthode prit le nom d'*hydrosupathie*. Le procédé le plus ordinaire est l'*enveloppement*, c'est-à-dire que le malade étant entièrement nu, on l'enveloppe dans un drap mouillé tordu, recouvert ensuite par des couvertures. Bientôt après, une sueur générale se déclare, et elle est quelquefois portée à un degré d'intensité extraordinaire. L'hydrothérapie agit d'une manière particulière sur les sueurs et les urines, qui présentent des différences nombreuses selon les cas. Mais ce qui frappe le plus dans cette médication, c'est son influence sur la peau. La plupart des malades qui se soumettent à la méthode de Priessnitz sont atteints d'affections cutanées de plusieurs espèces ; ainsi, ce sont tantôt des furoncles ou abcès dont le volume et le nombre varient extrêmement ; d'autres fois, il survient des phlyctènes blanchâtres, grises, bleues et noires, qui se terminent par la mortification du derme sous-jacent, ou par des ulcères. Il se développe enfin des pustules ou vésicules qui ressemblent à celles de la variole, de la miliaire, de l'eczéma, etc.

L'hydrothérapie a été, depuis Priessnitz, étudiée et jugée par des hommes du plus grand mérite. Il a été reconnu que cette méthode, appliquée surtout aux maladies chroniques, a obtenu de véritables succès. Cependant, Priessnitz, ne faisant aucune distinction, l'appliquait aux maladies aiguës avec une hardiesse effrayante ; et il dut avoir nécessairement de terribles revers. Aussi l'on voit que les malades venus de tous les points les plus éloignés, de Moscou, de Paris, d'Astracan, de l'Italie, etc., augmentent de 1829 à 1840; la progression s'élève entre ces deux années de 45 à 1,576 individus. Depuis 1840, l'affluence des visiteurs baisse d'une manière notable. Ainsi en 1841, on ne trouve plus que 1,400 malades, et en 1842, le chiffre précédent descend encore à 1,116.

D'après ce qu'on vient de voir, l'hydrothérapie a eu ses jours de merveilles et de prosélytisme, car les exaltés ne lui ont pas fait défaut. Il faut en cela, comme à l'égard de beaucoup d'autres choses, revenir aux préceptes de l'impartiale expérience. L'hydrothérapie est une ressource précieuse ajoutée à toutes celles que la médecine possède. Entre les mains d'un habile praticien, elle sauvera la vie du malade que l'empirique pourrait tuer de prime-abord.

Sudorifiques. — Les *sudorifiques* sont des médicaments qui ont la propriété de porter à la peau, et abondamment. Lorsque la transpiration n'est que peu sensiblement augmentée, ces médicaments prennent le nom de *diaphorétiques*, c'est-à-dire ne donnant qu'une douce transpiration. On sait de quelle importance est l'excrétion de la peau, combien sa suppression est dangereuse, et que sa trop grande abondance n'est pas non plus sans danger. L'augmentation de cette secrétion est due à l'abondance de la sérosité, à la force systaltique des vaisseaux et à la liberté de la peau. Il y a donc plusieurs espèces de sudorifiques, selon qu'ils doivent relâcher ou resserrer la peau. Les sudorifiques ne conviennent pas, en général, dans les maladies inflammatoires ni lorsqu'il y a embarras des premières voies. Nous ne donnerons pas le détail de tous les cas où ils sont contre-indiqués; mais ils nous suffira d'appeler l'attention sur la pratique aveugle qui, dans le monde, consiste à faire suer une personne malade, quelle que soit la cause de son indisposition. On conçoit d'après cela que la transpiration ne peut être provoquée indifféremment, sous peine d'accidents souvent fort graves.

Les sudorifiques sont utiles dans beaucoup de maladies chroniques.

dans les hydropisies, certaines paralysies, les scrofules, les rhumatismes, le scorbut, les douleurs ostéoscopes provenant de la syphilis, et cette dernière a souvent guéri sous la seule influence des sudorifiques plus puissants alors que le mercure, qui n'avait fait que l'aggraver.

Les sudorifiques sont pris dans la classe des végétaux, ainsi que dans celle des préparations minérales; ils sont en grand nombre. L'eau chaude pure est le premier des sudorifiques. L'infusion ou la décoction des substances suivantes continue d'énergiques sudorifiques, et nous citons les principaux: toutes les boissons aromatiques chaudes, le thé, les fleurs de sureau, la saponaire, la bardane, la bourrache, le gaïac, la squine, et surtout la salsepareille, l'ammoniaque et ses préparations, l'antimoine diaphorétique, etc.

Vomitifs. — Les *vomitifs* employés à propos rendent souvent les plus importants services; ils figurent souvent dans le traitement des empoisonnements, lorsque les substances vénéneuses sont encore dans l'estomac. Dans un grand nombre de maladies, surtout à leur début, les vomitifs donnés en temps utile peuvent les arrêter comme par enchantement. Il est évident qu'il s'agit toujours ici de l'appréciation du médecin. Les médicaments dont on se sert presque exclusivement pour faire vomir sont le tartre stibié, ou émétique, l'ipécacuanha et l'émétine; cette dernière substance est le principe extractif de l'ipéca, c'est en lui que réside la propriété vomitive.

Le tartre stibié, appelé aussi *tartrate antimonié de potasse*, ou l'émétique proprement dit, se donne à la dose de 1 à 4 grains (5 à 20 centigrammes). On étend ces doses dans trois verres d'eau, que l'on prend à une demi-heure de distance. Si les deux premiers font suffisamment vomir, on ne prend pas le troisième. On facilite les efforts du vomissement en faisant boire beaucoup d'eau tiède au malade. Plus on boit, et plus on rend complet l'effet du vomitif. On évite d'ailleurs ainsi la brisure générale du corps et le genre de lassitude extrême qui succèdent aux vomitifs qui ont lieu *à sec*, c'est-à-dire lorsque le malade a bu fort peu d'eau tiède.

L'ipécacuanha se prend depuis 12 jusqu'à 30 grains (de 60 centigrammes à 1 gramme 50 centigrammes). Ces doses s'administrent en deux ou trois fois, délayées dans un demi-verre d'eau sucrée, que l'on prend toutes les vingt minutes à peu près, jusqu'à l'effet vomitif; ensuite, on facilite le vomissement en buvant de l'eau tiède ou une légère infusion de fleur de camomille. L'ipéca convient surtout aux personnes délicates et nerveuses, sur lesquelles l'émétique agit trop énergiquement.

L'émétine agit à doses minimes, et a le grand avantage d'être un médicament fidèle et de ne rien offrir de désagréable au goût.

Les vomitifs réussissent merveilleusement chez les enfants, même les plus jeunes, et il ne faut pas craindre d'employer et de répéter ce moyen. Le docteur Huffeland a souvent enlevé par un seul vomitif, donné dans le principe, des affections de gorge et de poitrine, des toux très-violentes, des diarrhées, etc. Voici sa formule :

Prenez :

℞	Poudre d'ipécacuanha . . .	120 centigrammes.
	Oxymel scillitique.	15 grammes.
	Sirop de framboise	15 grammes.
	Eau commune.	15 grammes.

On donne une cuillerée à café tous les quarts d'heure, jusqu'à effet vomitif.

La potion suivante est pour les adultes:

Prenez :

℞	Emétine	25 centigrammes.
	Eau	150 grammes.
	Sirop de fleurs d'oranger. . .	30 grammes.

A prendre en trois doses toutes les vingt minutes.

Nous terminerons cette étude par la notice suivante dont tous nos lecteurs apprécieront l'utilité.

Pharmacie portative. — Chaque famille, dit le docteur Giraudeau, soit à la ville, soit à la campagne et même en voyage, devrait toujours avoir sous la main une boîte renfermant un certain nombre de médicaments usuels, qui peuvent être utiles à tous les instants et avant l'arrivée d'un médecin. Dans toutes les localités éloignées d'une ville, que faire en cas d'accident et privé de médicaments? Une chose qui effraye toujours, c'est la question que chacun se pose pour les éventualités qui surviennent la nuit. En admettant même qu'on soit assez heureux pour avoir un médecin, il serait désespérant que sa présence demeurât stérile faute de médicaments; il y a, en effet, une foule de circonstances où le salut d'un malade dépend de quelques minutes.

Les substances sont renfermées dans une boîte à compartiments fermant à clef. On remarquera que la dimension de cette boîte est des plus portative, en raison de cette petite quantité d'objets qu'elle contient. Les petits flacons ou les pots contenant les médicaments seront soigneusement et intelligiblement étiquetés. Chaque compartiment de la boîte doit reproduire l'étiquette du médicament qu'il reçoit, afin de rendre impossible toute transposition : d'ailleurs on doit, chaque fois qu'on prend une chose vérifier rigoureusement si les étiquettes se répondent, surtout dans les cas où l'on prendrait deux ou trois choses au même moment.

Le tableau suivant indique par ordre alphabétique la composition de la petite pharmacie. En regard de chaque médicament se trouve la Dosologie, c'est-à-dire les doses auxquelles on doit les administrer, leur mode d'emploi dans les divers cas qui réclament leur administration.

ALOÈS.

Purgatif. 20 à 25 centigr.
Tonique. 5 —

On le prend dans une cuillerée de café, dans un peu de miel, de sucre râpé un peu humide, ce qui forme une espèce de bol : l'aloès est purgatif, tonique et vermifuge.

AMMONIAQUE LIQUIDE.

On le fait respirer dans la syncope et les empoisonnements; il ne doit pas toucher les narines, où il amènerait des ampoules. Il sert de caustique pour les morsures d'animaux venimeux.

CALOMÉLAS.

Purgatif. 20 à 30 centigr.

Dans une demie-cuillerée d'eau sucrée.

CHLORURE D'OXYDE DE SODIUM.

Il sert à désinfecter les pansements dans les plaies qui dégénèrent et ont une odeur putride. On l'emploie étendu d'un peu d'eau pour désinfecter les draps, les couvertures, et arroser la chambre des malades.

ÉMÉTIQUE.

Vomitif. 10 à 15 centigr.

Purgatif. 5 —

On mesure trois verres d'eau, on y ajoute l'émétique. On divise de nouveau ces trois verres et on en donne un toutes les demi-heures; si on vomit au second verre, on ne donne pas le dernier.

Comme purgatif, à la dose indiquée dans un kil. d'eau de veau, de bouillon aux herbes, *sans sel*.

EMPLATRE VÉSICANT D'ALBESPEYRES.

On rase la partie si elle est couverte de poils; on frotte avec un peu de vinaigre et on pose le vésicatoire. Comme il ne s'agit ici que de vésitoires *volants*, on laisse former l'ampoule, *la cloche*, ensuite on la perce avec des ciseaux et l'on panse comme une brûlure.

EXTRAIT DE SATURNE.

De 15 à 20 gouttes.

Pour eau. 120 gramm.

Médicaments très-précieux pour tous les genres de contusions. On imbibe des compresses qui doivent être constamment entretenus humides sur le lieu affecté.

PIERRE INFERNALE.

On l'appuie quelques secondes sur l'endroit qu'on veut cautériser. On renouvelle les cautérisations selon l'intention à remplir; soit qu'il s'agisse d'une hémorrhagie à arrêter, de verrues à détruire ou de morsures de chien enragé.

SIROP D'IPÉCACUANHA.

Par cuillerées à café toutes les dix minutes ; on cesse dès que les vomissements surviennent. Il est employé pour les enfants dans les bronchites, le croup.

ETHER SULFURIQUE.

Sirop de 8 à 20 grammes, à prendre dans la journée, pur ou étendu dans un peu d'eau.

L'éther s'emploie comme calmant et antispasmodique dans les crampes d'estomac, les attaques de nerfs, le hoquet. En friction sur la peau, il suspend les migraines, il combat les syncopes. On l'applique sur les brûlures au 1er degré.

TEINTURE (ou vin) DE ROUSSEAU.

Dans une potion 2 à 4 gouttes.
Pour un cataplasme,
Arrosez la superficie avec 15 à 20 —
Dans un lavement 3 à 5 —

Cette teinture sert à composer des potions calmantes, des lavements, des cataplasmes de même nature. On en met encore sur des plumasseaux de charpie enduits de cérat. On en mêle avec l'huile d'amande douce pour faire des frictions. Ce remède est la préparation d'opium la plus puissante : 20 gouttes égalent 13 centigr. d'extrait d'opium.

DOSES ET PROPORTION DES MÉDICAMENTS. RELATIVEMENT A L'AGE.

Si pour les adultes on donne 4 grammes d'un médicament quelconque, on n'en donnera que 24 décigrammes pour les sujets de 21 à 14 ans.

2 grammes	pour ceux de	14 à 7 ans.
12 décigr.	—	7 à 4 —
75 centigr.	—	à 4 —
4 décigr.	—	à 2 —
5 —	—	à 3 —
25 centigr.	—	à 1 —

POUR LES LIQUIDES.

Un verre équivaut	à 90 ou 120 grammes.
Un verre à liqueur à	50 —
Une cuillerée à bouche à	15 —
Une cuillerée à café à	4 —

Herboristerie ou accessoires de la Pharmacie. — Il ne doit y avoir ici que les choses rigoureusement indispensables. On peut toujours suppléer à ce qu'on croirait nécessaire par des objets qui servent à nos besoins journaliers, et qu'on trouve dans toutes les maisons, comme le sel, le beurre, l'huile, le savon, la farine, le riz, la semoule, la mie de pain. Ce qu'on peut qualifier d'instruments se trouve également : une seringue, un fer à repasser, un cruchon de grès, de la flanelle, du linge ; par conséquent des bandes et de la charpie. Maintenant voici ce qui appartient à l'herboristerie, et l'on doit y comprendre ce que l'on a l'habitude d'y faire figurer accessoirement, en dehors des substances végétales : nous indiquerons ces objets en dernier. L'herboristerie dont il est ici question se compose des plantes suivantes : têtes de pavots, farine de moutarde, de graine de lin, fleurs de coquelicots, racines d'althæa (racine de guimauve préparée), racine de grande consoude, fleurs de tilleul, feuilles d'oranger, fleurs de camomille, racine de valériane, feuilles de bourrache, de pariétaire, de morelle, safran, lycopode, gomme arabique.

OBJETS ACCESSOIRES.

Du sparadrap, du taffetas d'Angleterre, des ventouses (un verre à liqueur peut au besoin les remplacer), des sangsues, de l'alun, du camphre, une lancette, un bistouri droit, une sonde d'homme et de femme, un petit mortier en marbre.

Anesthésiques. — On donne le nom d'anesthésiques à des substances qui ont la propriété d'agir directement et immédiatement sur le système nerveux, dont elles paralysent complétement ou partiellement la sensibilité. A l'heure qu'il est, la médecine possède trois anesthésiques, si ce n'est identiques en résultats, au moins égaux en puissance pour abolir la sensibilité; ces trois agents sont : l'éther, le chloroforme, l'amylène. Tout le monde connaît l'éther. Nous nous bornerons à dire que les deux autres anesthésiques sont le produit de combinaisons chimiques, et qu'une définition à cet égard serait aussi inutile qu'inintelligible pour les personnes du monde : nous ajouterons toutefois que le chloroforme et l'amylène s'offrent à l'état liquide, et que leur action sur l'économie a lieu par l'inspiration du principe volatil qui s'en dégage : c'est donc en respirant un anesthésique que la sensibilité nerveuse s'éteint graduellement, à l'aide des méthodes employées pour cette opération. Il ne peut être permis à qui que ce soit et sous aucun prétexte, de faire usage d'un anesthésique : le médecin seul a ce privilége. Les anesthésiques sont une magnifique conquête scientifique ! Ils rendent toutes les opérations possibles, quelque redoutable qu'elles soient. Aujourd'hui un chirurgien peut, en quelque sorte, isoler pour un moment l'âme du corps, afin d'agir à son gré sur la matière. Ce qu'il y a de remarquable dans l'effet des anesthésiques, c'est que la conscience de celui qu'on soumet à leur action subsiste soit pour un temps donné, soit tout le temps de l'opération : la sensibilité seule reste complétement muette. Les inconvénients que présentaient l'éther et le chloroforme étaient l'objet de recherches incessantes, dans le but de trouver un nouvel anesthésique qui réalisât tous les bienfaits d'une pareille découverte, mais avec une entière perfection : c'est tout ce que nous dirons de l'amylène qui, jusqu'à ce moment, paraît avoir résolu toutes les difficultés de cet important problème.

Nous dirons encore un mot sur le haschich, dont le nom est parvenu à avoir une quasi-popularité, et a éveillé de toutes parts une extrême curiosité. On a même exagéré les effets du haschich au point de croire que sous son influence il pouvait nous faire assister à une fantasmagorie impossible et sans objets de comparaison. Voici à quoi il faut réduire des proportions grandioses :

Le haschich est un chanvre indien qui, dans de certaines contrées de l'Inde, se fume comme le tabac : ce sont les fleurs et les feuilles de la plante qui servent à cet usage. On prépare avec le haschich un extrait qu'on appelle extrait gras. Ce produit renferme toute la puissance du dangereux végétal, et ceux qui en usent ne recueillent de leur funeste habitude qu'un abrutissement qui se termine par la folie. Le gouvernement indien a été forcé de publier des lois pour défendre l'usage du haschich. Quant à ses effets comme expérimentation pure et simple, ce sont tous ceux de l'ivresse gaie.

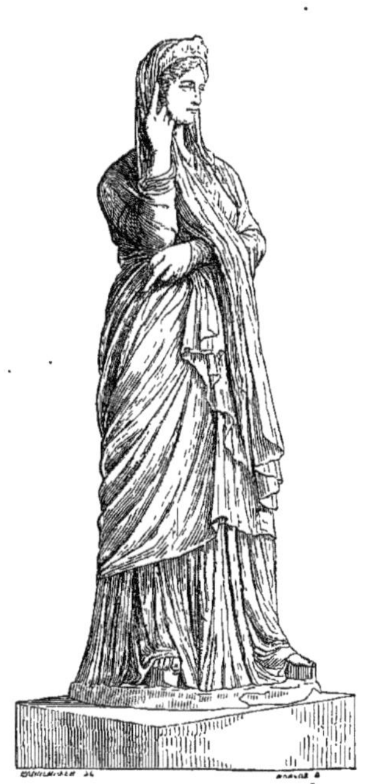

La Science.

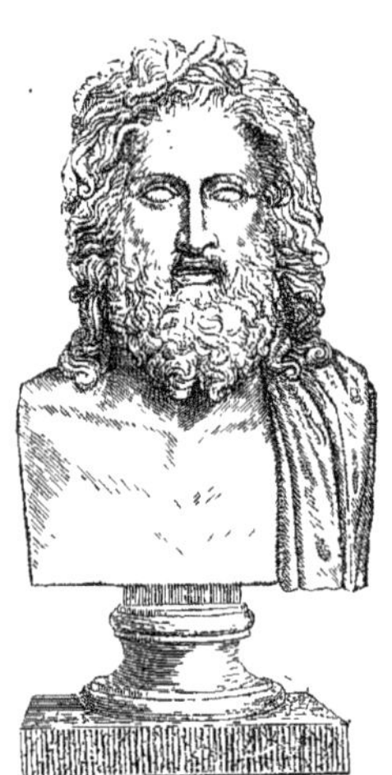

Arétée.

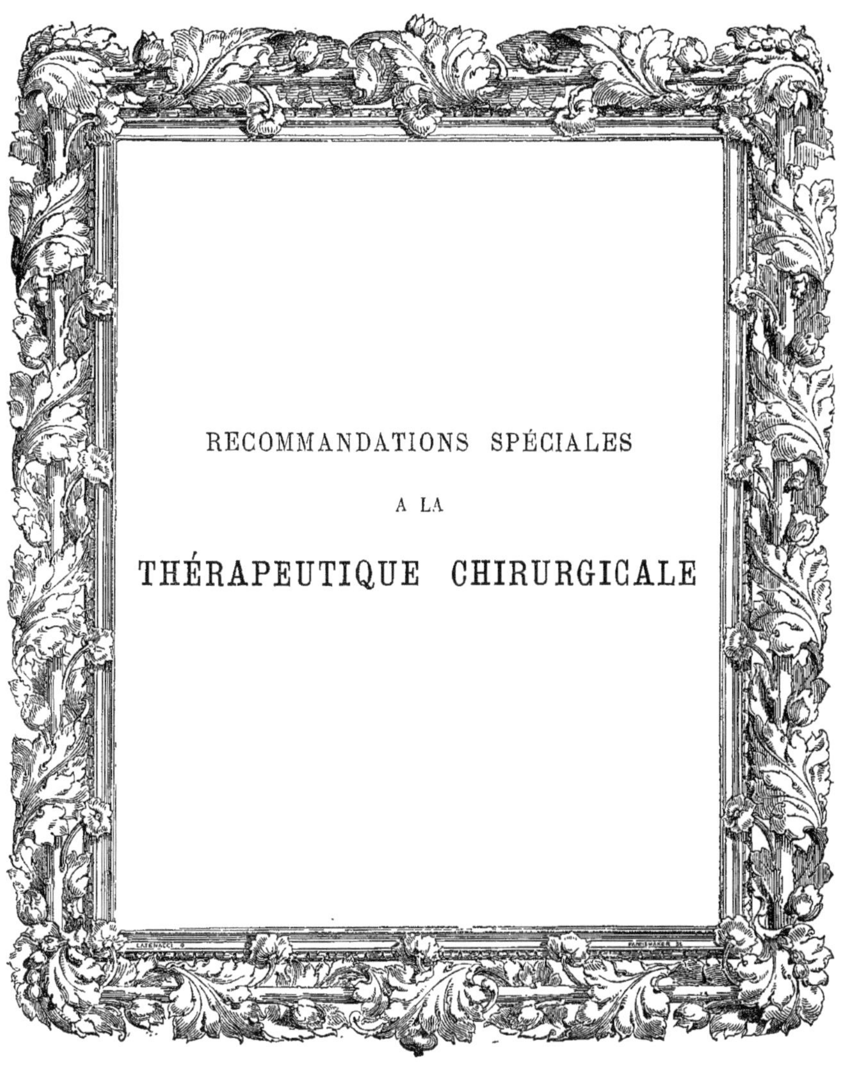

RECOMMANDATIONS SPÉCIALES

A LA

THÉRAPEUTIQUE CHIRURGICALE

LITS ET FAUTEUILS MÉCANIQUES

POUR MALADES ET BLESSÉS

DUPONT. — PARIS. — 18, rue Serpente.

Certaines maisons se recommandent au public par une tradition de légitimes succès. Les récompenses les plus honorables, les médailles méritées dans toutes les expositions, les suffrages de tous les hommes compétents sont pour ces maisons autant de titres à la confiance des malades. M. Dupont a reçu toutes ces médailles, a mérité tous ces suffrages, et il semblerait que l'industrie qu'il dirige n'ait plus qu'à continuer sa route sans craindre ni concurrence ni déception. Nous sommes donc heureux de dire que cet intelligent et savant frabricant ne s arrête point dans la voie du progrès et qu'il réalise tous les ans quelque amélioration.

Nous avons pu nous-même constater l'existence de ces progrès et de ces améliorations. Nous avions déjà consacré une notice à la maison de M. Dupont dans notre livre sur les Grandes Industries, et nous avions visité l'année dernière ses ateliers et ses magasins. Cette année nous avons recommencé nos visites et nous avons été surpris des innovations introduites en si peu de temps, des perfectionnements réalisés en une seule année. M. Dupont comble tous les *desideràta* de la chirurgie, et nous ne serions pas surpris de le voir tenir à l'Exposition de 1878 une place exceptionnelle.

Solidité, commodité, confortable, telles sont les trois qualités de tous es appareils qui sortent de cette maison. Sa mécanique sait, par une ngénieuse combinaison de ressorts, se plier à toutes les exigences du malade, prendre pour ainsi dire la forme de son corps, afin de lui éviter

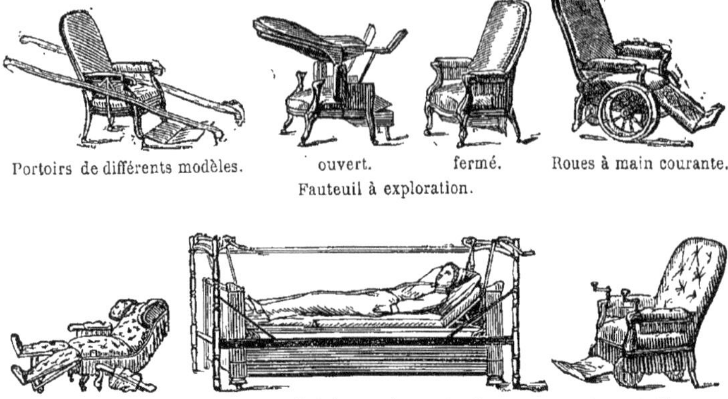

Portoirs de différents modèles. — ouvert. fermé. Fauteuil à exploration. — Roues à main courante.

Automoteur avec porte-pieds à deux articulations. — Appareil s'adaptant à tous les lits. — A manivelles.

toute souffrance, et de hâter sa guérison. Nous placerons en première ligne, parmi ces objets, le lit mécanique, qui est le seul admis dans nos hôpitaux. Avec lui, plus de secousses pour le malade, et plus de gêne pour le médecin.

Le fauteuil automoteur se recommande par une précieuse particularité : le dossier et le porte-pieds peuvent être abaissés ou élevés progressivement suivant la volonté du blessé ou du malade. Ce fauteuil peut aussi servir de lit.

Le fauteuil-roues à main courante peut être mis en mouvement par le malade lui-même, qui se promènera ainsi dans l'appartement ou dans son jardin sans le secours de personne; n'oublions pas non plus le célèbre fauteuil du docteur Mallez, auxiliaire si précieux des chirurgiens qui pratiquent la lithothritie.

Les médecins les plus éminents nous ont signalé ces divers appareils comme le dernier mot de la science appropriée aux besoins de la chirurgie. Nous sommes heureux d'enregistrer ici un verdict aussi flatteur.

HYGIÈNE DE LA VUE.

FISCHER, *opticien oculiste.* — PARIS. — 7, rue de la Paix.

PARIS possède un grand nombre d'oculistes célèbres. Les noms de M. de Wecker, de M. Galezowski, de M. Desmarres, de M. Sichel, sont cités parmi les plus renommés entre ces praticiens habiles qui s'occupent des maladies de l'œil. Tout ce que la science a pu conquérir, tout ce que le dévouement a pu inventer, ces hommes le mettent à la portée de tous ceux qui leur demandent leurs soins. Malheureusement, et voici une lacune qui semblait jusqu'à ce jour irréparable, ces médecins sont oculistes et ne sont pas opticiens.

Le plus souvent, en effet, le malade a besoin d'avoir recours aux secours de l'art pour conserver sa vue ou pour guérir les infirmités de ce sens si délicat. En un mot, il faut des lunettes. On va donc chez le premier opticien venu et on demande des verres pour lunettes ou lorgnon.

L'excellent négociant vous offre une profusion de lunettes et vous cherchez vous-mêmes, en essayant successivement tous les verres, quel est le numéro qui vous convient.

Pendant ce temps l'industriel qui se livre au commerce des objets d'optique vous offre le plus souvent, au lieu des conseils dont vous avez besoin, quelque baromètre perfectionné ou les photographies de nos plus charmantes actrices. Les baromètres vous sont indifférents, et si vous aimez à encourager l'art dramatique vous préférez cependant conserver vos yeux ou les guérir. Or, sur ce point, votre marchand vous répondra qu'il n'est qu'un opticien et qu'il n'est pas oculiste.

Voilà le mal. Le marchand n'est pas oculiste. Il ne sait donc pas que. est le défaut de votre vue, quel est le remède qui doit corriger ce vice. Il est incapable de guider votre choix. Qu'arrive t-il alors? Après avoir tâtonné entre plusieurs espèces de verres, vous emportez un lorgnon ou des lunettes qui paraissent parfaitement vous satisfaire. Effectivement vous voyez parfaitement avec les verres que vous avez pris, mais au bout d'un certain temps vous vous apercevez que vos yeux souffrent ou que vos verres sont insuffisants. Nouvelle visite au marchand, nouvelle expérience, nouvelle déception.

La raison de tout cela est simple. N'est pas oculiste qui veut. L'art de l'oculiste demande de longues études, et surtout une pratique plus longue encore : il faut savoir, il faut avoir pratiqué. M. Fischer réunit ces deux qualités.

Depuis vingt ans, M. Fischer s'est livré à l'étude des maladies de l'œil. Il a suivi les cliniques les plus justement célèbres, il a travaillé sous les auspices des médecins les plus autorisés. Après de longs voyages en Allemagne, en Hollande, où il profita des leçons de Donders, et dans toute l'Europe, il est arrivé à donner à l'art du praticien oculiste toute la rigueur d'une méthode expérimentale.

Il ne s'agit donc plus ici d'un simple commerce de verres de lunettes. Encore moins trouverez-vous dans les salons de la rue de la Paix ces photographies de femmes à la mode dont nous parlions tout à l'heure, ces machines électriques et ces baromètres que les enfants admirent. Non, vous n'êtes point là chez un opticien ordinaire, vous êtes chez un oculiste opticien, vous êtes chez un véritable médecin.

M. Fischer, au lieu d'étaler devant vous la série de diverses classes de verres usités par ceux qui veulent corriger leur vue ou en augmenter la puissance, examine lui-même l'état de vos yeux. C'est une consultation. Après avoir étudié le mal ou le défaut, M. Fischer vous présente les verres qui vous conviennent, les verres appropriés à votre état. Ce n'est donc pas vous qui choisissez vos verres, c'est M. Fischer qui les impose.

On voit donc bien quelle sécurité immense on doit emporter après pareille visite. L'erreur n'est plus possible, puisque vous vous adressez à un homme de l'art, à un spécialiste dont toute la vie a été employée à l'étude des yeux, à un praticien qui tous les jours peut vérifier cent fois l'exactitude de sa méthode. Aussi tous ceux qui ont recours à l'habile oculiste trouvent-ils soulagement et souvent guérison. Les myopes, par exemple, sont souvent la victime d'un préjugé qu'un savant peut seul détruire. Ces personnes vont chez l'opticien et choisissent elles-mêmes les verres que l'on emploie ordinairement contre la myopie. Mais la myopie n'est pas toujours le résultat de la convexité du cristallin, et c'est ainsi que le choix inintelligent des verres peut compromettre un organe sain. M. Fischer, en s'enquérant par lui-même de l'état de l'œil, et en constatant exactement la cause de la faiblesse dans la vision, peut donc adapter au défaut le remède qui seul peut le corriger.

Il est inutile d'insister plus longuement sur les immenses services que peut rendre le procédé de M. Fischer. Il est évident que la science et l'expérience étant réunies dans la personne de l'oculiste, on peut, avec assurance, lui confier ses yeux. Nous savons du reste que le public apprécie fort le talent de celui qui a élevé si haut sa profession, et nous souhaitons que tous les hommes intelligents consultent M. Fischer avant de choisir leurs lunettes ou leurs lorgnons.

MAISON D'ACCOUCHEMENTS.

Mme CHARLES. — PARIS. — 1, rue de Maubeuge.

DANS l'antiquité, les soins que réclame l'accouchement étaient confiés aux femmes, et elles ont gardé longtemps ce privilége. De nos jours encore, malgré l'immense célébrité qui rayonne autour de certains noms vénérés de la science, malgré la renommée légitime des Depoul, des Pajot, des Verrer, des Campbell, des Joulin, malgré les restrictions apportées sagement au pouvoir médical des sages-femmes, on peut dire que la profession de ces dernières a conservé toute son utilité, tout son prestige. En effet, si les médecins se sont réservé le droit d'appliquer les instruments de la chirurgie dans les cas laborieux, si, à plus forte raison, ils ont interdit à la femme le domaine de *la pratique obstétricale*, il est resté dans les habitudes du peuple d'avoir recours à la sage-femme. Bien plus, certaines dames se sont élevées par leur science et leur dévouement à la hauteur des praticiens les plus connus, et elles ont vu la clientèle aristocratique et distinguée leur demander les soins que la femme seule peut donner avec cette discrétion, ce tact et ce dévouement dans les petites choses que les hommes ne supposent même pas.

C'est ainsi que s'est fait connaître Mme Charles. Elle a installé rue de Maubeuge, dans un vaste immeuble qu'elle occupe presque entièrement, un établissement où les jeunes mères trouvent tout ce que réclament les moindres exigences de leur intéressante situation. Du reste, quoique parfaitement capable de répondre à toutes les demandes de ses clientes, Mme Charles s'est adjoint le concours d'un médecin et d'un chirurgien qui visitent chaque jour les malades autant de fois que le veut leur état.

Les meilleures conditions de prévoyance sont donc ici parfaitement remplies.

Outre les accouchements, cette partie de la pratique médicale dans laquelle Mme Charles a acquis une expérience consommée, Mme Charles s'occupe encore des affections de toute sorte qui sont spéciales à la femme. Combien de fois n'arriva-t-il pas que des personnes parfaitement honorables se trouvent tout à coup, par l'effet de circonstances imprévues, atteintes d'un mal, d'une indisposition dont la nature n'est pas effrayante, mais cependant fort incommode. Sans doute le médecin n'est pas loin, mais le médecin est le médecin, et l'on redoute toujours l'aveu de ces petites misères. Mme Charles offre à toutes ces infortunes un soulagement prompt, sérieux, délicat et discret.

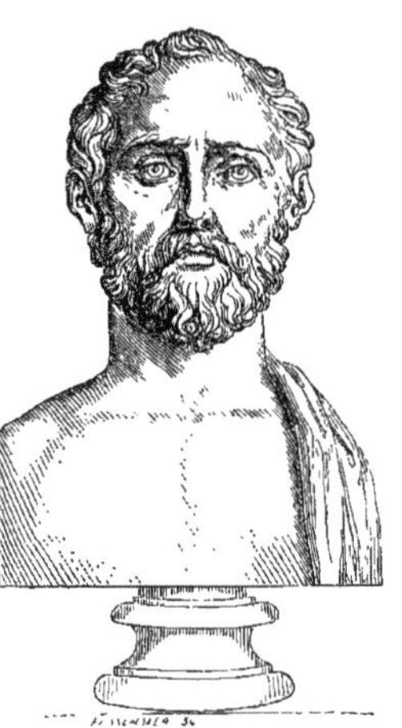

HARVEY.

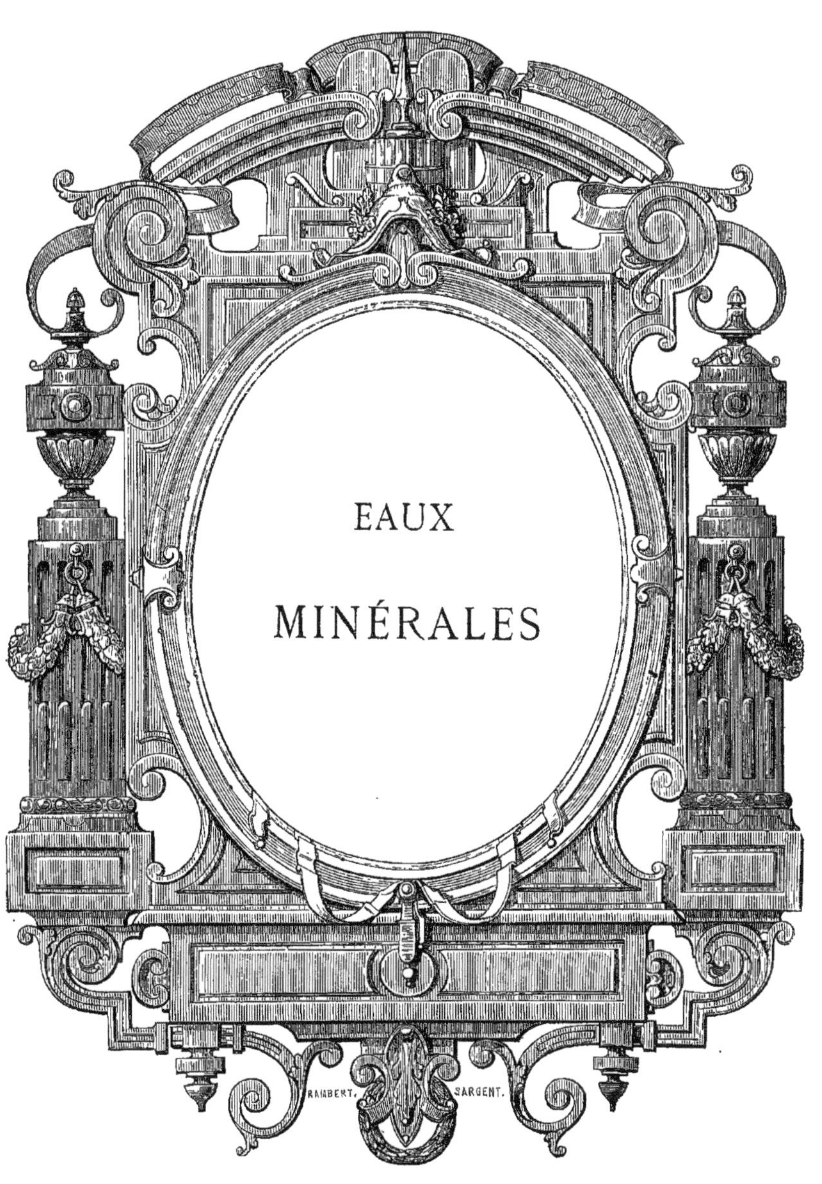

EAUX MINÉRALES

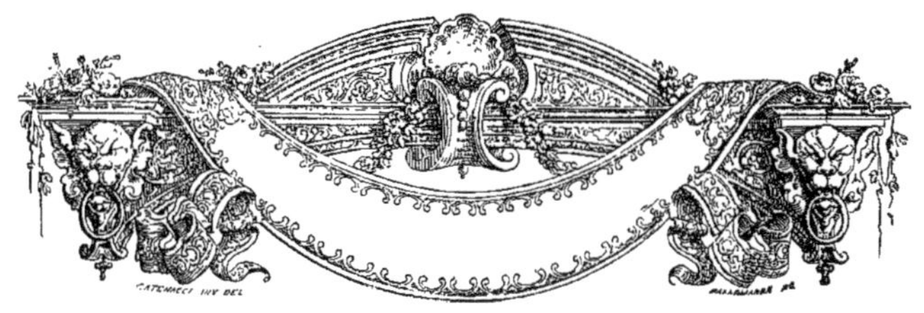

EAUX MINÉRALES

EAUX.	LIEUX.	USAGE.
	MÉDICATION MINÉRO-THERMALE SIMPLE.	
NÉRIS.	France. Allier.	Rhumatisme articulaire et musculaire. Névralgie. — Sciatique. — Névroses (hystérie, chorée). Affections utérines. Affections cutanées.
BAGNÈRES-DE-BIGORRE	France. Hautes-Pyrénées.	Appauvrissement du sang. — Troubles d'innervation. Affections utérines. Éréthisme général ou local. Paralysies.
DAX.	France. Landes.	Névralgies. — Névrose. — Lymphatisme. Rhumatismes. Scrofules.
BOURBON-LANCY.	France. Saône-et-Loire.	Affections rhumatismales. — Sciatique. Affections utérines.
USSAT.	France. Ariége.	Névralgies et Rhumatismes.
TEPLITZ SHÖNAU.	Autriche. Bohême.	Lésions traumatiques. — Goutte. — Paralysie.
WILDBAD-GASTEIN.	Autriche. Alpes-Tyroliennes.	Altération du système nerveux — Inertie des muscles. Anémie.

EAUX.	LIEUX.	USAGE.
BAGNOLES-DE-L'ORNE.	France. Orne.	Troubles de la sensibilité et du mouvement.
AVESNE.	France. Orne.	Irritation nerveuse. — Dermatoses sécrétantes.
CHATEAUNEUF.	France. Puy-de-Dôme.	Rhumatisme nerveux. — Névroses. — Goutte. Affections urinaires. Dermatoses irritantes.
LOUECHE LES-BAINS.	Suisse. Valais.	Rhumatisme musculaire. — Lymphatisme. — Scrofules. — Anémie. Paralysies fonctionnelles.
SAINT-AMAND.	France. Nord.	Engorgements. — Arthrites. — Ostéites chroniques. — Atrophies. — Rétractions. — Ankyloses. — Traumatisme.
BARBOTAN.	France. Gers.	Affections rhumatismales. Excitations des sujets irritables ou sanguins.

MÉDICATION ALCALINE.

	EAUX	LIEUX	USAGE
			Chacune des sources a son action spéciale. Les affections traitées par ces diverses sources sont :
Sulfatées, sodiques et magnésiennes.	VICHY.	France. Allier.	Calculs biliaires. — Engorgement du foie. Lourdeur et troubles de digestion. — Goutte. Dyspepsies. — Fonctions de la peau. Coliques hépatiques. — Catarrhes de la vessie. Dysménorrhée. — Engorgement de l'utérus.
	VALS.	France. Ardèche.	Chlorose. — Débilité de l'estomac. — Gravelle. — Coliques. — Diabète. — Gastralgies.
	EMS.	Allemagne. Nassau.	Reliquats de pneumonie ou de pleurésie chronique. Affections catarrhales des muqueuses. Gravelle et affections urinaires. Affections de l'utérus.
	ROYAT.	France. Puy-de-Dôme.	Voies urinaires. — Rhumatismes. — Goutte. Congestions pulmonaires.

	EAUX.	LIEUX.	USAGE.
Sulfatées, etc.	SAINT-NECTAIRE.	France. Puy-de-Dôme.	Scrofule. — Vice de la sécrétion urinaire. Lymphatisme. — Rhumatismes articulaires.
	AUDABRE.	France. Aveyron.	Aménorrhée. — Dysménorrhée. — Asthénie.
	SOULTZMATT.	Alsace.	Irritation de l'appareil digestif et biliaire.
Bicarbonatées calciques et magnésiennes.	CONTREXEVILLE.	France. Vosges.	Vices de la sécrétion urinaire. — Coliques néphrétiques. — Cystites. — Gravelle. — Goutte.
	VITTEL.	France. Vosges.	Gravelle. — Expulsion des calculs peu volumineux.
	EVIAN.	France. Savoie.	Maladie du foie et de ses annexes, de la vessie. Action sédative.
	POUGUES.	France. Nièvre.	Dyspepsie. — Chloro-anémie. — Affections calculaires.
	CAPVERN.	France. Hautes-Pyrénées.	Dyspepsies. — Névralgies du col vésical.
	ALET.	France. Aude.	Dyspepsies gastro-intestinales. — Asthénie. — Névrose.
	AULUS.	France. Ariége.	Diathèse de l'estomac. Propriétés diurétiques et dépuratives. (*Voir page* 429.)

MÉDICATION ARSÉNICALE.

EAUX.	LIEUX.	USAGE.
LA BOURBOULE.	France. Puy-de-Dôme.	Scrofule. — Dermatoses. Affections des voies respiratoires, surtout celles où le lymphatisme domine. État cachétique (syphilis, diabète, intoxication paludéenne).
MONT-DORE.	France. Puy-de-Dôme.	Scrofule. — Mal de Pott. — Paralysie. Atrophie musculaire. Maladies de l'utérus. Catarrhe pulmonaire. — Phthisie. Maladies du larynx.
PLOMBIÈRES.	France. Vosges.	Maladies chroniques de l'estomac et de l'intestin.

EAUX.	LIEUX.	USAGE.
Plombières. (Suite).	France. (Vosges.)	Dyspepsies pituiteuses, atoniques, flatulentes. Rhumatismes. — Paralysies. Maladies utérines et de la vessie. Affections cutanées.

MÉDICATION FERRUGINEUSE.

Ferrugineuses bicarbonatées.	Spa.	Belgique. Province de Liége.	Anémie. — Débilité. — Névroses. — État cachétique. Dyspepsie. — Diarrhée chronique. — Maladies fonctionnelles de l'utérus.
	Pyrmont.	Allemagne. Waldeck.	Propriétés reconstituantes très-renommées.
	Schwalbach.	Allemagne. Nassau.	Propriétés astringentes et digestives.
	Saint-Moritz.	Suisse. Grisons.	Lésions organiques. — Affections névropathiques. Albuminurie atonique. Traitement de la phthisie pulmonaire. Tuberculose avancée. — État pléthorique. Maladies du cœur.
	Orezza.	France. Corse.	Action très-digestive et reconstituante. (*Voir page* 435.)
	Bussang.	France. Vosges.	Propriétés apéritives et fortifiantes.
	Delicieuses, a Vals.	France. Ariége.	Propriétés digestives et diurétiques. (*Voir page* 440.)
	Pradel près Vals.	France Ariége.	Affections du tube digestif. (*Voir page* 438.)
	Couzan.	France. Loire.	Propriétés excitantes dans la paralysie de l'estomac. (*Voir page* 433.)
	Forges-les-Eaux, Ferrugineuse crenatée.	France. Seine-Inférieure.	Chlorose. — Gastralgie. — Entéralgie. — Névralgie faciale. — Scorbut. — Fistules.
	Saint-Christau, Ferrugineuse sulfatée.	France. Basses-Pyrénées.	Anémie. — Syphilis. — Dermatoses. — Ulcères. — Scrofules. — Ophtalmies.

	EAUX.	LIEUX.	USAGE.
	AUTEUIL.	France. Seine.	Débilité cachétique.
Ferrugineuses thermales.	LUXEUIL.	France. Haute-Saône.	Pertes de sang. — Épuisement nerveux. Gastralgie. — Dyspepsie. — Diarrhées chroniques et rebelles. Maladies de l'utérus invétérées. Hypocondrie.
	LAMALOU.	France. Hérault.	Dyspepsie. Action reconstituante. Maladies du système nerveux. Rhumatismes et paralysies.
	VOLCAN PRÈS VALS.	France. Ariége.	Effets reconstituants. (*Voir page* **441**.)
	MARCOLS.	France. Ardèche.	Effets fortifiants (*Voir page* **434**).

MÉDICATION SALINE.

	EAUX	LIEUX	USAGE
Chlorurées sodiques non ou peu gazeuses.	BALARUC.	France. Hérault.	Maladies du cœur et des voies respiratoires. Congestion vers les centres nerveux. Paraplégie et paralysies. Tumeurs blanches. — Ostéite. — Lymphatisme. — Asthénies cachétiques.
	BOURBONNE-LES-BAINS.	France. Haute-Marne.	Diathèse scrofuleuse. — Cachexie syphilitique, saturnine et mercurielle. Affections traumatiques. Rhumatisme poly-articulaire. — Arthrite sèche. Névralgie sciatique idiopathique.
	NIEDERBROUN.	Alsace.	Dyspepsie. — Congestion et hypertrophie du foie. — Calculs biliaires. Affections strumeuses et utérines. — Rhumatisme.
	LAMOTTE-LES-BAINS.	France. Isère.	Scrofule. — Rhumatisme. — Irritations utérines.
	SALIES DE BÉARN	France. Basses-Pyrénées.	Lymphatisme. — Scrofule. — Ostéites (caries, névroses). Fistules. — Desquammation. Cachexie. — Aménorrhée.— Dysménorrhée. Maladies du cœur.
	SALINS.	France Jura.	Engorgements ganglionnaires. — Tuberculose. — Cachexie syphilitique. — Rhumatisme. — Asthénie.

	EAUX.	LIEUX.	USAGE.
Chlorurées, etc.	KREUZNACH.	Allemagne. Prusse-Rhénane.	Organes de la femme. — Débilité. — Dysménorrhée. — Chloro-anémie.
	SALINS.	France. Savoie.	Affections scrofuleuses.
	BOURBON-L'ARCHAMBAULD	France. Allier.	Rhumatismes. — Paralysies. — Lymphatisme. Affections utérines. Atonie générale. Dyspepsies et gastralgies.
Chlorurées sodiques chargées d'acide carbonique.	MANHEIM.	Allemagne. Hesse-Darmstadt.	Scrofules (otorrhées-ophtalmies). — Engorgements ganglionnaires. Rhumatisme chronique. — Goutte. Vénosité abdominale. Engorgements utérins.
	KISSINGEN.	Allemagne. Bavière.	Consomption.—amaigrissement.—Pléthore. Constipation. — Dyspepsie. — Névralgie du col de la matrice.
	WIESBADEN.	Allemagne. Nassau.	Névralgies faciales. — Sciatique. États apoplectiformes. Paralysie.
Sulfatées sodiques.	CARLSBAD.	Autriche. Bohême.	Gravelle. — Calculs biliaires. — Diabète.— Goutte. — Rhumatisme.
	MARIENBAD.	Autriche. Bohême.	Obésité. — Hémorroïdes. — Catarrhes de l'estomac. — Maladies du foie. Goutte. — Maladie de l'utérus. — Névroses cérébrales.
	FRANZENSBAD.	Autriche. Bohême.	Anémie. — Asthénie. — Affections nerveuses (hystérie, hypocondrie, névralgie).
	MIERS.	France. Lot.	Catarrhe intestinal.— Dyspepsies. — Fièvres gastriques.
	BRIDES-LES-BAINS.	France. Savoie.	Catarrhe du tube digestif. — Constipation opiniâtre. Chlorose. — Trouble de la menstruation.
	ROUCAS-BLANC.	France. Bouches-du-Rhône.	Effets reconstituants et laxatifs. (*Voir page* 439.)

MÉDICATION SULFUREUSE.

	EAUX.	LIEUX.	USAGE.
Sulfurées, sodiques.	BAGNÈRES-DE-LUCHON.	France. Haute-Garonne.	Arthrites chroniques. — Tumeurs blanches. — Ostéite. — Ulcères. — Herpétisme. — Pharingite granuleuse. — Cancer vésical et utérin.
	CAUTERETS.	France. Hautes-Pyrénées.	Catarrhes des voies respiratoires. — Phthisie pulmonaire torpide. — Névroses de l'estomac, de l'intestin, des voies urinaires.
	BARÈGES.	France. Hautes-Pyrénées.	Affections des os et articulations. Maladies de la peau. — Ulcérations. Paralysies rhumatismales et périphériques.
	SAINT-SAUVEUR.	France. Hautes-Pyrénées.	Cachexie syphilitique. — Dysménorrhée. — Stérilité. — Métrorrhagie. Dyspepsie gastrique et intestinale.
	AX.	France. Ariége.	Action reconstituante.
	EAUX-BONNES.	France. Basses-Pyrénées.	Affections des organes respiratoires (catarrhes, hypérémie, inflammation chronique). — Tuberculose. Asthme bronchique. — Pleurésie chronique (Dr Gueneau de Mussy). Lésions du larynx et du pharynx.
	EAUX CHAUDES.	France. Basses-Pyrénées.	Catarrhes bronchiques. — Ophtalmies scrofuleuses. — Lymphatisme.
	CHALLES.	France. Savoie.	Engorgements ganglionnaires. — Ulcères. — Dermatoses.
	MARLIOZ.	France. Haute-Savoie.	Affections des voies respiratoires.
	LABASSÈRE.	France. Hautes-Pyrénées.	Catharrhes des voies respiratoires.
	GUAGNO.	Corse.	Dermatoses torpides. Affections dermateuses et rhumatismales.
Sulfurées, sodiques, hypo-sulfitées.	LE VERNET.	France. Pyrénées-Orientales.	Rhumatismes. — Herpétisme. Affections catarrhales des voies respiratoires.
	AMÉLIE-LES-BAINS.	France. Pyrénées-Orientales.	Laryngites. — Bronchites. Rhumatismes chroniques.

	EAUX.	LIEUX.	USAGE.
Sulfurées, sodiques, hyposulfitées.	MOLITG.	France. Pyrénées-Orientales.	Diathèses érétiques et herpétiques.
	OLETTES.	France. Pyrénées-Orientales.	Affections catarrhales et calculeuses.
	LA PRESTE.	France. Pyrénées-Orientales.	Gravelle. — Coliques néphrétiques et hépatiques.
Sulfurées calciques.	ENGHIEN.	France. Seine-et-Oise.	Voies respiratoires. — Larynx. — Pharynx. Bronchites. — Pneumonies. — Catarrhes du poumon. Affections herpétiques. Dermatoses squammeuses.
	PIERREFONDS.	France. Oise.	Tuberculose. — Maladies des organes respiratoires. Affections de la muqueuse pharyngienne. — Angine granulée. Asthme bronchique.
	GRENOBLE.	France. Basses-Alpes.	Voies respiratoires.
	CAMBO.	France. Basses Alpes.	Cachexie palustrée. — Chlorose. Chloro-anémie.
Hydro-sulfurées.	SCHINZNACH.	Suisse. Argovie.	Maladies de la peau. — Lymphatisme. Maladies chirurgicales. — Fractures. — Corps étrangers dans les tissus.
	ALLEVARD.	France. Isère.	Catarrhe bronchique. — Toux sèche. Phthisie du premier degré. — Laryngites et angines chroniques. — Asthme sec.
	SAINT-HONORÉ.	France. Nièvre.	Dermatoses. — Affections catarrhales des muqueuses. — Affections pneumoniques.
	AIX EN SAVOIE.	France. Savoie.	Organes respiratoires.
	BAGNOLS.	France. Lozère.	Rhumatismes. — Scrofules. — Herpétisme
Sulfurées et chlorurées, sodiques.	URIAGE.	France. Isère.	Lymphatisme. — Engorgements ganglionnaires. — Scrofules. — Cachexie syphilitique. — Affections du cœur.
	AIX-LA-CHAPELLE.	Allemagne. Prusse.	Affections cutanées et de l'organe digestif. Affections herpétiques et sécrétantes.
	SAINT-GERVAIS.	France. Haute-Savoie.	Propriétés diurétiques. — Affections de l'organe digestif. — Gastralgie opiniâtre.

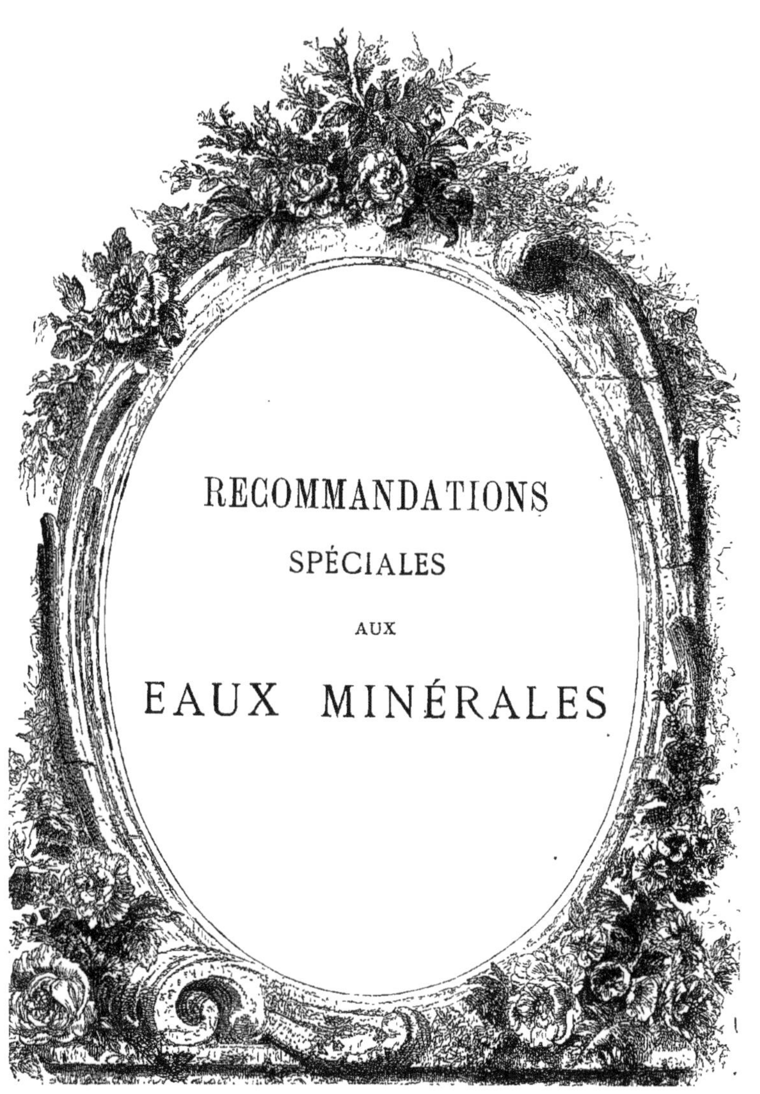

RECOMMANDATIONS SPÉCIALES AUX EAUX MINÉRALES

EAUX MINÉRALES D'AULUS

(ARIÉGE)

AULUS se trouve dans le département de l'Ariége, à 971 kilomètres de Paris. Cette ville est située entre de grandes montagnes, à l'extrémité de Couserans, dans un beau vallon, au cœur même des Pyrénées centrales.

Ces eaux tiennent maintenant une large place dans la thérapeutique générale. Tous les ans, de nombreux malades vont chercher dans ce petit village de l'Ariége la force et la santé.

Nous empruntons à M. le Dr A. Chevallier, l'éminent chimiste de l'Académie de Médecine, une savante étude sur les eaux d'Aulus.

« Connues du temps des Romains, les eaux d'Aulus sont restées « obscures, ignorées jusqu'en 1823, époque à laquelle l'usage de l'une « de ces sources rendit à la santé un lieutenant d'infanterie, M. Dar- « magnac, en garnison dans le pays.

« Analysées en 1847 par MM. Pinaud et Filhol, en 1859 par « M. O. Henry, en 1863, en 1873 par M. Garrigou, elles ont été au- « torisées par l'Académie de médecine à la suite de deux rapports « présentés à l'approbation de la Compagnie en 1852 et 1854.

« Les diverses sources (Darmagnac, Bacque, des Trois Césars) sour- « dent sur la rive gauche du Garbet, à 200 mètres de cette rivière, au bas « d'une montagne. La nature géologique des terrains est en rapport « avec leur minéralisation générale, et les masses d'erzolithe éparses « dans ses environs rendent compte de l'élément chrome qu'on y a ren- « contré. Après de récents travaux de captage, parfaitement entendus, « les sources sont aujourd'hui emménagées dans trois grottes spéciales.

« A. — Quels sont les caractères physiques et la nature chimique « de ces eaux?

« B. — Quels sont les états morbides qui réclament leur emploi? « voilà les questions qu'il s'agit d'élucider actuellement.

« A. — Les eaux d'Aulus, à leur température native de 20°, sont « douces, limpides, incolores et inodores. Leur goût, qui n'a rien de « désagréable, laissé seulement une légère saveur difficile à caractériser.

« A la longue elles teignent légèrement en jaune d'ocre les linges et « les vases qui les renferment.

« D'après des expériences faites par M. Garrigou aux Griffons et « dans son laboratoire de Toulouse, le degré d'alcalinité est représenté « par 0,601 *d'hydrate de chaux par litre.*

« L'Analyse de M. Ossyan Henry détermine ainsi les éléments « minéralisateurs pour un litre:

Sulfate de chaux	1.010
— de soude	1.010
— de magnésie	0.302
Chlorures de sodium, calcium, magnésium	1.400
Oxyde de fer	0 011

« M. Filhol y a constaté des traces de cuivre.

« M. Garrigou explique la présence du chrome qu'il a le premier « découvert, en 1853, par les masses d'erzolithe signalées plus haut.

« Dans une analyse plus récente, il a reconnu la présence de douze « substances non signalées ni soupçonnées par ses confrères (strontiane, « lithine, ammoniaque, rubidium, chrome, fluor, antimoine, tellure, « plomb, bismuth, nickel, cobalt).

« Pour ces dernières opérations, M. Garrigou, suivant sa nouvelle « méthode, donne la nomenclature des résultats qu'il a obtenus, les « dosages étant rapportés à un litre, car il considère comme arbitraire « le groupement entre eux des éléments fournis par l'analyse de manière « à indiquer quelles sont les combinaisons probables qu'ils forment dans « l'eau minérale.[1]

« Toutefois. comme la composition présumée des sels en dissolution

1. *Analyse chimique des eaux d'Aulus.* Bruxelles, 1874.

« sert toujours à rappeler l'ensemble des caractères de l'eau analysée, « on trouve à la suite du mémoire de M. Garrigou le tableau inter- « prétatif de ses analyses, tableau qui donne une signification précise « aux yeux de la généralité des médecins et du public éclairé. En voici « les détails :

	Source Bacque.	Source Darmagnac.
Sulfate de potasse..............	0.0054	0.0060
— de soude................	0.0085	0.0841
— de lithine...............	0.0015	0.0018
— de rubidium............	traces	—
— d'ammoniaque..........	0.0004	0.0004
— de chaux et de strontiane.	1.7741	1.9140
— de magnésie	0.2160	—
— de protoxyde de fer......	0.0048	0.0050
Acide carbonique...............	0.1982	1.1166
Chlorures et iodures............	traces	0.0410
Matières organiques............	0.0950	—

« B. Dans la première année de la découverte des eaux d'Aulus, « elles étaient plus spécialement administrées dans certaines formes des « affections syphilitiques. Cette action est incontestable; ce qui l'est « moins, c'est l'assertion qui voudrait la faire remonter aux traces mini- « mes de sel de chrome, qu'elles tiennent en dissolution. M. le docteur « Bordes-Pagès, inspecteur de la station depuis 1848, très-compétent « dans la matière, écrit : « Nous devons regarder l'eau d'Aulus comme « une sorte de tisane naturelle qu'il faut prendre comme telle, en la con- « sidérant surtout dans ses effets thérapeutiques. En un mot, nous ne « considérons pas les eaux d'Aulus comme un spécifique infaillible « contre la syphilis, surtout à l'état récent, mais comme un moyen « éliminateur et dépuratif des plus puissants contre cette affection, « principalement dans les cas rebelles et compliqués.

« M. Durand-Fardel, dans ses savantes leçons de l'École pratique, « appelle les eaux d'Aulus les *eaux de Contrexeville du Midi*, à « cause de leur efficacité reconnue dans le traitement de la goutte et de « la gravelle.

« Des études récentes, conduites avec toute l'autorité désirable, éta-

« blissent la nature franchement laxative de ces eaux. Elles purgent « doucement, sans fatigue et sans irritation, et comme elles sont prises « sans répugnance, en faisant cesser les dyspepsies de l'estomac et la « paresse des organes digestifs, elles réveillent par cela même l'appétit « et favorisent l'assimilation.

« Nous ne saurions, du reste, fournir un argument plus péremp- « toire de la valeur thérapeutique des eaux d'Aulus qu'en transcrivant « l'opinion motivée de mon savant et illustre collègue de l'Académie, « le docteur Ricord :

« Je prescris souvent les eaux d'Aulus, et je considère la source Bacque comme « très-efficace dans la goutte, la gravelle, les rhumatismes, la constipation, etc. « Quant à la source Darmagnac, elle m'a rendu spécialement des services comme « complément du traitement des maladies de la peau, scrofule, syphilis. »

« Ainsi, en résumé, les considérations qui précèdent nous autorisent « à dire que la station hydrominérale déjà prospère d'Aulus est des- « tinée à rester, dans un avenir prochain, l'une des plus importantes de « la région pyrénéenne. »

A cette savante étude, nous n'ajouterons que quelques lignes : Le voyageur qui vient passer une saison à Aulus peut faire aux environs un grand nombre d'excursions. Nous recommanderons surtout l'ascension du pic de Bertron, qui a 1685 mètres d'élévation. Du sommet de cette montagne on découvre la splendide vallée d'Aulus.

Les distractions ne font donc pas défaut au malade, qui retourne volontiers dans un pays qui lui a rendu la santé, certain d'y séjourner avec fruit. En même temps que les eaux d'Aulus raffermissent ses forces remises et purifient son sang, l'air vivifiant qu'il respire, les sites pittoresques qui l'environnent, impriment à tout son être une plénitude d'existence aussi heureuse pour le corps que pour l'esprit.

EAUX MINÉRALES DE COUZAN

Mme Vve BARRAULT. — PARIS. — *Dépôt central*, 112 à 120, rue de Lyon.

C'EST surtout depuis 1867 que les eaux minérales de Couzan sont populaires. Connues et appréciées depuis longtemps, ce fut à cette époque qu'elles entrèrent tout à fait dans le domaine de la pratique médicale.

Dans un rapport à l'Académie de médecine, nous lisons les lignes suivantes : « L'eau de Couzan, par « ses caractères physiques et chimiques, constitue sans contredit « le *type des eaux de table*. Fraîche et petillante, apéritive et « très-digestive, elle se distingue de toutes les eaux connues par son « goût attrayant et son action reconstituante. Elle rend, en outre, des « services remarquables dans le traitement des maladies des femmes et « de toutes les affections qui résultent des troubles fonctionnels de l'es- « tomac. Peu de dyspepsies résistent à son emploi. Il lui est reconnu de « longue date une vertu en quelque sorte spécifique contre la gravelle. »

Nous pourrions ici faire la description topographique du charmant pays où se trouve l'établissement de Couzan. Nous pourrions dire aussi que cet établissement est conçu dans d'excellentes conditions de confortable et d'hygiène. Mais tout le monde sait déjà ce que nous dirions à ce sujet.

Nous nous bornerons donc à signaler encore parmi les affections que combat ou guérit l'eau minérale de Couzan : la chlorose, l'anémie, la goutte et les affections nerveuses. M. le docteur Rotureau dans les maladies de l'oreille externe, M. le docteur Salva dans les affections des yeux, M. le docteur Demarquay dans les cas de névralgie vésicale et de cystite, ont obtenu avec l'eau de Couzan des résultats inespérés. — Enfin, M. le docteur Hecpuis considère ce médicament comme le spécifique le plus sûr et le plus prophylactique assuré des diathèses utérines.

EAUX MINÉRALES NATURELLES

DE

MARCOLS (ARDÈCHE)

DEPUIS peu de temps seulement les eaux de Marcols sont connues et estimées. Un grand nombre de malades, qui ne pouvaient se transporter aux sources qui rendent la santé, employaient avec succès ces eaux ferrugineuses qui, tous les ans, sont transportées en si grande quantité de Marcols à Paris, dans toutes nos provinces et à l'étranger. On élèvera sans doute un établissement thermal qui pourra offrir aux malades la facilité de prendre des bains. Mais l'eau de Marcols n'a pas besoin de cet établissement pour se faire apprécier, car elle s'est imposée depuis longtemps par ses propriétés éminemment efficaces et par sa saveur aigrelette et piquante.

Le docteur Constantin James lui a consacré une longue notice dans son livre; mais il n'a fait que relater ce que l'on savait déjà. Ces eaux, dit-il, sont souveraines contre l'anémie, la diabète, l'albuminurie et la chlorose, en un mot contre toutes les affections qui sont amenées par l'appauvrissement du sang.

Les médecins prescrivent journellement l'emploi de ces eaux minérales, qui sont ferrugineuses sans avoir le défaut d'augmenter d'une manière exagérée la circulation générale. Elles sont peut-être les seules ferrugineuses auxquelles on puisse rendre cette justice.

Nous avons sous les yeux les chiffres authentiques qui représentent l'exportation des eaux de Marcols. Les pays du monde entier correspondent avec ce petit pays de l'Ardèche, et il semble que partout on ressente la salutaire influence de ce remède agréable et reconstituant.

EAUX MINÉRALES NATURELLES

D'OREZZA

Nous regrettons vivement de ne pas pouvoir insérer ici quelques-uns des documents officiels que nous possédons sur les eaux d'Orezza. Il y aurait toute une histoire à écrire avec ces pièces dont la plus ancienne date de 1805 et dont la dernière est datée de 1876. Les notices historiques, les rapports des facultés et des académies, les observations multipliées des praticiens les plus éminents forment une collection importante dont la Société qui exploite les eaux d'Orezza doit être légitimement fière.

Orezza est situé en Corse et doit sa célébrité à l'excellente eau minérale qui porte son nom. Cette eau, qui était connue dès la plus haute antiquité, est douée des propriétés les plus curieuses, les plus salutaires. Elle contient une quantité considérable d'acide carbonique, de carbonate de chaux, de magnésie, de fer, de sulfate de chaux, d'alumine, des sels de potasse, du chlore, de l'acide silicique et de l'oxyde de fer. On voit qu'elle peut être appelée, comme l'a dit M. Poggiale, le savant chimiste du Val-de-Grâce, une *Eau de Seltz ferrugineuse.* Nous ne pouvons mieux faire ici, du reste, que de citer textuellement la fin du rapport que M. Poggiale présenta à ce sujet à l'Académie de médecine le 20 septembre 1853. Sa collaboration nous est précieuse dans ce sujet.

« Ces eaux ne sont employées qu'en boisson. La présence de cette proportion considérable d'acide carbonique libre et de bicarbonates les rend très-assimilables et permet aux malades d'en boire une grande quantité. D'après le témoignage des médecins-inspecteurs et de tous les médecins du pays, ces eaux sont d'une énergie surprenante; *elles rendent les digestions faciles, augmentent l'appétit et donnent aux organes de la vigueur et de l'agilité.* Le pouls devient plus fort, le visage se colore, et il n'est pas rare d'observer des étourdissements

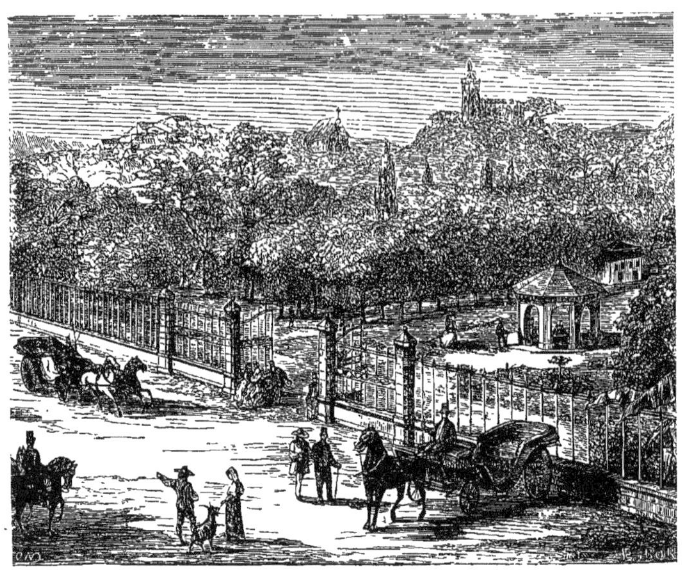

Vue d'Orezza.

lorsque l'usage de ces eaux a été prolongé. Les eaux d'Orezza sont particulièrement utiles dans *la chlorose*, *les engorgements des viscères abdominaux*, *les flueurs blanches*, *les affections anciennes du tube digestif*, et généralement dans toutes les maladies qui proviennent de la faiblesse des organes. »

A l'autorité de M. Poggiale nous pouvons ajouter celle de M. Flourens, notre ancien maître, qui, dans la séance du 24 février 1862, a donné lecture à l'Académie des sciences d'une note relative à l'efficacité des eaux d'Orezza. Flourens constate que ces eaux sont souveraines dans toutes les maladies chroniques de l'abdomen, et particulièrement contre les gastralgies, les engorgements du foie et de la rate. Nous dirons qu'à notre connaissance ces eaux ferrugineuses ont rendu la santé à plusieurs voyageurs qui avaient contracté dans les pays chauds ces terribles hépatites considérées comme à peu près inguérissables.

Il nous reste à dire quelques mots de l'établissement d'Orezza lui-même.

« Cet établissement, dit M. Marchal de Calvi, est situé à proximité de Bastia, dans un paysage merveilleusement encadré au milieu d'une forêt de châtaigniers qui a plusieurs lieues de tour, à une faible distance de la mer, occasion d'un facile et salutaire cumul pour les malades, heureux d'avoir une vaste plage sablée à leur portée, et de pouvoir reposer leur vue sur cette Méditerranée dont les eaux limpides et azurées ont un bien autre aspect que les vagues jaunes et terreuses de certaines côtes de l'Océan. »

Malheureusement, pour se rendre à Orezza, le voyage est long et dispendieux; mais, si les occupations ou la gravité de l'affection du malade le retiennent à la ville, il ne faut pas désespérer. Avec les eaux transportées, la santé vient à vous si vous ne pouvez aller à elle.

Le précieux liquide, enfermé dans des bouteilles avec un soin minutieux qui le garantit contre toute altération, permet à tout le monde de suivre à domicile, sans dérangement aucun et avec les mêmes avantages, le traitement qu'on aurait fait à la source même. Avce une bouteille par jour, à jeun ou pendant les repas, et sans braver la mer qui vous sépare de cette source bienfaisante, vous pouvez retrouver bientôt vigueur et santé.

EAUX MINÉRALES DU PRADEL

PRÈS VALS

Les eaux de Vals du *Pradel* sortent de deux sources. Ces eaux sont carbonatées, ferrugineuses et acidulées. Elles sont, comme les Délicieuses, fort riches en acide carbonique ; on peut même dire qu'aucune autre eau minérale ne possède plus qu'elles cette richesse d'acide carbonique. Les eaux de Bussang elles-mêmes sont inférieures à ce point de vue. Nous ajouterons ici ce que nous dirions des Délicieuses. On peut transporter sans aucune crainte d'altération les eaux du *Pradel.* Leur stabilité est pour ainsi dire indélébile, et les sels ne reviennent jamais aux bouteilles. Les bouteilles franchissent les mers et portent au loin le breuvage salutaire dans son intacte pureté, dans l'intégrité de ses divers éléments thérapeutiques.

Nous recommanderons les eaux du *Pradel* pour la reconstitution des fonctions digestives. Excitantes, rafraîchissantes et reconstituantes, elles guérissent en peu de temps les gastralgies les plus opiniâtres.

Un savant médecin de Leipzig nous a conseillé ces eaux dans toutes les affections goutteuses ou dartreuses. Leurs propriétés dépuratives les feront préférer à toutes les autres pour la guérison de la scrofule, et pour opérer la disparition complète de ces phénomènes qui suivent presque toutes les affections spéciales.

Enfin les maladies du foie, les hépatites aiguës ou chroniques auront recours au *Pradel.* Les engorgements du foie et de la rate ne demandent point d'autres soins.

Comme les Délicieuses, les eaux du *Pradel* sont aussi d'excellentes eaux de table dont l'usage peut même être considéré comme essentiellement prophylactique.

LES EAUX MINÉRALES DE ROUCAS-BLANC

MARSEILLE (PLAGE DU PRADO).

Nous avons déjà dit que Marseille possède un établissement climatologique exceptionnel. Mais il nous reste à dire que le Roucas-Blanc est aussi un établissement thermal, dont la valeur a été sérieusement contrôlée, discutée, et finalement appréciée.

Les eaux du Roucas-Blanc se rangent dans la catégorie des eaux chlorurées, sodiques et magnésiennes. Elles sont laxatives et peuvent tenir une place importante à côté des autres eaux purgatives. Elles purgent en effet et parfaitement, à la dose de deux ou trois verres. Leur principal mérite est d'opérer leur effet sans occasionner de douleurs ni de malaises. Leur parfaite limpidité permet de les transporter au loin, et, s'il le faut, de les conserver indéfiniment. Nous savons, du reste, que l'importation de ces eaux se fait sur une grande échelle.

Un des plus grands inconvénients des eaux minérales naturelles est d'avoir trop souvent un goût repoussant. Les eaux du Roucas-Blanc sont agréables à prendre; mélangées avec le lait chaud elles constituent une sorte de coulis, médicament bienfaisant pour toutes les affections intestinales.

Voici les principales maladies qui réclament l'usage des eaux du Roucas-Blanc : la chloro-anémie, avec trouble de fonctions digestives, respiratoires, locomotrices; l'histérie, la gastralgie, l'aménorrhée et la diarrhée chronique. MM. les docteurs Cauvière, Raymon et Fabre recommandent aussi les eaux du Roucas-Blanc contre les bronchites chroniques, les languivites chroniques, la phthisie scrofuleuse, les engorgements du foie, la goutte, les rhumatismes et la sciatique.

C'est, de toutes nos eaux laxatives, celle qui paraît le plus apte à nous affranchir de l'onéreux tribut que nous payons aux sources étrangères.

EAUX MINÉRALES DE VALS

SOURCES LES DÉLICIEUSES

Les *Délicieuses* de Vals peuvent être également prises à jeun ou pendant les repas. Mélangées avec le vin, elles ne l'altèrent pas, elles ne lui donnent aucun goût suspect, elles ne vicient pas le breuvage. Une eau minérale naturelle qui n'est pas repoussante est déjà fort rare à trouver. Si cette eau est agréable au goût, elle constitue une exception; or les eaux *Délicieuses* sont véritablement délicieuses.

Les qualités principales de ces sources sont d'être acidulées, gazeuses, bicarbonatées et sodiques. Très-riches en acide carbonique, les sels qui composent ces eaux ne se cristallisent pas sur les parois des bouteilles. Elles peuvent donc être conservées toujours dans leur état de pureté et de limpidité primitives, dans n'importe quel climat.

Ordinairement les eaux minérales sont pompées au moyen d'instruments et enfermées dans les bouteilles au sortir des pompes. Au contraire, les eaux de Vals, les *Délicieuses*, sont prises à la source elle-même. On ne se sert donc plus ici de pompes. L'eau possède ainsi toutes ses propriétés naturelles quand on la met dans la bouteille; elle conserve ses qualités indéfiniment, et est en cela supérieure à tant d'eaux célèbres, qui ne possèdent pas la même vertu.

Ces eaux, partagées en quatre sources, conviennent aux maladies de l'organe digestif. Elles réveillent les forces assimilatrices et favorisent la reconstitution des organes en établissant la régularité des fonctions générales.

Les malades qui souffrent des affections des reins, de coliques emphatiques, de la gravelle et de diverses autres diathèses spéciales, ont recours, avec le plus grand succès, à la source des *Délicieuses*. Un rapport du docteur Fortier, directeur de l'École centrale lyonnaise, constate ces effets remarquables.

EAUX MINÉRALES DU VOLCAN

PRÈS VALS

PARMI toutes les eaux connues on citerait difficilement une source ayant des propriétés ferrugineuses comparables à celles de la source du *Volcan*. Elle émerge du sein même d'un volcan dont le cratère est une des curiosités du pays de Vals. Ces eaux du *Volcan* contiennent donc une grande quantité de fer. Elles contiennent aussi du manganèse. Mais ces deux éléments sont ordinairement fort instables, et si cette source ne possédait pas un excès d'acide carbonique, le fer et le manganèse ne pourraient pas être fixés. On voit tout de suite quelle est la spécialité de cette source : Les eaux du *Volcan* sont toniques et stimulantes.

Le docteur Moussaud, de Paris, disait, en 1868 : « Les sels de fer et de manganèse se trouvent dans cette eau à un état de solution tel, que la digestion et l'assimilation se font presque à l'insu des voies digestives, ce qui le plus souvent n'a pas lieu avec les préparations ferro-manganiques et les eaux similaires dont les molécules ferrées s'adaptent aux bouteilles.

La chlorose résiste à presque tous les traitements; cependant on a observé plusieurs cas de guérison complète obtenus par l'usage des eaux du *Volcan*. L'anémie, la gastralgie opiniâtre peuvent être rangées, elles aussi, dans cette classe de maladies pour lesquelles le fer est le seul remède. L'eau du *Volcan*, qui n'est pour ainsi dire qu'une dissolution de fer, sera donc employée de préférence à toute autre médication dans les cas les plus graves.

Le docteur Liebaud, médecin à Saint-Germain-en-Laye, appelle cette eau : l'*Eau de table incomparable*. Pétillante, acidulée, elle excite les muqueuses de l'estomac, réveille et entretient l'appétit, et favorise puissamment la reconstitution organique.

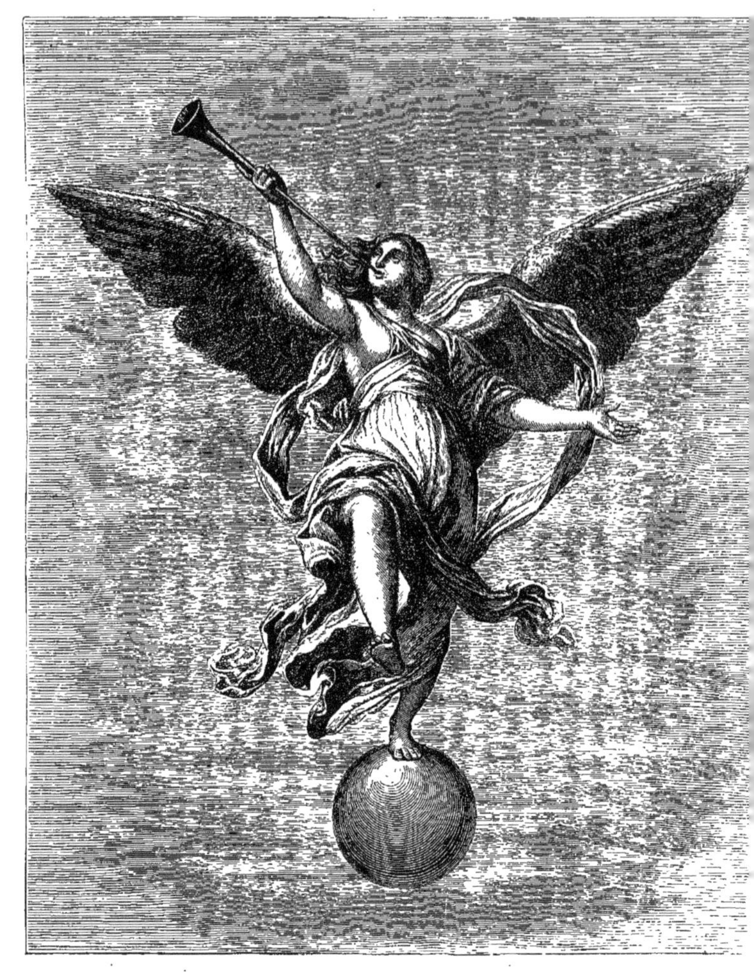

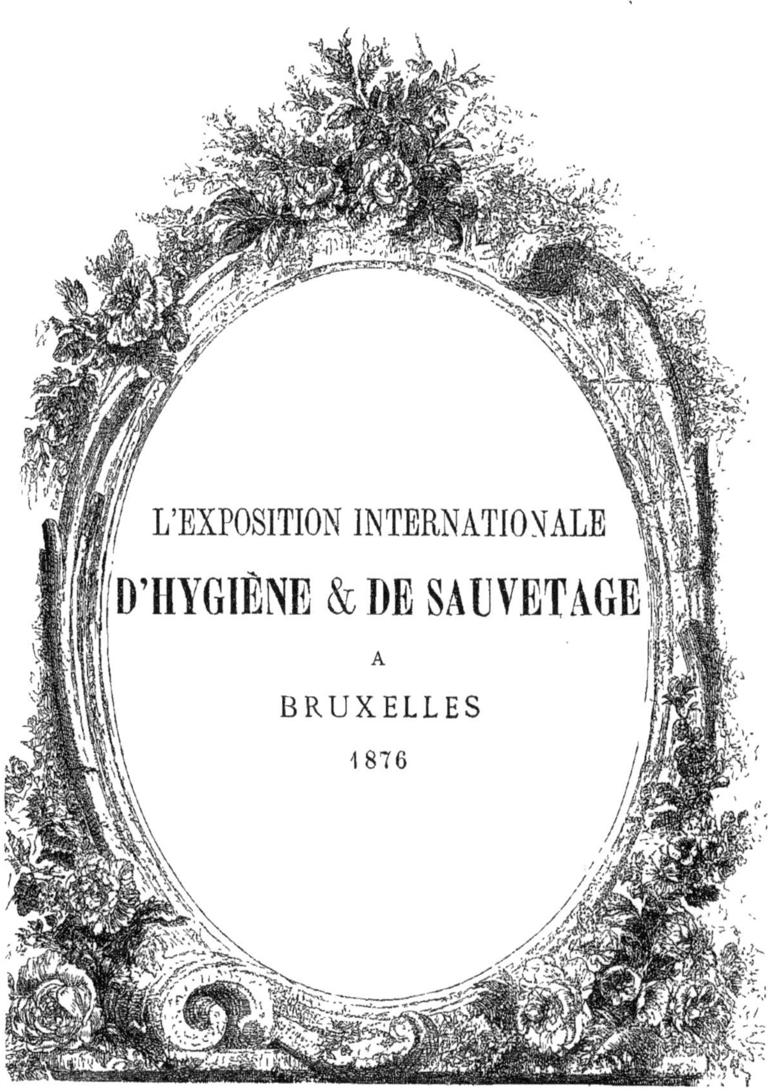
L'EXPOSITION INTERNATIONALE
D'HYGIÈNE & DE SAUVETAGE
A
BRUXELLES
1876

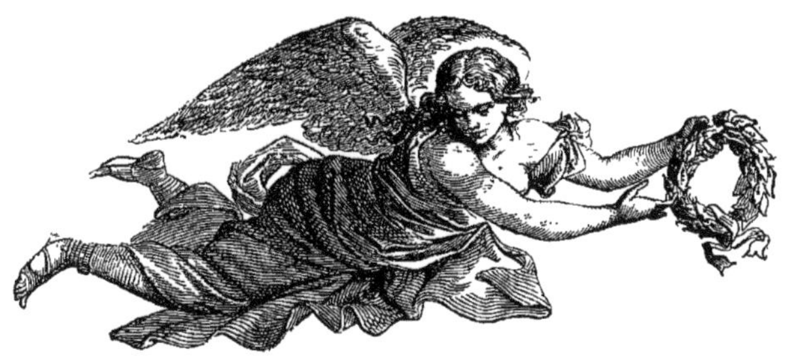

L'EXPOSITION D'HYGIÈNE

ET DE SAUVETAGE

A

BRUXELLES

1876

Nous avions commencé le Guide de la Santé, lorsque s'est ouverte à Bruxelles l'Exposition internationale d'Hygiène et de Sauvetage. Nous avons pensé tout de suite à réserver, dans ce livre, une place à cette exposition, et nous nous somme rendu en Belgique pour parcourir ses galeries. Nous avons applaudi à l'idée philanthropique qui avait présidé à cette organisation. La Belgique était admirablement choisie pour ce vaste rendez-vous. Sa situation, absolument neutre au point de vue de la politique militante de l'Europe, sa richesse industrielle, son hospitalité proverbiale, enfin le haut patronage que le roi Léopold accordait à l'entreprise, étaient autant de garanties pour un succès éclatant.

Depuis longtemps déjà, du reste, la Belgique pensait à cette Exposition. Dès 1871 ce projet était agité en haut lieu, et en 1874 le roi Léopold donnait son approbation à la grande idée.

En 1876, le Conseil d'administration fut définitivement organisé et composé. Le Comité central reçut dans son sein les hommes les plus considérables de la Belgique savante et industrielle. Voici ces noms illustres.

HAUT PROTECTEUR

S. M. le Roi

PRÉSIDENT D'HONNEUR

S. A. R. Monseigneur le comte de Flandre

VICE-PRÉSIDENT D'HONNEUR

M. J. ANSPACH, Bourgmestre de Bruxelles

PRÉSIDENT DE L'ŒUVRE

MM. RENARD (B), lieutenant général, aide de camp du Roi, inspecteur général des gardes civiques du royaume, ancien ministre de la guerre, président de la Société royale des Sauveteurs et de l'Association de secours aux blessés militaires de Belgique, Bruxelles.

PRÉSIDENT DE L'EXPOSITION

WAROCQUÉ (A.), membre de la Chambre des représentants, administrateur délégué des Charbonnages de Mariemont et Bascoup, Bruxelles.

CONSEIL D'ADMINISTRATION

chargé de l'organisation et de la direction de

L'EXPOSITION INTERNATIONALE D'HYGIÈNE ET DE SAUVETAGE

DE 1876

ADMINISTRATEURS

Président :	MM. RENARD (B.),	lieutenant général, aide de camp du Roi, etc.
Vice-Président :	WAROCQUÉ (A.),	membre de la Chambre des représentants.
	ÉVRARD (C.-J.),	industriel.
	MONTEFIORE-LÉVI (G.),	ingénieur civil.
	URBAN (M.),	ingénieur en chef du chemin de fer du Grand-Central-Belge.

SECRÉTAIRE GÉNÉRAL

M. MERCIER (Alf.), secrétaire général de la Société royale et centrale des Sauveteurs de Belgique.

Conseil de surveillance de la Société anonyme de l'Exposition

Président :	MM. PICARD,		avocat, président du Conseil provincial du Brabant.
Vice-Président :		JANSSENS (J.-J.-G.),	inspecteur général au ministère des Travaux publics.
		D'ANDRIMONT (Léon),	président de la Fédération des Banques populaires de Belgique.
		DANSAERT (Ch.),	conseiller communal.
		NELIS (Dr),	ancien membre de la Chambre des représentants.

COMITÉ CENTRAL

Président de l'Œuvre

MM. RENARD (B.), lieutenant général, aide de camp du Roi.

Président du Congrès

VERVOORT (D.-J.-L.), avocat, ancien président de la Chambre des représentants.

Président de l'Exposition

WAROCQUÉ (A.), membre de la Chambre des représentants.

Membres.

MM. BOUGARD (docteur),	membre de la commission centrale de salubrité publique.
CARAMAN-CHIMAY (Prince de)	gouverneur de la province du Hainaut.
CORR-VANDER MAEREN,	commissaire du gouvernement aux Expositions de Paris et de Londres.
COUVREUR,	membre de la Chambre des représentants, secrétaire général du Congrès.
CROCQ (docteur),	professeur à l'Université de Bruxelles.
CROMBEZ,	membre de la Chambre des représentants, bourgmestre de Tournai.

D'ANDRIMONT (Léon),	président de la Fédération des Banques populaires de Belgique.
DANSAERT (E.),	conseiller communal à Saint-Josse-ten-Noode.
DAVID (J.),	colonel commandant la garde civique d'Anvers.
DEMOT (E.),	avocat près la Cour de cassation.
EVRARD (Ch.),	industriel.
FOURCAULT (F.),	secrétaire du Comité exécutif du Congrès.
GIESBERS,	vice-président de la Société royale des Sauveteurs de Belgique.
HOUGET (A.),	industriel.
JANSSENS (J.-J.-G.),	inspecteur général au ministère des Travaux publics.
MARYSSAEL,	échevin de la ville d'Ostende, président de la succursale de la Société des Sauveteurs de cette ville.
MAUS (C.),	inspecteur général des ponts et chaussées.
MONTEFIORE-LÉVI (G.),	ingénieur civil.
NELIS (docteur),	ancien membre de la Chambre des représentants.
PICARD,	avocat, président du Conseil provincial du Brabant.
SADOINE,	directeur général de la Société John Cockerill.
SMITS,	directeur général de la Société anonyme de Marcinelle et Couillet
SNOECK (J.-Jh.),	vice-président de la Société royale des Sauveteurs de Belgique.
T'SERSTEVENS (Léon),	membre de la Chambre des représentants.
URBAN (M.),	ingénieur en chef au Grand-Central-Belge.
VAN HAELEN (F.),	trésorier de la Société royale des Sauveteurs de Belgique.

SECRÉTAIRE GÉNÉRAL

MERCIER (Alfred),	secrétaire général de la Société royale et centrale des Sauveteurs de Belgique.

BELGIQUE

L'Exposition belge était certainement la plus remarquable de toutes les diverses exhibitions. Nous allons la passer en revue et nous signalerons d'abord l'échelle de sauvetage de *M. Couvert* et les tissus incombustibles de *M. Damseaux*.

M. Devos était bien connu pour ses avertisseurs télégraphiques d'incendie. Nous avons encore remarqué son appareil sonnant électriquement le tocsin au moyen de transmetteurs placés dans les rues. Ses divers systèmes de paratonnerres pour l'intérieur des bureaux télégraphiques ont été universellement estimés.

M. Uyttenhoven, d'Anvers, avait présenté un canot avec ancre flottante, capable de résister aux fortes lames de la mer.

La boussole marine transparente, à esprit-de-vin, de *M. Vandervoodt-Cornet*, a cet immense avantage de ne se noircir jamais et de ne pas se geler.

M. Lagache a inventé un système de rail pour chemin de fer, qui empêche le déraillement.

Nous souhaiterions vivement de voir utiliser en France l'appareil ingénieux de *M. Systermans*, qui permet de préserver des chutes les employés des chemins de fer et des tramways.

Le service d'hygiène de la ville de Bruxelles est admirablement organisé. Les plans et modèles relatifs à l'assainissement de la Senne et aux égouts publics et privés devraient attirer l'attention de nos édiles parisiens.

M. Max-Singer, de Tournay, a trouvé le moyen de reconnaître les falsifications des denrées alimentaires, sans le secours de la chimie. La préservatrice Singer est bien célèbre aujourd'hui. Ce produit, extrait de la houille, préserve et conserve les liquides et les aliments.

M. Libotte s'était signalé à toutes les expositions par son appareil avec les châssis à molettes, pour puits de mine. Nous avons revu avec plaisir ses cages de sûreté avec différents guidonages, ses parachutes à actions multiples, avec ressorts amortisseurs pour guidonage en bois; à ressorts et coins amortisseurs pour guidonage en fer.

Nous conseillons à tous ceux qui s'intéressent aux questions sociales, de consulter le plan d'une cité ouvrière, exposé par *M. Demanet.*

Les appareils orthopédiques de *MM. Vincent* et *Waersegers* méritent une mention toute particulière.

Les guanos de *M. Bertrand*, d'Anvers, n'ont besoin que d'être cités, car ils sont bien connus.

Les nations étrangères furent représentées à cette exposition par des comités composés de leurs nationaux. Nous allons donner quelques indications sur les diverses exhibitions que les peuples divers de l'Europe ont envoyées.

ALLEMAGNE

Le prince héritier était président d'honneur du comité. Parmi les membres, nous remarquons les sommités de la science, comme le Dr WIRCHOW, le Dr GNEIST, le Dr METTENHEIMER, les illustrations de l'industrie, comme le Dr VON STEINBEIS, le Dr STEINFELD de Dresde.

L'Allemagne avait exposé toutes les variétés du matériel des ambulances. Chariots, tentes, brancards, tout cela sentait la guerre. Disons, cependant, que tous ces objets se faisaient remarquer par le parfait ordonnancement de toutes leurs parties. Tout était conçu avec intelligence.

AUTRICHE-HONGRIE

L'archiduc CHARLES-LOUIS avait la présidence d'honneur du comité, dont les principaux membres étaient MM. HOFMANN, le BARON DE DU-

REICHER, le BARON DE KRAUSS, FELDER, le BARON DE KŒNIGSWARTER, le COMTE ALBERT APPONYI, LOUIS TOLNAY.

Nous avons remarqué, surtout, une grande et belle collection d'ouvrages sur l'éducation, envoyée par une société de bienfaisance de Vienne.

DANEMARK

Le comité était présidé par le prince FRÉDÉRIC.

Nous avons remarqué dans cette exposition une magnifique pompe à incendie exposée par *MM. Hassel* et *Teudt*, et le plan d'une étable à vaches, destinée à l'engraissement des animaux par les résidus de distillerie, exposé par *M. Meyer*.

GRANDE-BRETAGNE

Le PRINCE DE GALLES et le DUC DE CAMBRIDGE étaient président et vice-président d'honneur du comité, qui comprenait toutes les illustrations du royaume.

Tout le monde a remarqué l'ingénieux Bearing Feeler, appareil d'alarme, pour prévenir les incendies causés par négligence, et à lubrifier suffisamment les parties en frottement. Cet appareil était exposé par *MM. Alleye* et *Maclellan*.

Les appareils de sauvetage exposés par le *Comité britannique* de l'exposition méritent tous les éloges. Un ingénieux croquis, qui explique la manœuvre de ces appareils, nous a longtemps retenu et intéressé.

Un phare dioptrique de premier ordre, construit d'après le nouveau système, dit Group-Floshing, et dû à *MM. Chance Brothers* et *C*[o], méritérait une longue description. Ce phare, destiné aux rochers « Casquets » près de Guernesey (Manche), peut rendre les plus grands services.

Les lits de bord, pour l'infirmerie, employés par la marine anglaise, présentent cette particularité, que, suspendus sur épontilles en fer, au moyen de deux entraves placées à la tête et au pied, ils peuvent suivre le mouvement du tangage et du roulis. Pour les rendre stationnaires, on les fixe au moyen de deux plaques à charnières.

Nous désirerions voir employées, dans toutes nos houillères, les lampes de sûreté de *M. Watson Henry*.

Nous avons examiné avec une véritable satisfaction les beaux ustensiles et appareils pour écuries et étables, exposés par *M. Musgrave*. Ses appareils de ventilation méritent une mention spéciale.

ITALIE

Le PRINCE HUMBERT avait la présidence d'honneur du comité, parmi les membres duquel nous remarquons MM. LUIGI TORELLI, MANTEGAZZA, le Dr LORIA et le Dr EUGÈNE REY.

La ville de *Venise* avait exposé un magnifique plan du dock général pour pétrole, établi dans une île isolée des Lagunes.

Le *ministère de la guerre* du royaume avait imité un peu la conduite de l'Allemagne et avait envoyé une grande variété d'appareils pour ambulances.

La *Société de Sauvetage de Ligurie* nous a montré un matelas insubmersible, que nous désirerions beaucoup voir adopté en France. Cet engin peut être très-utilement employé.

PAYS-BAS

Le comité national, présidé par le PRINCE D'ORANGE, comprenait, parmi ses principaux membres, le BOURGMESTRE D'AMSTERDAM, M. VAN VOLLENHOVEN et M. VAN NOTTEN.

La *ville d'Amsterdam* avait exposé tout un système de sauvetage pour les incendies. Ces appareils réalisent tout ce qu'on peut imaginer de plus parfait en ce genre. Nous désirons vivement que l'administration de notre pays fasse étudier toute cette organisation aussi savante que simple. Nos corps de sapeurs-pompiers nous semblent un peu en retard à ce sujet.

Le *ministère de la justice* avait envoyé les modèles et plans du chauffage et de la ventilation de la maison pénitentiaire de Leenwarde. Les réformes pénitentiaires sont à l'ordre du jour en France, et nous croyons que les études faites par le ministère hollandais seraient utiles et intéressantes à consulter.

RUSSIE

Le CÉSARÉVITCH présidait le comité national, qui était formé en grande partie des délégués des divers ministères.

Nous avons remarqué les paratonnerres de *M. Pavloff* et de *M. Dereviankine.*

Les appareils d'ambulance de *M. Ivanoff* sont bien connus et ont cet inappréciable avantage d'être portatifs et de tenir peu de place.

Nous nous sommes longtemps arrêté devant l'exposition de la direction générale des *Institutions* « Imperatrice Marie Fédorovna. » Il y avait là une quantité de petits appareils destinés aux soins que réclament l'enfance, et tous les plans de l'hôpital pour enfants, du prince Pierre d'Aldemberg. Cet hôpital laisse bien loin derrière lui, pour les conditions d'hygiène et de salubrité, tout ce que nous avons vu en France.

SUÈDE ET NORVÉGE

Les comités étaient présidés par MM. le BARON D'UGGLAS et le Dr BROCH, ancien ministre de la marine et des postes.

Le modèle d'un phare en fer, construit par *M. von Heidenstam*, était très-entouré.

Nous avions cru que la Suède et la Norvége étaient bien calmes au milieu de tous les bruits de guerre de l'Europe. Et cependant nous avons vu le *Collége de santé de Stockholm* exposer tout un matériel d'ambulance, du reste, parfaitement organisé.

Cette nation avait, d'ailleurs, paru comprendre parfaitement le but de l'Exposition de Bruxelles, car elle a envoyé une grande quantité d'objets qui ne concernaient absolument que l'hygiène et la médecine, par exemple des appareils pour l'assainissement des maisons et des hôpitaux.

SUISSE

L'exposition suisse était peu considérable sans doute, mais, à notre avis, elle avait une grande importance. Les Suisses avaient compris toute la portée de l'Exposition de Bruxelles, et tout ce qu'ils ont envoyé était réellement remarquable.

M. Demaurex, de Genève, avait exposé un très-ingénieux appareil à irrigation et suspension des membres blessés, et un système servant à rouler les bandes à pansement et à les imprégner de plâtre.

M. le docteur Roussel, de Genève, est maintenant d'une célébrité universelle. Son appareil pour la transfusion directe du sang humain, intact et vivant, a reçu les plus hautes et les plus favorables approbations.

La farine lactée de *Nestlé* et le crêpe de santé de *Straehl-Sierberman* ont obtenu ici encore leur succès accoutumé.

Les antiseptiques et les respirateurs de la *fabrique internationale d'objets de pansement* nous ont semblé mériter les plus sérieux éloges des personnes compétentes.

FRANCE

La France a été représentée à l'exposition d'hygiène; elle a tenu dignement sa place à Bruxelles, et cependant nous avons éprouvé une certaine déception en visitant les galeries et en écoutant les conversations des industriels qui avaient apporté leurs produits. Un comité supérieur de haut patronage avait été composé : présidé par M. Dupuy de Lôme, ce comité comptait parmi ses membres, le comte Serurier, bien connu par son intelligence et son dévouement aux œuvres issues de la convention de Genève; M. Ricord, M. Lefébure, M. Charles Laboulaye, M. Bischoffsheim et M. de Sainte-Anne. Ainsi composé, ce comité supérieur devait offrir toute confiance à nos industriels.

Malheureusement le gouvernement français s'est abstenu de toute intervention officielle dans cette affaire. Nous ne voulons point faire un reproche à notre pays de cette inaction, nous nous occupons de nous-mêmes et nous restons chez nous. La prudence diplomatique nous impose toutes les réserves, et notre gouvernement s'occupe surtout et avant tout de notre réorganisation intérieure, financière et militaire. L'initiative privée s'est donc vue dans l'obligation de soutenir elle-même et elle seule le renom de la France à l'exposition d'hygiène de Bruxelles.

Ne nous plaignons pas trop de voir l'initiative privée laissée à ses propres forces. Dépouillée de toute attache officielle, elle apprend à connaître sa puissance; elle apprend à se diriger elle-même, et les moindres succès ont alors une signification considérable, car ils ne sont dus qu'au travail individuel, au mérite parfaitement justifié des industriels. Du reste nous avons eu l'année dernière un exemple frappant de ce que peut faire l'initiative spontanée des hommes. L'Exposition des industries maritimes et fluviales installée au palais de l'Industrie avait ouvert ses portes à toutes les nations. M. Nicole, son habile directeur, avait accompli de véritables prodiges d'énergie et d'activité. Pendant sept mois, le public n'a pas cessé de visiter les galeries, et les industriels ont pu, en se voyant tous appelés à cette réunion, dépourvue de tout caractère gouvernemental, proposer pour l'avenir des entreprises plus complètes et véritablement grandioses [1].

Cependant l'absence de toute protection officielle, l'abstention de toute intervention diplomatique a amené des inconvénients graves. C'est ainsi que plusieurs de nos industriels n'ont pas pu obtenir la place qui leur était légitimement due. D'autres se sont vus, pour ainsi dire, considérés comme intrus dans l'Exposition, après avoir été admis, les pharmaciens par exemple.

Les pharmaciens furent admis à l'Exposition, mais on considéra bientôt que leur présence était superflue sinon surérogatoire. On prétendit que la pharmacie n'appartenait pas à l'hygiène, et on suscita aux exposants de cette classe mille embarras, mille ennuis. On affecta de les oublier, de les négliger, de les regarder comme de véritables fâcheux. Nous répondrons simplement que la pharmacie appartient à l'hygiène d'une manière bien plus sérieuse et bien plus complète qu'une foule d'autres industries qui s'épanouissaient à l'Exposition de Bruxelles. Nous ajouterons ensuite que les pharmaciens ayant été admis devaient être traités avec tous les égards dont on les a privés. Enfin le comité supérieur belge s'est mépris en affectant de laisser dans l'ombre toute une classe intéressante d'hommes dévoués qui sont les bienfaiteurs de l'humanité en développant avec tant de zèle une science aussi difficile. Nombre d'entre ces exposants ont dû se déclarer eux-mêmes hors concours afin de conserver tout le souci de leur dignité. Enfin, nous avons le regret de le dire, dans la distribution des récompenses, nous n'avons obtenu ni ce que nous

1. Voir notre livre : « LES GRANDES INDUSTRIES A L'EXPOSITION INTERNATIONALE DE PARIS, **1875**. »

attendions, ni ce que nous méritions. La plupart des grandes récompenses ont été données aux corps, aux administrations de l'État. Nous savons bien sans doute que l'ensemble des expositions de la préfecture de police de Paris, par exemple, méritait parfaitement un diplôme d'honneur. Mais nous nous plaignons qu'on ait passé sous silence des hommes parfaitement dignes, comme industriels, de cette récompense.

Les divers jurys n'ont accordé leurs plus grands témoignages de satisfaction, nous dirions presque de faveur, qu'à MM. *Bazin*, pour son modèle de dragues, *Leblanc*, pour son thermomètre métallique, *Lartigue*, pour ses appareils de sécurité sur les chemins de fer; *Collin* et *Mathieu*, pour leurs instruments de chirurgie; *Geneste* fils et *Herscher* frères, pour leurs perfectionnements au chauffage par la vapeur et la ventilation mécanique; *Tollet*, pour son système de casernes et d'hôpitaux; *Vasset*, pour son système de déchargement de dragages vaseux; *Hermann-Lachapelle*, pour sa fabrication des boissons gazeuses, et *Dupont*, pour ses lits mécaniques.

Onze noms seulement. Nous n'hésiterons pas à dire que la liste est trop courte et qu'un grand nombre d'industriels méritaient d'être mentionnés parmi ceux qui ont obtenu des médailles d'or ou de vermeil.

Parmi les médailles d'argent, vingt-trois seulement ont été données à des industriels français. Les autres ont été obtenues par des Sociétés plus ou moins officielles. M. *Leperdriel*, qui est si connu et si apprécié en France et en Europe pour ses innovations heureuses dans la manière d'appliquer et de fabriquer les vésicatoires et les cautères, n'a obtenu qu'une médaille d'argent. On comprend sans peine que M. *Leperdriel* puisse se consoler facilement de cette récompense, pour ainsi dire insignifiante, après toutes celles qu'il a obtenues.

D'autres exposants, comme M. *Desnoix*, par exemple, ont été fort surpris de recevoir une médaille qui constate leur présence à l'Exposition! Il est inutile d'insister davantage sur une attention aussi mesquine pour un chimiste d'une valeur aussi incontestable.

Notre devoir est donc de dire hautement qu'une négligence, sinon une injustice a été commise. Du reste, l'Exposition de 1878 fournira à nos compatriotes, dévoués aux progrès de la science et de la philanthropie, le moyen de prendre une complète et éclatante revanche.

Les mentions honorables ont été données en grand nombre et il semble que cette distribution ait été faite en dehors de tout contrôle. Ainsi, par exemple, un docteur suisse, M. *Roussel*, avait envoyé un appareil exceptionnellement remarquable pour la transfusion directe du sang humain intact et vivant. Tous les visiteurs avaient examiné cet appareil; tous les hommes compétents l'avaient loué; toutes les revues et tous les journaux l'avaient décrit. Le Dr Fromont, inspecteur général du service de santé de l'armée belge, lui avait consacré une attention toutes péciale [1].

Tout le monde s'attendait donc à voir le Dr Roussel obtenir une récompense éclatante. Point du tout, M. Roussel n'obtint qu'une mention honorable.

Un grand nombre de nos industriels ont obtenu de semblables déceptions, et c'est ainsi que bien des mécontents sont revenus en France. Nos nationaux s'étaient imposé de grands sacrifices pour s'installer à Bruxelles. Ils n'ont pu, le plus souvent, obtenir la place qu'ils réclamaient. Ils ont dû quelquefois se déclarer hors concours, et quand ils ont présenté des produits réellement dignes de toute estime et de toutes les récompenses, ils n'ont obtenu que des satisfactions au-dessous de leur mérite. Telle est, en général, la situation qui fut faite à nos nationaux. Nous avions le devoir d'initier nos lecteurs à tous ces tracas, à tous ces embarras intérieurs.

Nous ne devions pas cacher non plus que certaine nation avait accaparé toute l'influence dans la direction de l'Exposition. La France n'a point voulu susciter l'ombre d'un conflit en disputant à de puissants rivaux une influence qu'elle ne voulait ni rechercher ni partager. Elle a laissé ses nationaux s'arranger, s'organiser eux-mêmes et comme ils l'ont

1. M. le docteur Feigneaux, dans l'*Art médical* de Bruxelles, s'était longuement étendu sur les mérites de l'appareil.

pu. Les résultats n'ont point été ce qu'ils devaient être, mais la voix de l'opinion publique, en dehors et au-dessus de toutes les constatations officielles, a proclamé qu'à Bruxelles la France avait dignement tenu son rang.

Ce sera l'honneur de tous les industriels français d'avoir soutenu sans faiblesse le drapeau de leur pays.

Nous allons maintenant passer en revue les principales exhibitions françaises qui nous ont arrêté et intéressé.

PREMIÈRE CLASSE.

Jury français : M. SAINT-CLAIR, commandant du régiment des pompiers de Paris.

Moyens préventifs, secours et sauvetage en cas d'incendie.

Nous avons remarqué les échelles de sauvetage et le système d'échafaudage de MM. *Ardaens* et *Leclercq*, l'ascenseur et l'échelle de sauvetage de M. *Bondues*.

MM. *Deplechin* et *Mathelin* de Lille avaient obtenu déjà de grands succès avec leurs pompes à incendie. Les mêmes succès les ont suivis et attendus à Bruxelles.

Tout le monde a pu voir à Paris les ingénieuses expériences faites sur le système de sauvetage pour incendies, imaginé par MM. *Favray* et *Gruyelle* Ce système glisse le long d'une corde et s'arrête à volonté. M. *Galibert*, trois fois lauréat de l'institut de France, a présenté ses appareils respiratoires et de sauvetage pour faciliter l'extinction des incendies, opérer le sauvetage des personnes ou des objets précieux, pénétrer dans les usines, puits et égouts infectés.

Une mention spéciale est due à l'avertisseur d'incendie de MM. *Mildé* et de *Gaulne*.

Cet avertisseur électrique d'incendie se distingue par sa combinaison toute particulière qui le rend *instantanément* très-impressionnable. Cet appareil, dans son application, ne nécessite point d'installation spéciale : il sert en même temps de bouton d'appel dans le service domestique des installations de sonneries électriques. Il peut s'adapter à tout service existant sans aucune modification de la disposition première dans les administrations publiques, dans les usines, châteaux, etc. Il sert aussi de contrôleur de rondes.

Les plans et modèles de divers systèmes de sauvetage et de déménagements exposés per M. *Robaut* de Douai, se distinguent par une grande simplicité dans les moyens d'exécution et de réalisation.

Nous avions déjà vu en 1875 les pompes rotatives de MM. *Salomon* et *Touchais*, et les appareils de sauvetage de M. *Walcker*. Rappeler leur succès passé, c'est dire qu'ils étaient dignes d'en obtenir de nouveaux.

DEUXIÈME CLASSE [1]

Appareils, engins de toutes espèces, servant sur l'eau et dans l'eau, pour diminuer les dangers, prévenir les accidents et porter secours.

Nous avons à signaler surtout l'appareil porte-amarre de la Société centrale de sauvetage, le collier de sauvetage et le navire express de *M. Bazin.* Tout le monde sait que le roi des Belges a honoré d'une visite spéciale M. Bazin, et s'est fait expliquer par lui tout le mécanisme de ses appareils.

Les fusées pour usage sous l'eau, dans les travaux de sauvetage de *MM. Davey*, *Bickford*, *Watson*, de Rouen, réalisent tous les progrès exposés dans ce genre.

La machine à vapeur pour virer les cabestans, de *M. Hermann-Lachapelle*, attirait tous les regards. Nous croyons savoir que le gouvernement belge l'a très-particulièrement appréciée.

M. Wetzel est l'inventeur d'une ceinture de sûreté, qui nous paraît fort utile et d'un emploi tout pratique.

1. Pas de juré français.

TROISIÈME CLASSE

Juré français : M. SAINT-CLAIR, commandant des pompiers de Paris.

Appareils pour prévenir les accidents sur les routes, les tramways et les chemins de fer.

Le frein à embrayage de *M. Bourgongnon* peut s'appliquer avec grande utilité aux grues, treuils, monte-charge, etc.

M. Dumont, de Lille, nous a montré des modèles de magnifiques wagons.

On a surtout remarqué la fermeture hermétique de châssis et de portières de wagon de *M. Deperve-Dubrulle*, de Lille.

MM. Viault et *Bernier*, de Melun, sont les inventeurs de disques très-bien conditionnés, pour éviter les collisions des trains sur les chemins de fer.

QUATRIÈME CLASSE (1).

Secours en temps de guerre.

M. *Belvalette* est l'auteur d'un parfait appareil pour éviter la trépidation des trains emportant les blessés.

Citons avec éloges la tente-ambulance avec lits mobiles et la tente pour opérations chirurgicales de M. *Couette*.

La charpie économique de M. *Girouard* de Chartres réalise un progrès attendu depuis longtemps.

Utilisant les découvertes les plus récentes de la science, M. *Mors* a combiné divers systèmes très-ingénieux pour l'application de l'électricité à la chirurgie.

M. *Hugedé*, qui avait déjà été remarqué à Paris en 1867, est l'inventeur d'un nouveau système d'inhumation rapide et hygiénique sur les champs de bataille. Ce système peut rendre les plus grands services.

1. Pas de juré français.

CINQUIÈME CLASSE.

Juré français : M. Bouvard, architecte de la ville de Paris.

Hygiène et salubrité publique

M. *Beaumarchey*, d'Aix en Provence, a dressé une admirable horloge astronomique dont les visiteurs ont constaté la précision savante. Les balayeuses de M. *Blot*, et les pavés en bois de M. *Moleux* n'ont besoin que d'être rappelés.

Les appareils pour bains et fumigations de M. *Pedrazzetti*, les filtres de M. *Raspail* et les siphons de M. *Robert* ont obtenu l'attention et la considération qu'ils méritent.

Le compteur d'eau de M. *Valdelièvre* est ce que nous avons vu de plus parfait en ce genre.

SIXIEME CLASSE.

Juré français : M. Keller, sous-intendant militaire.

Hygiène, moyens préventifs et sauvetage appliqués à l'industrie.

Citons d'abord le parachute de M. *Cousin* pour les mines et carrières, et les lampes de sûreté de M. *Cosset-Dubrulle.*

Les appareils de respiration et d'éclairage dans tous les milieux irrespirables, de M. *Denayrouze* réalisent tout ce que l'on peut désirer de plus commode et de plus efficace.

Le système de M. *Frécot* prévient les accidents résultant de l'emploi de la force motrice dans les ateliers.

SEPTIÈME CLASSE.

Juré français : M. le docteur Krishaber membre de la Société de Biologie.

M. *Delpech*, par ses spécialités ingénieuses a fait faire à la pharmacie de réels et considérables progrès.

M. *Tréhyon* a été accueilli par les hommes compétents avec une véritable faveur.

Le corset-ceinture de M. *Flament*, et les bas élastiques de M. *Leperdriel* n'ont besoin ici que d'une simple mention.

Les dragées d'extrait d'huile de foie de morue de M. *Meynet* rendent facile l'absorption d'un médicament ordinairement insupportable à prendre.

Citons encore la carbolatine et le porte remède *Reynal* qui jouissent d'une réputation universelle, la ceinture hypogastrique de *Raspail* et les procédés contre le mal de mer d'*Odin*.

Les sinapismes *Rigollot* jouissent toujours de leur vogue accoutumée. Les siéges articulés de M. *Dupont* sont toujours utilisés avec succès dans la convalescence des longues maladies. N'oublions pas non plus l'ingénieuse fabrication de M. *Vanloo*. Les procédés de M. *Vié Garnier* pour l'absorption des médicaments ont obtenu les meilleurs suffrages.

Les eaux minérales d'Aulus sont connues en Belgique comme dans toutes les autres contrées de l'Europe. Elles figuraient avec honneur à l'Exposition. La machine magnéto-électrique de la *Société* l'*Alliance* était l'objet d'une vive et constante curiosité.

Les travaux sur l'art dentaire de M. *Louis Ernest* et les pièces qu'il a exposés nous ont semblé réaliser une excellente expression de cet art difficile.

M. *Creuzot* a recueilli avec ses bandages herniaires un de ces succès auxquels on est heureux d'applaudir.

Nous parlerons en dernier lieu de M. Limousin, juré français de cette section, à qui nous devons une mention spéciale.

M. Limousin a soutenu vaillamment la renommée des noms Français et a recueilli une double satisfaction à Bruxelles. Ses produits ont été justement appréciés et tous les exposants de cette section ont eu à se louer de son énergie dans la défense — nous allions dire les débats — de leurs intérêts.

NEUVIEME CLASSE.

Juré français : M. GREARD, membre de l'Institut.

Institutions ayant pour objet l'amélioration de la condition des classes ouvrières.

Nous citerons d'abord les travaux de M. *Berthevaud* et de M. *Chaix*. Les plans de la *colonie agricole de Mettray* ont attiré tous les regards. Les diverses Sociétés ouvrières et économiques avaient envoyé une foule de livres et de brochures dont nous ne pouvons point faire ici l'analyse.

DIXIÈME CLASSE.

Juré français : M. ALBERT DE SAINTE-ANNE.

De l'hygiène et du sauvetage dans leurs applications à l'agriculture.

Les travaux envoyés par la *Société des agriculteurs de France* et la *Société protectrice des animaux*, ont obtenu une grande considération. Nous avons examiné avec une sérieuse attention le plan de digues submersibles munies de déversoirs à siphon et à soupape pour atténuerles désastres des inondations. Ces plans sont dus à M. *Chapelle*. Ces travaux peuvent être appelés à rendre de grands services.

La machine à battre les grains de M. *Hermann-Lachapelle*, n'a point jusqu'ici été dépassée.

APPENDICE A LA SECTION FRANÇAISE

La section française comprenait en outre un assez grand nombre de produits qui ont été classés comme supplément à cette section.

Au milieu de cette classe supplémentaire, nous avons remarqué le pain à l'eau de mer de M. le docteur *Lisle*, les produits pharmaceutiques de M. le docteur *Déclat*, dont les innovations ont été si heureuses.

La *Société des sauveteurs* mérite tous les éloges et tous lui ont été accordés.

Le speculum laryngien de M. de *Labordette* a été souvent décrit. Nous rappelons qu'il y a été une véritable découverte.

Les produits de M. *Lecoultre* et les biberons de M. *Charton* méritent bien de n'être pas oubliés.

Enfin, les appareils de ventilation et de chauffage de M. *Bouwens van der Boyen* réalisent de véritables progrès au point de vue de l'hygiène des habitations privées.

CONCLUSION

L'exposition de Bruxelles, telle que nous venons de la donner dans cette rapide esquisse, a été une grande œuvre de philanthropie. Nous espérons que les gouvernements encourageront de pareilles entreprises. Quand les préoccupations d'une politique irritante semblent trop souvent tourner nos esprits vers la guerre, il est consolant de contempler le spectacle de tous les efforts humains dirigés vers le soulagement des misères et des douleurs! Nous avons donc parcouru avec un vif intérêt toutes les galeries de l'exposition. Nous remercions les administrateurs du bienveillant accueil qu'ils nous ont fait; nous sommes reconnaissants aux industriels de tous les détails qu'ils nous ont fournis sur leurs produits. Nous sommes heureux surtout d'avoir pu rendre à nos nationaux la justice qui leur est dûe.

En 1875 déjà nous avions pu apprécier à leur haute valeur tous les mérites de l'industrie française.

En 1876 nous avons encore vu à l'œuvre la force et le génie de notre bien-aimée patrie. Nous retrouverons nos compatriotes et les étrangers à la grande exposition de 1878 et alors, nous avons l'intention d'examiner avec soin tous les produits que le monde entier enverra à Paris, et nous élèverons, si nos forces le permettent, un monument durable à la gloire des industries françaises.

ERRATUM.

Une transposition typographique qui s'est produite pendant le tirage nous a empêché de citer dans la section des célébrités médicales, plusieurs noms justement appréciés. Nous ne voulons pas clore ce livre sans réparer cette omission involontaire. Nous conseillerons donc à nos lecteurs de s'adresser à M. le docteur Lhuys pour les maladies cérébrales. Nous recommandons en outre à ceux qui souffrent des maladies du foie, de s'adresser à M. le docteur Boulomié et à ceux qui sont atteints de rhumatismes de faire appel aux conseils de M. le docteur Chevandier, dont l'ingénieuse et savante méthode a reçu de si hautes approbations.

Il suffit de citer le nom du docteur Lanoix pour rappeler avec quel zèle il s'est distingué lors de l'épidémie de variole qui sévit à Paris en 1869.

M. le docteur Beni-Barde est bien connu par son système appliqué au traitement des diverses affections nerveuses et musculaires. MM. les docteurs Dailly et Thermes, quoique moins anciens hydrothérapistes, ont conquis une juste notoriété par nombre de cures qui ont été vivement remarquées.

M. le docteur Goizet fait servir avec une grande habileté l'électricité à la guérison de maladies considérées comme incurables.

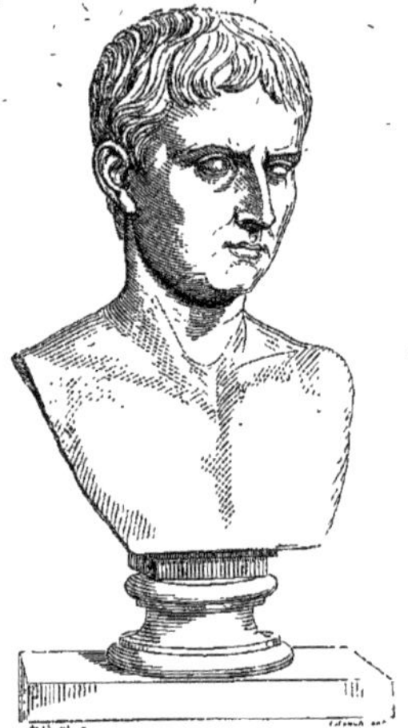

Sydenham.

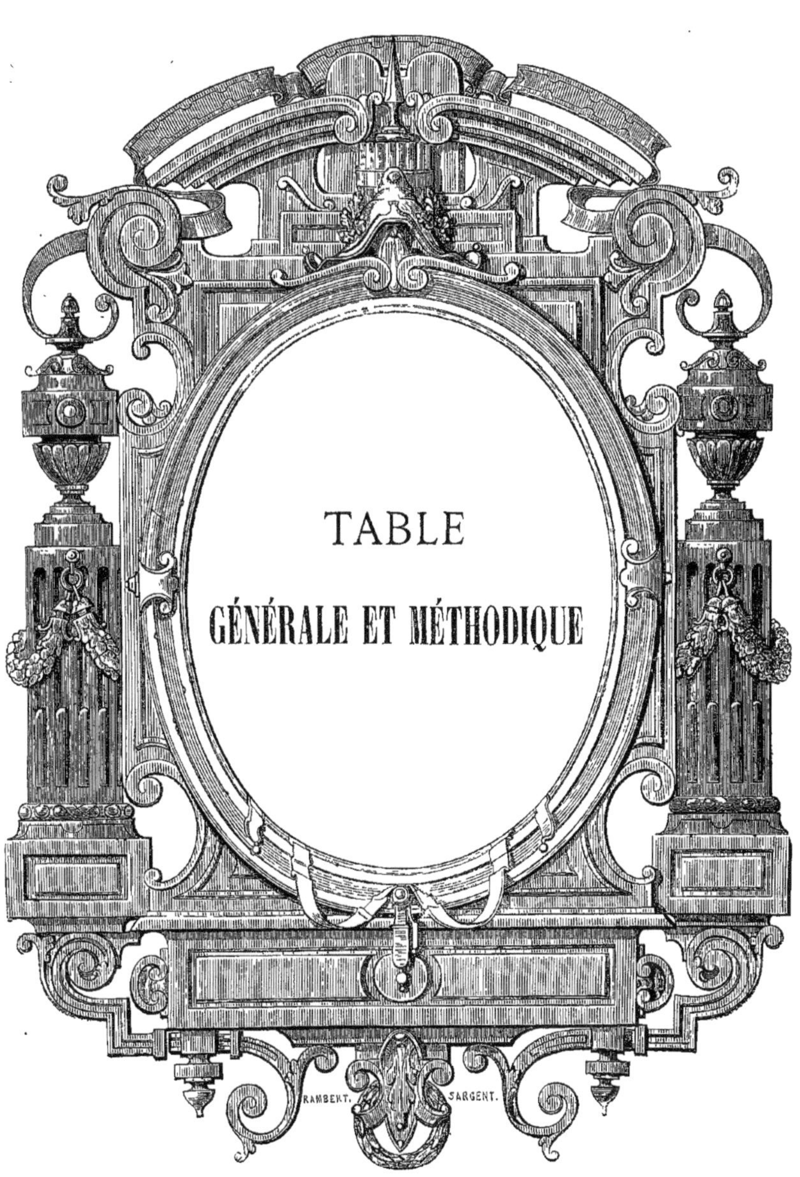
TABLE
GÉNÉRALE ET MÉTHODIQUE
RAMBERT.
SARGENT.

TABLE GÉNÉRALE
ET
MÉTHODIQUE

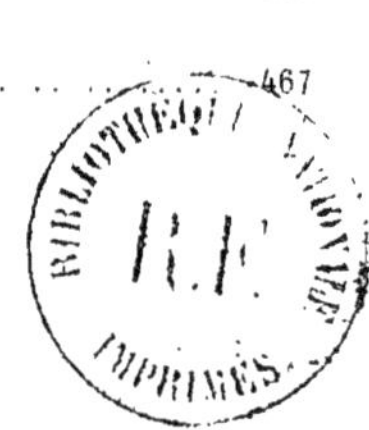

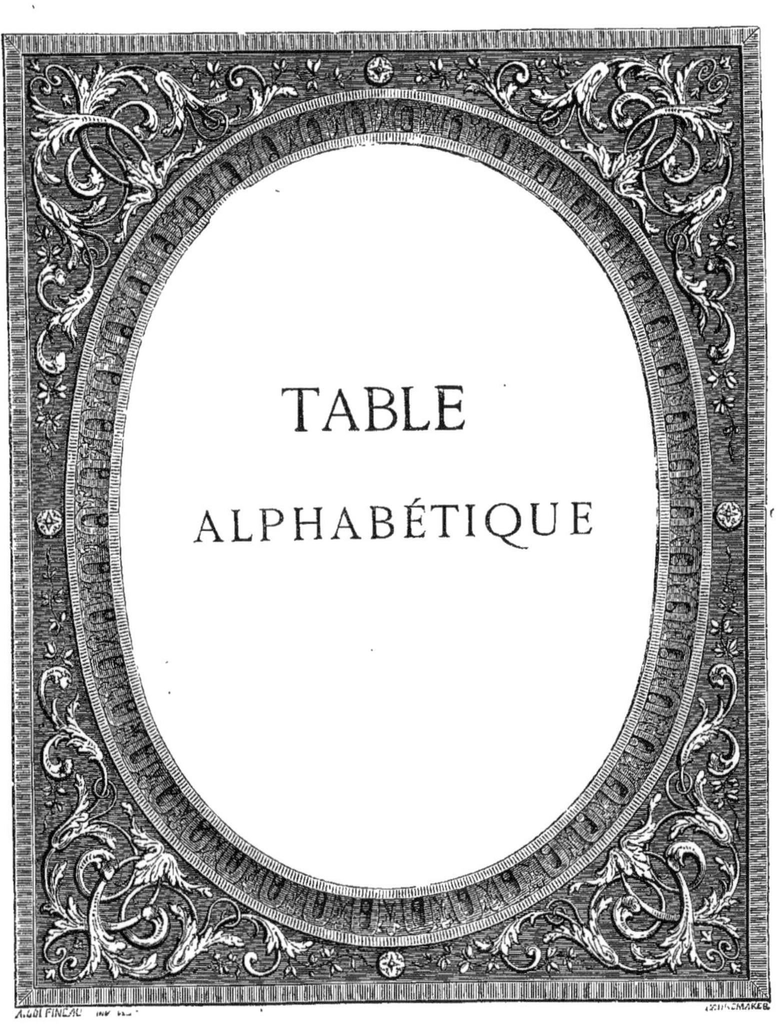

TABLE ALPHABÉTIQUE

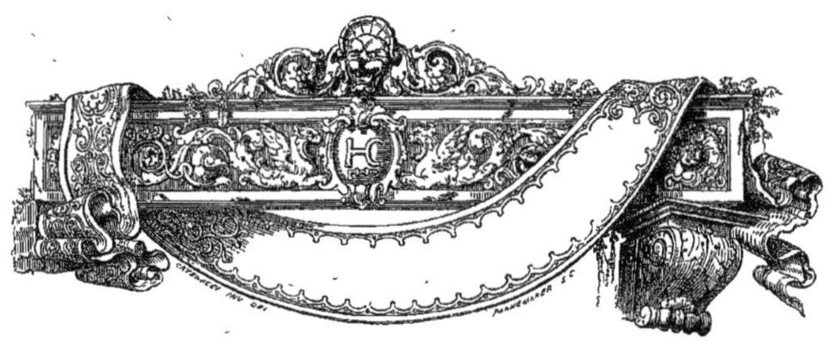

TABLE ALPHABÉTIQUE

A

B

C

D

E

F

G

H

I

L

M

N

O

P

R

S

T

V

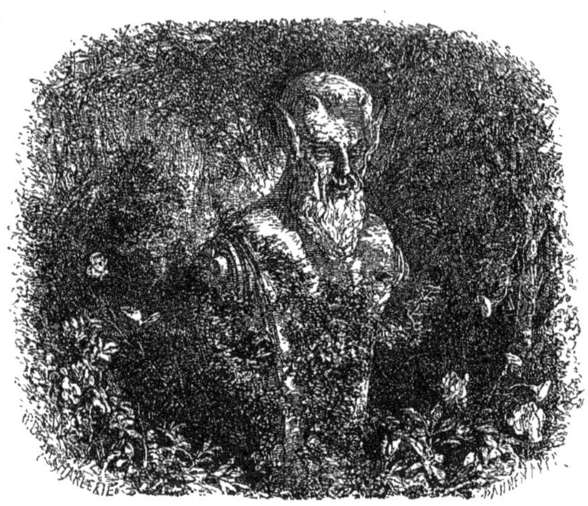

PARIS. — TYPOGRAPHIE LAHURE
Rue de Fleurus, 9

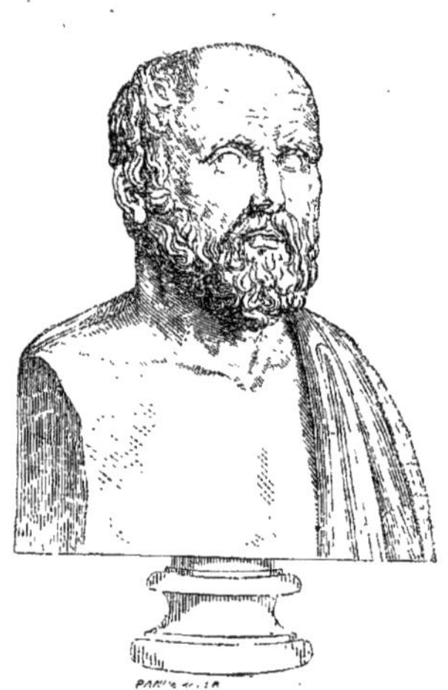

Typographie Lahure, rue de Fleurus 9, à Paris.

www.ingramcontent.com/pod-product-compliance
Ingram Content Group UK Ltd.
Pitfield, Milton Keynes, MK11 3LW, UK
UKHW020311200726
13857UKWH00001B/147